本书属于"十二五"国家科技支撑项目内容（项目编号：2013BAI07B00）

肝胆胰疾病
CT、MRI诊断

主　编　王成林

副主编　言伟强　郭学军　全冠民

编　者

（以姓氏笔画为序）

丁贺宇（北京大学深圳医院）

王成林（北京大学深圳医院）

王俊卿（香港中文大学附属威尔斯亲王医院）

石　桥（北京大学深圳医院）

向先俊（香港大学深圳医院）

全冠民（河北医科大学第二医院）

刘龙平（北京大学深圳医院）

江锦赵（香港大学深圳医院）

苏丹柯（广西医科大学附属肿瘤医院）

邱立城（北京大学深圳医院）

何冠勇（北京大学深圳医院）

邹立秋（北京大学深圳医院）

言伟强（北京大学深圳医院）

汪　兵（北京大学深圳医院）

张重明（北京大学深圳医院）

金　斌（北京大学深圳医院）

周　雯（北京大学深圳医院）

单慧明（北京大学深圳医院）

胡小红（北京大学深圳医院）

袁知东（北京大学深圳医院）

聂伟霞（北京大学深圳医院）

郭学军（北京大学深圳医院）

唐润辉（北京大学深圳医院）

黄　嵘（北京大学深圳医院）

康　巍（广西医科大学附属肿瘤医院）

梁德志（北京大学深圳医院）

程　琳（南京鼓楼医院）

谢　晨（北京大学深圳医院）

谢婷婷（北京大学深圳医院）

黎永滨（北京大学深圳医院）

戴　懿（北京大学深圳医院）

人民卫生出版社

图书在版编目（CIP）数据

肝胆胰疾病CT、MRI诊断/王成林主编. —北京：人民
卫生出版社，2014
　ISBN 978-7-117-19522-5

　Ⅰ.①肝…　Ⅱ.①王…　Ⅲ.①消化系统疾病-计算机
X线扫描体层摄影-鉴别诊断②消化系统疾病-核磁共振成
象-鉴别诊断　Ⅳ.①R816.5

　中国版本图书馆CIP数据核字（2014）第172421号

人卫社官网　www.pmph.com	出版物查询，在线购书
人卫医学网　www.ipmph.com	医学考试辅导，医学数
	据库服务，医学教育资
	源，大众健康资讯

肝胆胰疾病CT、MRI诊断

主　　编：王成林
出版发行：人民卫生出版社（中继线 010-59780011）
地　　址：北京市朝阳区潘家园南里 19 号
邮　　编：100021
E - mail：pmph @ pmph.com
购书热线：010-59787592　010-59787584　010-65264830
印　　刷：北京铭成印刷有限公司
经　　销：新华书店
开　　本：787×1092　1/16　　印张：16
字　　数：410 千字
版　　次：2014年10月第1版　2014年10月第1版第1次印刷
标准书号：ISBN 978-7-117-19522-5/R·19523
定　　价：69.00元
打击盗版举报电话：010-59787491　E-mail：WQ @ pmph.com
（凡属印装质量问题请与本社市场营销中心联系退换）

前　言

随着CT和MRI等医学影像学设备的发展及多种医用计算机软件技术的开发，当今医学影像学的诊断水平得到了大幅度的提高，并在临床医学向越来越细专科发展过程中发挥积极作用。为了适应学科的知识更新和提升自身的业务水平，我们需要根据所选择的专业方向，在打好基础的前提下，还要不断地吸收和积累相关边缘学科和交叉学科的知识，这样才能满足发展迅速的现代医学需求。

人体肝、胆、胰是上中腹部的主要脏器，也是各种疾病的高发器官，医学影像学检查是发现这些脏器疾病的重要手段之一，并为临床诊断和治疗疾病提供重要信息，尤其临床医学对它的依赖性也日渐明显。为此，我们编写了这部《肝胆胰疾病CT、MRI诊断》专著，以供医学影像科和相关临床医生、医学生学习和参考。

本书根据北京大学深圳医院十多年来的临床实际病例，从肝、胆、胰脏器疾病中精选出具有代表性、资料完整、确诊的典型病例，参考国内外最新研究成果，结合编者多年临床影像学诊断经验编写而成。全书共分肝、胆、胰系3章，内容丰富，涉及各种常见疾病和罕见病，内容紧紧围绕各种疾病的影像学征象描述和分析，突出影像学诊断与鉴别诊断的思路引导，具有很强的实用性。为了方便学习和查阅，每种疾病都采用图片与文字同面、图文对照的版式，力求理论与实用的统一。

本书在编写过程中，因个别病例图像质量欠佳或资料不够完整，得到了广西医科大学附属肿瘤医院、南京鼓楼医院、河北医科大学第二医院、香港中文大学附属威尔斯亲王医院的及时补充，在此深表谢意。

由于编者水平有限，错误疏漏或不妥之处在所难免，恳请读者批评指正。

王成林

2014年7月

于北京大学深圳医院

目　　录

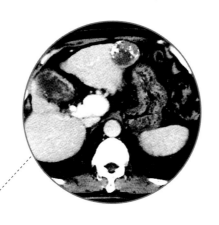

第一章　肝脏疾病

第一节 肝脏先天性异常

一、先天性门静脉主干变异
(congenital variation of the portal venous trunk)

（一）临床及影像学表现

患者女，45岁，肝癌介入术后1年，发现门脉瘤样扩张（例1）。例2：患者男，63岁，无明显不适。

增强CT显示门脉主干起始段瘤样扩张（图1-1、图1-2）。CTAP显示肝内门脉分支变异，肝右叶前支和左支共干变异，显示肝右叶前支从左叶内侧段方向发出（图1-3）；肝右叶前支与肝左叶分支为共干，右前叶支从左主干发出（图1-4）。

（二）最后诊断

例1：门脉主干起始段瘤样扩张；例2：肝内门脉分支变异。

（三）诊断分析

正常门静脉由肠系膜上静脉和脾静脉汇合之后，沿肝十二指肠韧带向肝门方向走行，主干的全长粗细均匀，直径小于13mm。门脉主干在肝门区分出左、右支，并渐渐由粗变细逐级分支。当门脉主干及其分支的任何一个部位，发生先天性局限性呈圆形、卵圆形或纺锤形扩张，即形成门静脉瘤，也称先天性门静脉瘤样扩张。肝内门静脉分支的扩张，特别是接近末梢的肝内门脉瘤，很容易并发门脉静脉瘘或门脉动脉瘘。先天性门静脉瘤特征为无肝硬化及门脉高压病史。正常门静脉主干的胚胎发育是从远端的肠系膜上静脉和脾静脉→背侧横吻合→右卵黄静脉→肝脏，此时的门脉主干走行于胰头和十二指肠上段的背侧，位于胆总管的左侧沿肝十二指肠韧带行走，在肝门部转向肝管之后。如果门脉主干因各种因素不是在背侧横吻合而是在腹侧横吻合，以致门脉主干走行于胰和十二指肠的腹侧，形成十二指肠前门脉主干的变异，此时易合并多脾综合征等先天性畸形。84%的门脉主干在进入肝实质前分出左、右门脉分支，但有时可见下列门脉分支的变异：①门脉主干在肝门区发出肝右叶前支、后支及左支，其发生率约占5%；②门脉主干在肝门区先发出右叶后支，而右叶前支和左支共干，其发生率约占11%。极少见类型，如门脉主干呈襻状进入肝右叶，然后在肝实质深部发出分支，认识此种类型的变异在临床具有重要意义，防止将门脉主干当作右叶分支而误诊。

（丁贺宇 王成林）

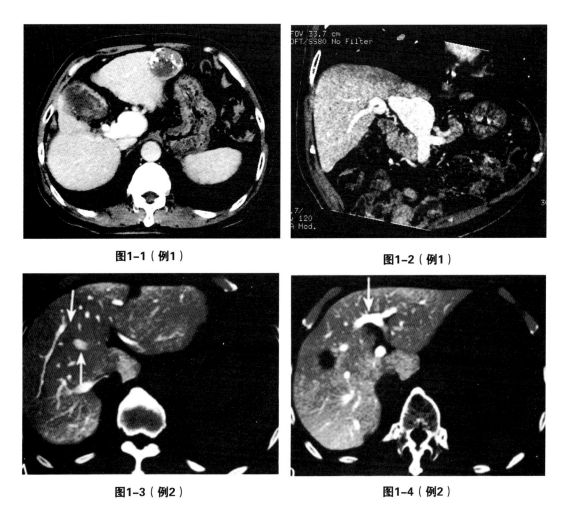

图1-1（例1）   **图1-2（例1）**

图1-3（例2）   **图1-4（例2）**

图 1-1~ 图 1-4 增强 CT 显示门脉主干起始段瘤样扩张（图 1-1、图 1-2）。CTAP（图 1-3）显示肝内门脉分支变异，肝右叶前支和左支共干变异，显示肝右叶前支从左叶内侧段方向发出；图 1-4 显示肝右叶前支与肝左叶分支为共干，右前叶支从左主干发出

二、门静脉分支变异
(variation of the portal vein branch)

（一）临床及影像学表现

患者男，54岁，无明显不适，体检提示门脉异常，建议进一步详查。

增强 CT（图 1-8、图 1-9）显示门静脉主干由肠系膜上静脉、肠系膜下静脉、脾静脉汇合而成，沿肝十二指肠韧带向肝门方向走行。在肝门处门脉主干局限性类圆形扩张（图 1-6、图 1-7），先发出较细小的肝右后支门静脉，较粗的另一分支在肝左叶分别延续为肝右叶前支静脉与左门静脉。

（二）最后诊断与分析

正常门静脉由肠系膜上静脉和脾静脉汇合之后，沿肝十二指肠韧带向肝门方向走行，主干的全长粗细均匀，直径小于 13mm。门静脉主干在肝门区分左、右支，并渐渐由粗变细逐级分支。当门静脉主干及其分支的任何一部分，发生先天性局限性呈圆形、卵圆形或纺锤形扩张，即形成门静脉瘤，也称先天性门静脉瘤样扩张（图 1-7 白箭头所示）。肝内门静脉分支的扩张，特别是接近末梢的肝内门脉瘤，很容易并发门脉静脉瘘或门脉动脉瘘。先天性门静脉瘤特征为无肝硬化及门脉高压病史。

84% 的门静脉主干在进入肝实质前分出左、右门静脉分支，但有时可见下列门静脉分支的变异：①门静脉主干在肝门区发出肝右前支、后支及左支，其发生率占 5%；②门静脉主干在肝门区先发出右叶后支，而右叶前支和左支共干，其发生率约占 11%。Hardy 等还报告了一种门脉无分支的极少见类型，门脉主干呈襟状进入肝右叶，然后在肝实质深部发出分支，认识此种类型的变异在临床具有重要意义，防止将门脉主干当作右叶分支而误扎。

门脉主干位置变异（图 1-10）：

正常门静脉主干的胚胎发育是从远端的肠系膜上静脉和脾静脉→背侧横吻合→右卵黄静脉→肝脏，此时的门脉主干走行于胰头和十二指肠上段的背侧，位于胆总管的左侧沿肝十二指肠韧带行走，在肝门部转向肝管之后。如果门脉主干因各种因素不是在背侧横吻合而是在腹侧横吻合，以致门脉主干走行于胰和十二指肠的腹侧，形成十二指肠前门脉主干的变异，此时易合并多脾综合征等先天性畸形。

（聂伟霞　王成林）

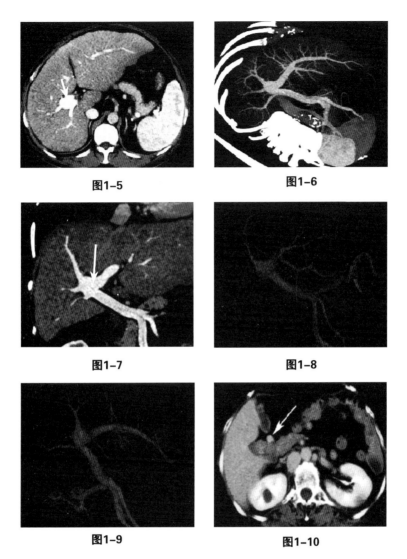

图1-5

图1-6

图1-7

图1-8

图1-9

图1-10

图 1-5~ 图 1-10　门静脉 CT 血管成像可见门静脉主干走行平直，其分叉处呈"瘤样"扩张，门静脉主干先发出肝右叶后支门静脉，肝右叶前支门静脉与左门静脉共干。门脉主干走行于胰和十二指肠的腹侧形成十二指肠前门脉主干变异（图 1-10）

参 考 文 献

1. Domínguez Jiménez JL, Puente Gutiérrez JJ, Bernal Blanco E, et al. Spontaneous aneurysmal portohepatic fistula. Rev Esp Enferm Dig, 2009, 101（9）：642-644

2. Hardy KJ, Jones RM. Failure of the portal vein to bifurcate. Surgery, 1997, 121（2）：226-228

三、肝脏反位
(situs inversus of liver)

（一）临床及影像学表现

患者男性，49 岁。腰痛 3 个月，右肺下叶腺癌术后 10 日，反复咳嗽咳痰 3 日。体格检查：体温 36.3℃，脉搏 119 次 / 分，呼吸 20 次 / 分，血压 10.2/7.2kPa。

CT 扫描示胸腹腔器官镜面反相，心脏位于右侧胸腔，肝脏位于左侧腹腔。诊断：胸腹腔器官镜面反相（图 1-11~1-14）。

（二）最后诊断及分析

内脏反位是一种少见的先天性畸形，有两种类型：一种是全内脏反位，左右完全颠倒，即所谓的"镜中人"，发病率为 1 : 6000~1 : 80 000；另一种是部分内脏反位，多伴有其他复杂畸形，发病率低于 1 : 1000 000。全内脏反位是一种极为少见的人体内脏解剖变异，系指心、肺、横膈、肝、脾、胃、肠等全部内脏的位置呈 180° 反位，似正常人的镜面像，而循环、呼吸、消化功能均正常。通过常规影像学（CT、MRI、B 超）即可诊断。

（康　巍　苏丹柯）

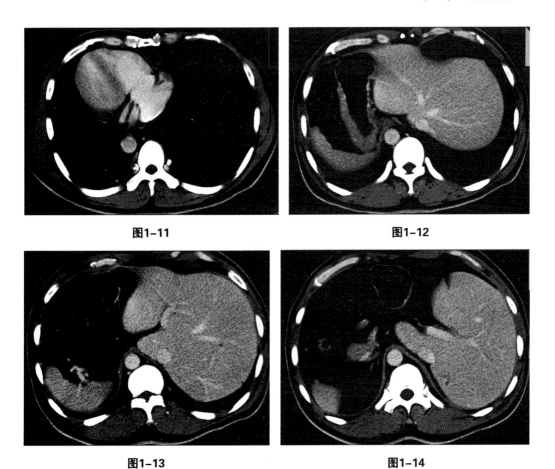

图1-11

图1-12

图1-13

图1-14

图 1-11~ 图 1-14 CT 扫描示胸腹腔器官镜面反相，心脏大部分位于右侧胸腔，小部分位于左侧胸腔（图 1-11）；肝脏大部分位于左上腹上，小部分位于右上腹；脾脏位于右上腹（图 1-14）

四、先天性肝副叶
(accessory lobe of liver)

(一)临床及影像学表现

患者,男性,37 岁,间断腹部疼痛 3 年,近日右中腹疼痛加剧就诊。入院查体:腹平软,膈下肝区叩诊呈鼓音,右中腹部叩诊呈实音,右下腹肋弓下 4cm 至髂前上棘区触诊可摸及软组织块,右中腹部压痛,反跳痛。

肝右叶后方实质性肿块影,部分向后上突出。信号均匀与肝实质相等,并见其内有肝内血管及胆管走行(图 1-15~1-20)。

(二)最后诊断

肝副叶。

(三)诊断分析

肝副叶是指与固有肝脏完全分开的肝组织,好发于肝右叶的后面或膈面,多存在于肝脏的三角韧带、镰状韧带、肝圆韧带内,也可以蒂附着于固有肝或以系膜与固有肝相连,多无完整的门静脉、胆管系统,其血液供应多由韧带内的血管代偿。肝副叶可有完整的肝小叶结构,具有一定的胆汁合成、分泌功能,而肝副叶无完整的肝外胆道系统,其合成、分泌的胆汁长期不能得到有效排泄,长期聚集可形成囊肿。有蒂者可因发生蒂扭转而出现急腹症。本例 US 显示软组织回声肿块,与肝脏相连或分界不清,内有正常血管结构。CT 平扫表现为肝脏周边的均匀软组织密度肿块或结节,边缘光整、清楚,CT 增强扫描与正常肝组织强化一致,并可见正常肝脏内血管直接进入副肝等特征性表现。T1WI(图 1-15)和 T2WI(图 1-16)肝副叶的信号与正常肝实质一致,信号均匀,内部可见正常的血管及细小胆管分支(图 1-17)。增强肝副叶内无异常强化。

(黎永滨 唐润辉 王成林)

参 考 文 献

1. Farruggia P, Alaggio R, Cardella F, et al. Focal nodular hyperplasia of the liver : an unusual association with diabetes mellitus in a child and review of literature. Ital J Pediatr, 2010, 36 : 41

2. Lautz T, Tantemsapya N, Dzakovic A, et al. Focal nodular hyperplasia in children : clinical features and current management practice. J Pediatr Surg, 2010, 45 : 1797-1803

3. Khan AM, Hundal R, Manzoor K, et al. Accessory liver lobes : A diagnostic and therapeutic challenge of their torsions. Scand J Gastroenterol, 2006, 41 : 125-130

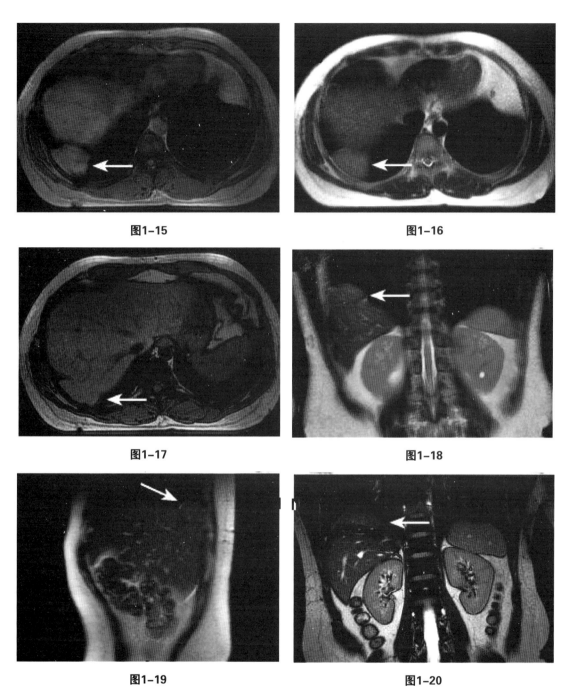

图1-15

图1-16

图1-17

图1-18

图1-19

图1-20

图 1-15~ 图 1-20　MRI 平扫 T1、T2 像示肝右叶后方实质性肿块影，信号均匀与肝实质相等，边缘光整清楚（图 1-17，图 1-18），部分与肝实质分界不清，并可见相连的血管信号影（图 1-17），冠状位（图 1-18、图 1-19）和矢状位（图 1-19）显示都很清楚

五、肝脏异位翻转
(ectopia retroflexed liver)

（一）临床及影像学表现

患者男，36岁，间断腹部疼痛3年，近日加剧就诊。生命体征稳定，神志清楚，痛苦面容。腹平软，膈下肝区叩诊呈鼓音，右中腹部叩诊呈实音，右下腹肋弓下4cm至髂前上棘区触诊可摸及软组织块，右中腹部压痛，反跳痛。

影像学检查：（图1-21）立位腹部平片示右膈下见大量气体密度影，见有明显肠祥影，右中、下腹密度较匀。（图1-22）MRI示肝脏位置下移、翻转，形态怪异，位于中下腹部，肝叶分辨不清，肝门位于中腹部，肝区结构紊乱，胆总管及胆囊均位中上腹部，胆总管、肝内胆管及门脉各级分支呈倒置的树枝状分布，左右胆管及门脉左右支分辨不清。胆囊增大，壁增厚，腔内T1呈低信号，信号不均匀，T2呈高信号，其间见多个大小不一低信号影，胆囊周围见长T1长T2信号影。脾位于左上腹部，位置较低；胰腺位于中上腹部。左膈下亦见肠管影与胃泡重叠，结肠、小肠及肠系膜大部分位于右膈下。MRI诊断：肝脏上下翻转倒置于右腹部，并胆囊结石、胆囊炎。手术所见：肝脏位于右中下腹部，肝门位于上方呈翻转倒置位，胆囊增大，壁明显增厚，胆囊腔内多枚结石（图1-21~1-26）。

（二）最后诊断

肝脏异位翻转并胆囊炎、胆结石。

（三）诊断分析

肝脏异位临床非常少见，临床统计发生率约为0.01%，常常同时存在脾脏异位，这种情况多属肝脾换位，较多见于肝脾转位，肝脏位于左上腹部，脾脏位于右上腹部，还可合并右位心，甚至全内脏反位。间位结肠则是肠发育过程中的异常，这种变异也相对较多。肝脏异常同时合并翻转畸形临床罕见，检索文献国内尚未见报道。

肝的发育，在人胚胎第3周末至第4周初，在前肠尾部近卵黄囊处的腹侧内胚层细胞增殖并向腹侧生长，形成一囊状突起称肝憩室。肝憩室迅速生长延伸，长入心与卵黄囊之间的间充质即横膈内，发育成肝、胆囊及胆管。常见的肝叶缺如、分叶肝、肝副叶等先天异常，可能是由于肝脏胚胎发育期肝动脉分支血供障碍，或是出生时门静脉分支血栓形成。肝脏异位是指肝的位置发生异常，多是由于胚胎发育过程中的基因错位、染色体的异常及腹腔内其他脏器分化异常等均可能导致肝发育异位。此例所见右膈下肠内见大量气体影，也可因胆系炎症刺激，导致肠淤涨，在肠腔内出现多个气液平面，需与单纯间位结肠鉴别；气液平面的出现，需与肠梗阻鉴别。较少量肠气，肠祥显示不清，需与膈下游离气体鉴别。肝脏异位于右下腹腔内且位置倒置，胆总管及门静脉主干均位于中上腹部，合并胆囊结石，则极罕见，给有关疾病的诊断及手术带来一些困难与迷惑，通过对异位肝诊断报告，有助于临床医师对先天性异位肝的认识，了解异位肝的解剖及临床特点，要求医务人员详细询问病史，做好全面细致的物理检查，加强正确应用影像检查，避免不必要的手术，减少误诊和误治。

（汪 兵 王成林）

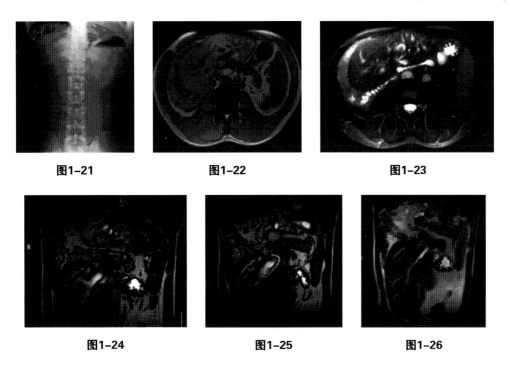

图1-21 图1-22 图1-23

图1-24 图1-25 图1-26

图 1-21~ 图 1-26 图 1-21：立位腹部平片：右膈下有明显肠袢影，其腔内积气较多。右中下腹部见大片均匀致密影。图 1-22：肝脏位于右中下腹部，左、右肝叶分界不明，肝实质内未见异常信号影。脾脏位于左中上腹部，位置较低。 图 1-23：肝脏位于肋弓下方，门静脉位于本例的肝的上缘，脾脏位置略低。图 1-24：肝脏翻转，肝位置下移，肝门位于中、下腹部，门静脉分支倒置，门静脉主干位于中腹部移行肠系膜上静脉、脾静脉。左下腹见有较多肠管影及肠系膜影。降结肠走行规则，升结肠被推移至右上腹部。心脏位置正常。图 1-25：肝外形怪异，肝各叶分界不明，肝门结构紊乱，门静脉主干位于中腹部，在十二指肠下方，胆总管在门静脉主干上方开口于十二指肠降部。胰腺形态、位置大致正常，位于中、上腹部。脾脏位于左中、上腹部，位置较正常稍低。胆囊缺如（本图为手术后）图 1-26：右膈下见结肠、小肠、肠系膜及肠管内气体影，右中、下腹部见肝脏影，位置明显下移，肝下缘达髂骨嵴水平下方。肝左、右叶分界不明。胆总管位于中腹部，走行倒置，开口于十二指肠降部

参 考 文 献

1. 胡煜，成先义，王成林 . 肝脏异位翻转并胆囊结石、胆囊炎 1 例 . 罕少疾病杂志，2008，15（5）：45-47

2. Huang HJ, Yao LQ, Qu LJ, et al. A giant ectopic liver in right mediastinum ：a case report Zhonghua Gan Zang Bing Za Zhi, 2011，19（5）：384-385

六、分 叶 肝
(*hepar lobatum*)

（一）临床及影像学表现

患者男性，63 岁，间断排黑便 2 次，腹痛 2 小时就诊。入院查体：全腹平软，无压痛，无反跳痛，全腹未及包块，肝脾肋下未及，Murphy 征（ - ），肠鸣音正常。移动性浊音阴性。既往史：患者 2013 年 6 月行 PCI 术后长期、规律服用阿司匹林、波立维（硫酸氢氯吡格雷片）。

肝左叶体积增大，肝裂增宽，肝边缘凹凸不平呈分叶状，肝实质内未见异常密度影，增强扫描肝内血管走行未见异常，肝内未见明显异常强化灶。诊断：分叶肝（图 1-27~1-32）。

（二）最后诊断与分析

正常情况下肝脏边缘光整、锐利，少数正常的肝脏表面也可呈分叶状即称分叶肝（hepar lobatum），属于极少见类型的先天性变异。US 显示肝外形轮廓呈分叶状，但肝实质及肝内血管走行正常。CT 和 MRI 平扫表现为肝脏边缘凹凸不平呈分叶状，但肝实质的密度和信号无异常，增强后肝实质无异常强化，CTA 及 MRA 显示肝内血管走行及分支正常。MRCP 肝内胆管分支正常，走行自然。分叶肝特别应与自身免疫性肝炎肝硬化"马铃薯肝"相鉴别。前者可无任何临床表现，而后者可有自身免疫功能低下，肝功能异常，腹水等表现，一般结合病史不难区分。

（黎永滨　王成林）

参 考 文 献

1. Farruggia P，Alaggio R，Cardella F，et al. Focal nodular hyperplasia of the liver：an unusual association with diabetes mellitus in a child and review of literature. Ital J Pediatr，2010，36：41

2. Lautz T，Tantemsapya N，Dzakovic A，et al. Focal nodular hyperplasia in children：clinical features and current management practice. J Pediatr Surg，2010，45：1797-1803

3. Khan AM，Hundal R，Manzoor K，et al. Accessory liver lobes：A diagnostic and therapeutic challenge of their torsions. Scand J Gastroenterol，2006，41：125-130

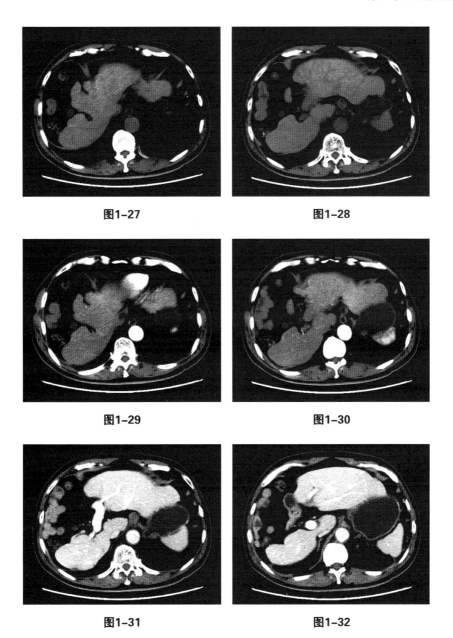

图1-27   图1-28

图1-29   图1-30

图1-31   图1-32

图 1-27~ 图 1-32　肝脏形态不规则，左叶体积增大，肝裂增宽，肝边缘凹凸不平呈分叶状（图 1-27，图 1-28），增强扫描肝内未见明显异常强化影，肝内血管走行未见异常（图 1-29~ 图 1-32）

七、肝遗传出血性末梢血管扩张症
(hereditary hemorrhagic telangiectasia with hepatic involvoment)

（一）临床及影像学表现

患者男性，35 岁，以无明显诱因乏力、腹胀、发作性胸闷、气喘入院。家族史：患者祖母、父亲有反复鼻出血史，其姐姐有月经量大、经期长的病史。

CT 平扫可见肝脏体积增大，密度未见明显异常。增强 CT 动脉期可见肝内动脉增粗扩张，走行扭曲，呈小结节状、柱状强化的动脉影，肝实质内见楔状区域性显著强化，强化不均（图 1-33、1-34）。

（二）最后诊断

肝遗传性出血性毛细血管扩张症。

（三）诊断分析

遗传性出血性毛细血管扩张症（hereditary hemorrhagic telangiectasia，HHT，又称 Rendu-Osler-Weber syndrome）是一种较少见的常染色体显性遗传病，病因不明，临床主要表现为无明显诱因的反复出血，如皮肤黏膜、鼻腔、口腔出血，肝脏较少受累。临床诊断标准为：①自发性、反复性鼻出血；②皮肤、黏膜毛细血管扩张；③内脏动静脉畸形（肺、脑、肝、脊髓等部位）；④遗传家族史；符合 3 项或 3 项以上即可被确诊为 HHT。肝脏受累在影像学上多显示为肝实质灌注异常和门静脉高压症，增强 CT 动脉期可见肝固有动脉、肝总动脉以及肝内分支扩张、迂曲，肝内多发强化结节、强化程度及走行均与动脉一致。MRI 平扫 T1WI、T2WI 多无明显异常，增强 MRI 动脉期的表现同 CT。肝内动静脉瘘是 HHT 的特征性表现，动脉期可见肝动脉向门静脉分流，门静脉提前显影、强化程度与动脉类似。文献报道约 13% 肝脏毛细血管扩张患者可见肝动脉供血变异。

CTA 和 MRA 能够直观地显示肝内动脉扩张增粗、肝动脉主干代偿性增粗。CTA 结合后重建技术可以清晰显示肝内畸形血管，特别是 MIP 和 MPR 对肝动脉、肝静脉的毗邻关系、走行和形态显示最佳，对判断动静脉瘘有重要作用。

（汪 兵 王成林）

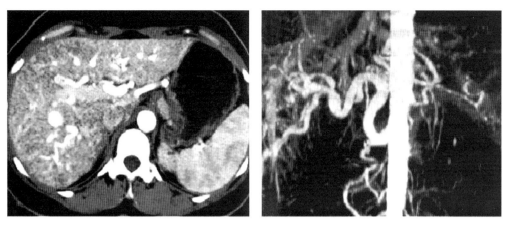

图1-33 **图1-34**

图1-33~图1-34 增强CT动脉期(图1-33)肝内动脉增粗扩张,走行不规则,肝实质密度显示不均匀;MIP(图1-34)显示肝动脉及其分支扩张、增粗、扭曲

参 考 文 献

1. 唐先发.遗传性出血性毛细血管扩张症分子遗传学研究进展.中国麻风皮肤病杂志,2008,24(7):552

2. IanoraAA,M emeoM,Sabba C,et al. Hereditary hemorrhagic telangiectasia:multi detector row helical CT assessment of hepatic involvement. Radiology,2004,230(1):250

第二节　肝脏损伤性病变

一、肝 挫 裂 伤
(contusion and laceration of liver)

（一）临床及影像学表现

患者女性，38 岁，车祸伤，右上腹压痛、反跳痛，生命体征平稳。

CT 平扫示肝右叶大片低密度区，其内混杂条片状高密度，肝包膜下见弧形高密度影（图 1-35、图 1-36）。患者保守治疗后 2 周后复查，肝内低密度区范围缩小，肝内高密度灶大部分吸收，包膜下血肿完全吸收（图 1-37、图 1-38）。

（二）最后诊断

肝右叶挫裂伤并肝包膜下血肿形成。

（三）诊断分析

在腹部外伤中，肝脏是第二位最易受累的腹部实质脏器，仅次于脾脏。肝脏外伤最常表现为肝挫裂伤，主要由腹部钝挫伤造成，少数见于腹部穿通伤或医源性损伤。临床表现为右上腹疼痛、压痛、反跳痛、肌紧张及失血性休克的症状，也可出现黄疸、血便或黑便等。肝挫裂伤多发生于肝右叶，按严重程度分为深（距肝包膜 > 3cm）、浅（< 3cm）两型，若累及肝脏血管可导致肝内血肿、假性动脉瘤或动静脉瘘；若累及肝门、损伤胆管，可引起胆血症、胆汁瘤；累及肝裸区会导致腹膜后血肿。肝挫裂伤常合并有脾脏、胰腺、胃肠道及肋骨的损伤。肝挫裂伤最佳影像诊断方法为全腹部 MDCT 增强扫描（自肺底至盆腔），CT 平扫表现为肝实质内不规则线条状或片状的低密度区，增强扫描无强化。如合并有肝内出血或包膜下出血可见肝内或包膜下高密度区，如为活动性出血，增强扫描可见造影剂外溢。

本病需要与 HELLP 综合征、自发性出血（凝血障碍疾病）、出血性肝脏肿瘤相鉴别。

（张重明　邱立城　王成林）

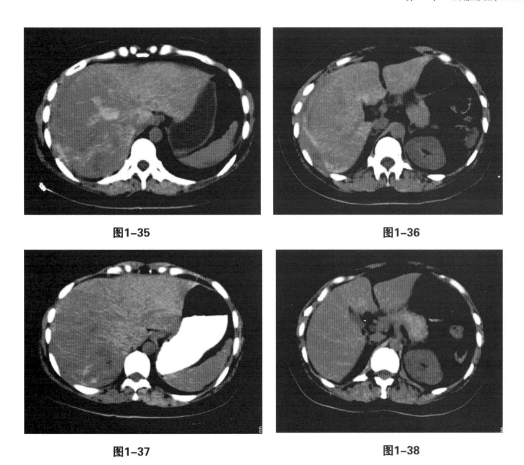

图1-35

图1-36

图1-37

图1-38

图 1-35~ 图 1-38　CT 平扫示肝右叶大片低密度区，混杂有条片状高密度，包膜下血肿（图 1-35、图 1-36）。患者保守治疗后 2 周后复查，肝内低密度区范围缩小，肝内血肿大部分吸收，包膜下血肿完全吸收（图 1-37、图 1-38）

参 考 文 献

1. Jorge A. Multidetector CT of blunt abdominal trauma. Radiology，2012，265（3）：678-693

2. Cohn SM . Computed tomo graphy grading systems poorly predict the need for intervention after spleen and liver injuries. Am Surg，2009，75（2）：133-139

二、肝内血肿
(intrahepatic hematoma)

（一）临床及影像学表现

患者男，25 岁，车祸伤全身多处骨折入院。体查：右上腹压痛、反跳痛，腹肌紧张。腹腔穿刺未见明显腹腔积血。我院急诊超声示肝内巨大强回声光团，考虑肝内血肿可能。CT 片扫显示肝右叶球形混杂密度影，以高密度为主，CT 值约 58HU，边界清楚，周围可见环形低密度带（图 1-39~1-44）。

（二）最后诊断

结合外伤史考虑肝内血肿。

（三）诊断分析

肝内血肿主要是由于肝脏外伤造成肝实质裂伤、肝内血管破裂而形成血肿；也见于肝脏手术中动脉结扎不彻底、导致术后肝内血肿形成，及先天性、继发性凝血机制障碍的患者。

外伤性肝内血肿常同时合并腹腔内出血、胆道出血，易引起出血性休克、胆汁性腹膜炎；在肝内血肿吸收期还存在肝脓肿形成、再出血的潜在危险。

US 和 CT 是诊断肝内血肿的主要手段。结合外伤史，肝内血肿的诊断比较容易。CT 可表现为：①直接征象：肝内圆形、类圆形或不规则形的高密度影，边界较清楚，周围有血清渗出而形成的环状低密度带。随着血肿软化、血红蛋白溶解，血肿可变成低密度影。②间接征象：常合并肝破裂伤、胆道积气、胆汁假性囊肿形成、肋骨骨折、血胸、肝包膜下血肿、肾包膜下血肿等。③增强 CT 表现：肝实质内血肿无强化，周围血管受压移位。

（谢　晨　唐润辉　王成林）

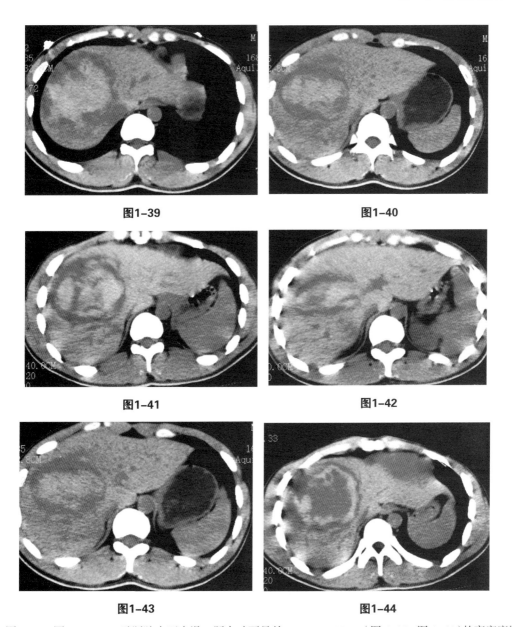

图1-39

图1-40

图1-41

图1-42

图1-43

图1-44

图 1-39~ 图 1-44　CT 示肝脏表面光滑，肝右叶可见约 45 mm × 54mm（图 1-39~ 图 1-41）的高密度影，边界清楚，CT 值约为 58HU，周边肝实质内见多发斑片状低密度影，肝包膜下未见明显积血。患者保守治疗 5 天后复查（图 1-42~ 图 1-44）原肝内巨大血肿密度不规则减低，肝实质内片状低密度影较前明显减少，肝包膜下少许积液影

参 考 文 献

1. Amdio J，Fefferman N，Rivera R，et al. Idiopathic intraparenchymal hematoma of the liver in a neonate.Pediatr Radiol，2004，34（4）：358-361

2. Pei YV. Intrahepatic hematoma requiring hepatic artery embolization：a rare complication of extracorporeal shock wave lithotripsy. Am J Emerg Med，2013，31（9）：1425.e1-2

三、肝包膜下出血
(subcapsular liver hematoma)

（一）临床及影像学表现

患者为女性，35 岁。突发右上腹疼痛 10 小时余，为持续性疼痛，伴恶心、呕吐，无发热，无明显外伤史。自患病来一直在当地卫生院抗感染治疗，症状无明显缓解，为求进一步诊治来我院就诊。体检：T 36℃，P 78 次 / 分，R 20 次 / 分，BP 100/ 60 mmHg，全身皮肤轻度黄染，巩膜未见明显黄染，右上腹肌略紧张，右上腹压痛，Murphy 征（ + ），肝区叩击痛，无移动性浊音。实验室检查：N 0. 86，RBC 2. 89 × 10^{12}/ L，Hb 88 g/ L，PLT 84 × 10^9/ L；AFP 18. 39 ng / ml；ALT 202 U/ L，AST 238 U/ L。

CT 平扫示肝右叶外、后部见多发不规则团片状低密度影，CT 值约 20 HU，边界不清，密度不均，近包膜区见结节状稍高密度影，CT 值 64 HU（图 1-45），增强扫描示环绕肝右叶见不规则巨大团片状低、等混杂密度影，病灶较平扫显示范围更大，边界清楚，其内见片絮状稍高密度影，CT 值 16~60 HU（背景肝 CT 值约 98 HU）；增强后的肝右叶受压并向内凹陷。余肝实质内未见异常强化（图 1-46）。诊断：肝缘囊实性混合性占位，肿瘤性病变可能，不除外血肿。

（二）最后诊断

病理诊断：肝包膜下血肿（图 1-47）。

（三）诊断分析

肝包膜下血肿是肝脏损伤的常见征象，多发生于肝外伤患者，也见于肝脏肿瘤破裂出血、肝硬化、肝脏脂肪浸润患者，少数见于妊娠合并高血压疾患的妇女。外伤性肝包膜下血肿是因肝实质表面破裂、但包膜尚完整，血液聚集在肝包膜与肝表面之间而形成。腹部 B 超可见肝包膜下无回声区或低回声区，内部可见少许细小光点。CT 平扫表现为肝周包膜下新月形或双凸形低、等密度影，邻近肝实质受压变平或向内凹陷。肝包膜下血肿的密度取决于出血量和出血时间，若血肿新鲜，CT 表现为等、高密度的双凸形或半圆形影将肝包膜与肝实质推移开，形成两者分离的现象，随着时间延长，血肿密度减低可呈低密度或水样密度。CT 增强扫描血肿不强化。肝包膜下血肿大小不等，可容 2~4L 血液，血肿压迫肝实质、可致大片肝组织坏死；若继发感染，将形成脓肿，甚至转化为真性肝破裂。

（何冠勇　王成林）

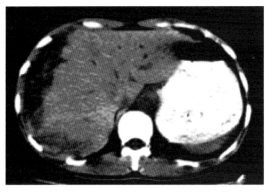
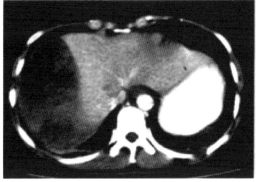

图1-45   图1-46

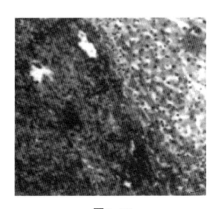

图1-47

图1-45~图1-47　CT平扫示肝右叶外、后部见多发不规则团片状低密度影，CT值约20HU，边界不清，密度不均，近包膜区见结节状稍高密度影，CT值64 HU（图1-45），增强扫描示环绕肝右叶见不规则巨大团片状低、等混杂密度影，病灶较平扫显示范围更大，边界清楚，其内见片絮状稍高密度影，CT值16~60 HU（背景肝CT值约98 HU）；增强后的肝右叶受压并向内凹陷。余肝实质内未见异常强化（图1-46）。镜下见血凝块（图1-47）

参 考 文 献

1. Berveiller P，Vandenbroucke L. Hepatic subcapsular hematoma：a case report and management update. Journal De Gynecologie Obstetrique Et Biologie De La Reproduction，2012，41（4）：378-382

2. Badea R，Chiorean L，Mitre C，et al. Spontaneous retroperitoneal and subcapsular liver hematoma. The diagnostic contribution of CT, US and CEUS. Case report. Med Ultrason，2013 .15（2）：157-160

四、放射性肝损伤
(radiation induced hepatic injury)

(一)临床及影像学表现

患者男，43岁，运输服务人员。肝癌切除术后1年余，门静脉放射粒子植入术后5月。AFP（+）。

平扫显示肝左叶缺如，肝右叶可见多个小斑点状金属样致密影，肝右叶形态、大小尚正常，肝内密度欠均匀，增强扫描见斑点状致密影周围肝实质呈斑片状轻－中度强化，门静脉主干及其分支管径增大，并可见充填软组织密度影，增强扫描动脉期呈不均匀明显强化，CT值约为80~99HU，门脉期强化幅度与正常肝实质相仿，CT值约为98HU，门静脉及其分支显示不清；肝右叶肝内外胆管无扩张，胆囊显示不佳。脾脏稍大，约横跨6个肋单位。脾门、胃底部、静脉增宽、迂曲。诊断：①肝左叶切除术后及肝癌放射粒子植入术后改变。②门静脉铸型缺损，考虑门静脉癌栓。③门静脉高压，脾大（图1-48~1-53）。

(二)最后诊断

放射性肝病。

(三)诊断分析

肝脏放射性损伤又称放射性肝病，是肝脏受到一定剂量的放射线照射，肝细胞发生一系列生理、病理变化引起的肝组织损伤，是上腹部恶性肿瘤放射治疗过程中常见的并发症之一。其病理基础为肝小叶中央静脉和小叶间静脉闭塞。典型临床表现为放疗后2周到4个月内出现乏力、右上腹疼痛、腹水、肝大等，实验室检查碱性磷酸酶升高，部分患者可无症状。

CT平扫上表现为肝脏照射区体积缩小、非照射区肿胀，两者分界欠清，照射区内可见形态各异的低密度区，与肝脏解剖结构无关。脂肪肝的放射性损伤表现为平扫时肝内出现与照射野范围一致的高密度影。增强扫描表现与时间进展相关，主要分为早期（放疗后1~6个月）及晚期（放疗后6个月以上）；早期增强扫描动脉期及门静脉期肝脏照射区显示为相对低密度影；晚期由于新生动脉形成，动脉期肝脏照射区表现为明显的强化。增强扫描静脉期可见肝静脉、门静脉分支狭窄，照射野内血管分支减少。因中央静脉闭塞导致对比剂廓清减慢，而出现延迟强化。MRI对肝脏放射性损伤的诊断比CT更敏感，平扫急性肝脏放射性损害区T1WI信号较背景肝低，T2WI信号较背景肝高，即水肿改变，这种改变在60天内开始逐渐恢复正常。SPIO增强各序列上受照射区肝组织信号均高于正常肝组织。Gd-DTPA增强扫描与CT增强相似。

本例主要与复发性肝癌鉴别，两者平扫均呈低密度影，但增强扫描放射性损伤表现为延迟强化，而肝癌复发则为"快进快出"、且多伴有血管、肝管受压移位。

（梁德志 刘龙平 王成林）

参 考 文 献

1. Maor Y, Malnick S. Liver injury induced by anticancer chemotherapy and radiation therapy.Int J Hepatol，2013，

2013：815105

2. Onaya H, Itai Y, Yoshioka H, et al. Changes in the liver parenchyma after proton beam radiotherapy：evaluation with MR imaging. Magn Reson Imaging, 2000, 18：707-714

3. Cromheecke M, Konings AW, Szabo BG, et al. 1aver Tissue Tolerance or Irradiation：Experimental and Clinical lnvest gations. Hepatogastroenterology, 2000, 47（36）：1732-1740

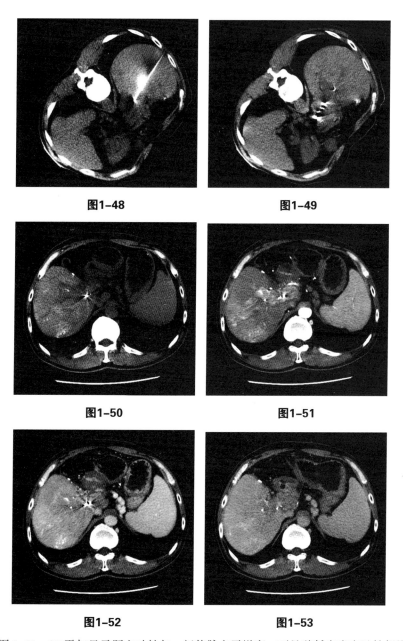

图1-48　　　　　　　　图1-49

图1-50　　　　　　　　图1-51

图1-52　　　　　　　　图1-53

　　图 1-48~ 图 1-53　CT 平扫显示肝左叶缺如，门静脉主干增宽，可见稍低密度充盈缺损影，肝右叶至门静脉行程区见穿刺针影（图 1-48），穿刺后肝门区及腹膜后区见多发高密度金属粒子影，放射粒子植入成功（图 1-49）；5 个月后复查，CT 平扫见门静脉管径仍较宽，其内软组织影充填，门静脉内及肝右叶见多个小斑点状金属样密度影，为门静脉内放射粒子进入肝右叶内，肝实质密度欠均匀（图 1-50）；动态增强扫描三期均见肝右叶斑点状致密影周围肝实质轻 - 中度片状强化（图 1-51~1-53）

第三节　肝脏感染性病变

一、细菌性肝脓肿
(bacterial liver abscess)

（一）临床及影像学表现

患者男性，55岁，高热5天。查血 WBC：10.20×10^9/L，NE 89.6%；尿常规：尿糖++，尿酮体++。既往有2型糖尿病史3年。

肝 S6 段低密度病灶，其内密度不均，边界不清。增强动脉期病灶边缘轻度强化；门脉期边缘环状强化更为明显，其内多分隔、分房样强化；延迟期病灶显示更清楚，内见多个圆形低密度影伴周围片状强化区。诊断：肝 S6 段脓肿（图 1-54~1-57）。

（二）最后诊断

经皮肝穿刺＋细菌培养：肝 S6 段大肠埃希菌性肝脓肿。

（三）诊断分析

细菌性肝脓肿是由细菌经过胆道、肠道等途径引起的肝脏继发性、化脓性感染，最常见于胆道感染，其次是血行性感染、肝外伤，糖尿病患者因全身代谢紊乱、免疫功能低下，感染后继发细菌性肝脓肿的概率显著增加。典型临床表现为寒战、高热、肝区疼痛及肝大。血清学检查为白细胞计数显著增高，伴有肝功能异常、转氨酶升高。脓肿穿刺细菌培养及影像学检查被认为是具有特征性的诊断性检查。B超常用于定位肝脓肿的穿刺点，测定脓肿大小、深浅，确定手术引流入路。典型肝脓肿 CT 表现：平扫病灶呈圆形或类圆形低密度区，巨大肝脓肿形态可不规则，病灶中心区域的 CT 值高于水、低于背景肝，密度较均匀，边缘模糊，合并产气菌感染时腔内见气体；脓肿周围可见不同密度的环形带，呈"环征"或"靶征"。增强 CT 扫描可见单环、双环甚至三环状强化，为肝脓肿的典型表现。单环强化是脓肿壁的强化、周围水肿不强化；双环强化提示脓肿壁由于明显的水肿带，内环为脓肿壁、外环为水肿带，内环密度高于外环。三环强化提示脓肿壁外层有水肿带、且脓肿壁本身由2层组成，脓肿壁外层由纤维肉芽组成、血管丰富、强化最明显，脓肿壁内层由炎性组织组成、强化程度稍低。部分肝脓肿增强扫描动脉期周边呈一过性异常灌注区，其发生机制为肝脓肿累及 Glisson 鞘时，很容易引起门脉周围炎，导致门脉狭窄甚至闭塞，肝动脉呈代偿性扩张增粗，以致在动脉期病灶周围初见一过性区域性强化现象。不典型肝脓肿多为病变早期，肝内病灶未液化或液化不全，此时需与肝癌相鉴别。

（黎永滨　王成林）

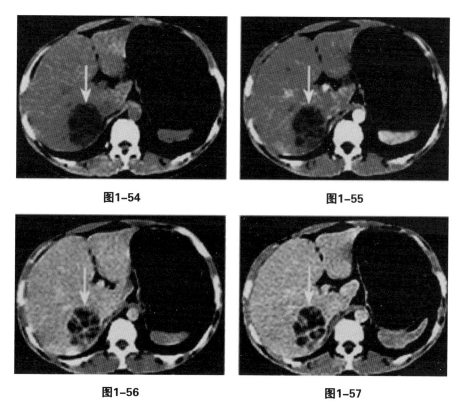

图1-54　　　　　　　　　　图1-55

图1-56　　　　　　　　　　图1-57

　　图1-54~图1-57　CT平扫（图1-54）示肝实质密度见不均匀减低，CT值约46HU（脾48HU），肝S6段见4.8cm×4.5cm大小低密度影，其内密度不均，边界不清。增强动脉期病灶边缘轻度强化（图1-55）；门脉期边缘环状强化更为明显，内见多分隔、分房样强化（图1-56）；延迟期病灶显示更清楚，其内液化坏死区无明显强化，伴周围片状强化区（图1-57）

<h2 align="center">参 考 文 献</h2>

1. Lin YT, Liu CJ, Yeh YC, et al. Ampicillin and amoxicillin use and the risk of Klebsiella pneumoniae liver abscess in Taiwan. J Infect Dis, 2013, 208（2）：211-217

2. Mortele KJ, Segatto E, Ros PR. The infected liver：radiologic-pathologic correlation. Radiographics, 2004, 24：937-955

3. Hanazaki K, Kajikawa S, Nagai N, et al. Portal vein thrombosis associated with hilar bile duct carcinoma and liver abscess.Hepatogastroenterology, 2001, 48：79-80

二、阿米巴肝脓肿
(amebic liver abscess)

(一)临床及影像学表现

患者男，38 岁，服务业人员。反复发热，伴腹泻 1 周，无咽痛，无明显咳嗽咳痰，无恶心及呕吐。既往有"小三阳"、"胆囊炎"病史。

MR：肝各叶大小形态如常，边缘光整，右叶可见一类圆形灶，边界稍模糊，约 5cm×7cm 大小，其内信号尚均匀，中央部呈长 T1 长 T2 信号，周边见等信号条带环绕，厚度约 1cm，病灶边缘尚见长 T1 长 T2 片状带，增强动脉期病灶边缘轻度强化，门脉期及延迟期边缘环状强化更为明显，余肝内血管走行尚自然，实质密度尚均匀。右侧胸腔内见片状弧形长 T2 信号影。诊断：①肝右叶肝脓肿。②右侧胸腔少量积液（图 1-58~1-63）。

(二)最后诊断

病灶穿刺 + 组织培养：穿刺物为巧克力样，培养发现溶组织内阿米巴滋养体；诊断：肝右叶阿米巴肝脓肿。

(三)诊断分析

阿米巴肝脓肿是由于溶组织阿米巴滋养体从肠道病变处侵入肠壁小静脉，随门脉血流进入肝脏形成脓肿，它属于阿米巴病的肠外并发症，约 8.5% 的阿米巴肠病患者合并阿米巴肝脓肿。阿米巴肝脓肿体积较大，右叶多见，可单发或多发，若穿透膈肌可引起胸壁、胸腔、肺及心包等感染。临床上表现主要有：长期发热、右上腹或右下胸痛，肝区压痛。实验室检查：急性期白细胞计数升高、以中性粒细胞升高为主，慢性期白细胞、红细胞计数正常或减少。

CT 平扫为肝内类圆形低密度病灶，边缘光整，CT 值约 10~20HU。增强扫描可见脓肿壁明显强化，厚度达 3~15mm，周围见环形水肿带，脓腔内无强化，可见分隔、液体及组织碎片，少数可见气泡影。MR T1WI 多数脓腔呈明显低信号，合并出血或腔内蛋白含量高时呈等或高信号，脓肿壁信号略高于脓腔而低于肝实质，周围为低信号水肿带环绕；T2WI 脓腔多呈高信号，等信号囊壁位于囊腔与水肿带之间。影像学难以鉴别细菌性肝脓肿和阿米巴肝脓肿，当邻近器官出现穿透、内瘘征象则更支持阿米巴脓肿诊断，结合病史、病原学检查有助于明确诊断。

阿米巴肝脓肿还需与原发性肝癌、转移癌鉴别。

（梁德志　袁知东　王成林）

参 考 文 献

1. Mortelé KJ, Segatto E, Ros PR. The Infected Liver：Radiologic-Pathologic Correlation Trop Med Int Health，2000，5（8）：578-581

2. Chen HL，Bair MJ，Lin IT，et al. Clinical Manifestations and Risk Factors of Amebic Liver Abscess in Southeast Taiwan Compared With Other Regions of Taiwan. Am J Trop Med Hyg，2013，89（6）：1214-1218

3. Mainprize K，Gould S，Gilbert J. Surgical management of polypoid lesions of the gallbladder. Br J Surg，2000，87：414-417

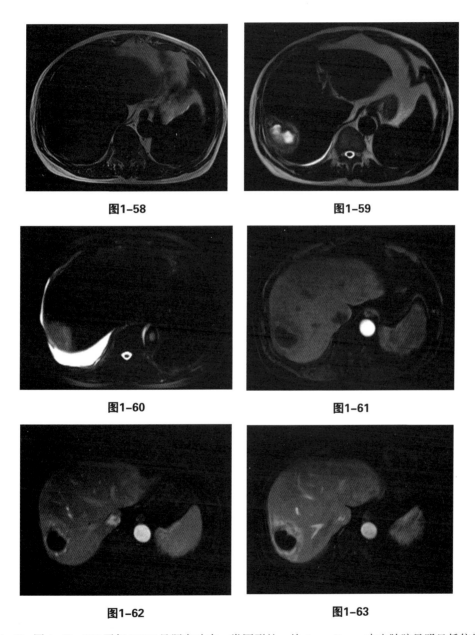

图1-58

图1-59

图1-60

图1-61

图1-62

图1-63

图 1-58~ 图 1-63　MR 平扫 T1WI 见肝右叶内一类圆形灶，约 5cm×7cm，中央脓腔呈明显低信号，脓肿壁厚约 1cm，位于病灶周边信号略高于中央脓腔而低于肝实质，周围见模糊不清低信号环形水肿带（图 1-58），T2WI 中央脓腔及环形水肿带呈高信号，等信号脓肿壁位于两者之间（图 1-59），右侧胸腔内弧形高信号带，为胸腔积液（图 1-60）；动态增强扫描动脉期病灶周边可见较明显强化，并持续至静脉期及延迟期（图 1-61~ 图 1-63）

三、阿米巴性肝脓肿（芽囊原虫）
[amebic liver abscess (blastocystis hominis)]

（一）临床及影像学表现

患者 男，56岁。因右上腹痛伴反复低热3个月，检查发现肝右叶占位1个月。无明显诱因开始反复出现右上腹隐痛，无放射痛，间断有低热，体温波动于37~37.8℃，乏力、食欲缺乏。体格检查：脉搏89次/分，呼吸20次/分，血压12.3/7.4kPa，无特殊病容。实验室检查：AFP：2.49ng/ml（<20），乙肝表面抗体及核心抗体阳性。

B超于肝右前叶至左内叶探及类圆形团块回声像，边界清，周边未见声晕，内以无回声为主，透声欠佳，见密集点状强回声，并见大量粗细不等的光带分隔，团块后方回声轻度增强，周边血管受压绕行。CT平扫：肝右叶及左内叶见多个低密度肿物影，边界尚清楚，其内以水样密度为主，部分病灶见蛋壳样钙化灶及少量斑片状密度增高影，增强扫描未见明显强化表现。右侧胸腔见胸水影。诊断：肝内多发肿物，考虑炎性病变，寄生虫感染可能性大（阿米巴？肝包虫？）；右侧胸水（图1-64~1-67）。

（二）最后诊断

病理诊断：阿米巴性肝脓肿（肝芽囊原虫）。

（三）病例分析

芽囊原虫肝脓肿属于阿米巴肝脓肿的一种类型。临床可有不同程度发热、右上腹痛、肝大、轻度黄疸、白细胞升高、肝功能异常及AFP阳性等症状。若治疗不及时，阿米巴性肝脓肿可继续扩大并向周围组织穿破，引起相应部位的病变，如膈下脓肿、腹膜炎、肺脓肿或脓胸等。典型肝脓肿由于有中央均匀液化坏死区、病灶周边"双靶征"及病灶内积气等特征性CT表现。不典型肝脓肿多为早期肝脓肿，平扫CT表现无特征性；增强扫描可见：①周边多囊征；②边缘锐利征；③蜘蛛征；④持续强化征。MRI可清楚显示脓腔、脓肿壁及周围水肿带结构。阿米巴肝脓肿最典型的特点为肝脓肿突破膈肌导致胸腹膜同时受累，膈上下同时受侵犯。本病例对我们的诊断有很多启示，只要密切结合临床，注意影像学的细节表现和特征，诊断并不困难。本例具有下列特征，有助于本病的诊断：①反复低热；②肝脓肿中央均匀液化坏死；③肝脓肿易突破膈肌，与胸膜腔相通；④本例粗大钙化提示为病程较长的良性病变。

（王俊卿　王成林）

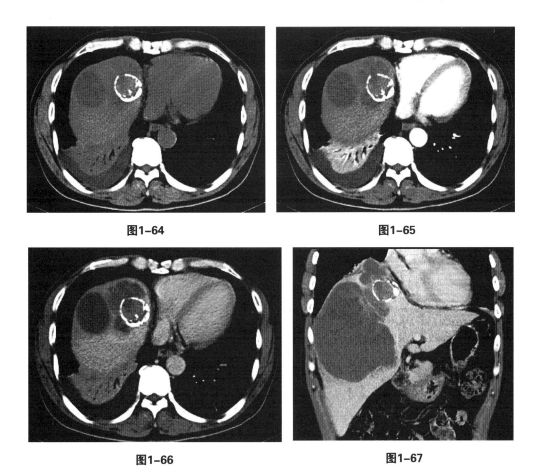

图1-64

图1-65

图1-66

图1-67

图 1-64~ 图 1-67　CT 平扫（图 1-64）显示肝右叶及左内叶见多个低密度肿物影，边界尚清楚，其内以水样密度为主，部分病灶见蛋壳样钙化灶及少量斑片状密度增高影；增强 CT 动脉期（图 1-65）病灶未见明确强化，边缘光整、清楚，中心可见更低密度区；静脉期（图 1-66）病灶仍未见明确强化；CT 冠状位（图 1-67）显示病变突破膈肌，与胸膜腔相通，胸腔内可见包裹性积液

参 考 文 献

1. Aggarwal R，Aggarwal M，Dwivedi S. Giant liver abscess with bilateral pleural effusion：An unfamiliar association. Trop Parasitol，2012，2（2）：129-130

2. Salzano A，Rossi E，Carbone M，et al. Suburban amebiasis：the diagnostic aspects via computed tomography and echography and the percutaneous treatment of amebic liver abscesses. Radiol Med，2000，99（3）：169-173

3. Barreda R，Ros PR. Diagnostic imaging of liver abscess. Crit Rev Diagn Imaging，1992，33（1-2）：29-58

4. 苏丹柯，谢东，梁漱溟. 不典型肝脓肿的 CT 诊断（附 10 例分析）. 临床放射学杂志，1998，17（6）：342-344

四、肝脏真菌病
(fungal liver infection)

（一）临床及影像学表现

患者男，26 岁，确诊为急性非淋巴细胞性白血病 1 个月，化疗过程中出现持续高热、伴呼吸道感染症状，抗生素治疗无效。血常规提示中性粒细胞总数减少。

CT 平扫肝内散在多发类圆形低密度影，边界清，增强扫描动脉期大部分病灶无明显强化征象，肝右后叶病灶似见轻度环形强化。诊断：肝内多发稍低密度结节，结合病史，不除外真菌感染可能（图 1-68~1-73）。

（二）最后诊断

经皮肝脏穿刺活检病理报告：肝脏真菌病（热带念珠菌）。

（三）诊断分析

肝脏真菌病多见于免疫状态异常的宿主，特别是细胞免疫缺陷者，如获得性免疫缺陷综合征（AIDS）患者，急性白血病和实体肿瘤的大剂量抗肿瘤药物化疗患者，器官移植者等，因免疫功能低下、极易诱发真菌感染，并随血液播散而导致深部脏器真菌感染，常常同时累及肝、脾等多个脏器，合并坏死、液化，并于病灶中心存在真菌组织遗迹。常见的致病真菌有白色念珠菌、曲霉菌、组织胞浆菌、球孢子菌和放线菌等。此外，长期应用抗生素、长时间静脉置管、全胃肠道外营养支持等，都是诱发或加重本病的因素。实验室检查有：白细胞总数明显减少。临床症状主要有：发热、呈弛张热，右上腹痛，抗生素治疗无效。

肝脏真菌病 CT 平扫典型表现：肝内弥漫分布的 5~20mm 小圆形、斑片状低密度灶，增强扫描轻度强化或无强化；增强扫描动脉期病灶的显示率为 100%，而门静脉期病灶的显示率为 69%。真菌性肝脓肿壁一般较厚，因病灶小且内部为浓稠坏死液及真菌丝，所以中心的密度远高于水，CT 值约 10~30HU 之间，增强扫描病灶不强化、病灶边界显示更清楚。MRI 明显优于 US 和 CT，尤其对急性期感染及小病灶的显示较敏感，T1WI 表现为肝内弥漫性小圆形或斑点状低信号病灶，边缘欠清，T2WI 病灶呈明显的高信号，边缘清楚；增强 MRI 表现同 CT。

本病主要与细菌性肝脓肿、肝内多发囊肿相鉴别。

（戴　懿　袁知东　王成林）

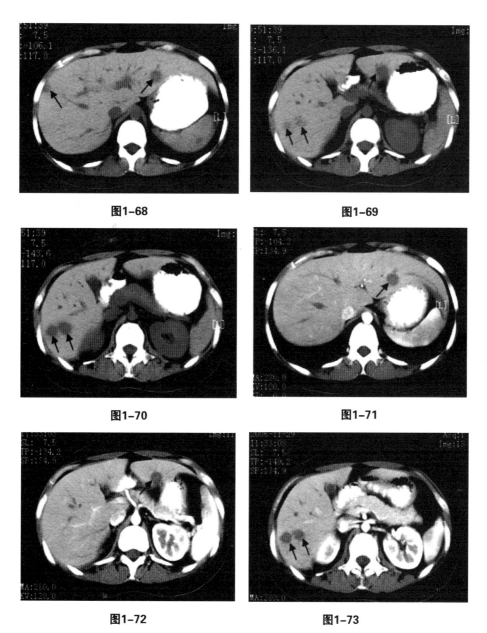

图1-68

图1-69

图1-70

图1-71

图1-72

图1-73

图 1-68~ 图 1-73　肝内多发真菌感染。CT 平扫示肝脏内可见多个类圆形稍低密度影，边界尚清（图 1-68~ 图 1-70），增强扫描门脉期肝右叶病灶呈轻度环形强化，余肝内病灶始终未见明显强化（图 1-71~1-73）（图片来源：贾飞鸽等．免疫抑制状态下并发肝脏真菌感染的 CT 表现．放射学实践，2008，23（11）：1241-1244．）

参 考 文 献

1. 贾飞鸽．免疫抑制状态下并发肝脏真菌感染的 CT 表现．放射学实践，2008，23（11）1241-1244

2. Maybrook RJ，Campsen J，Wachs ME，et al. A case of Mycobacterium mucogenicum infection in a liver transplant recipient and a review of the literature. Transpl Infect Dis, 2013, 15（6）：E260

五、肝结核
(hepatic phthisis)

(一)临床及影像学表现

患者女，35岁，因"右上腹钝痛、厌食、消瘦5个月"入院。体检：右上腹壁触及一柔软、囊性团块，约5cm×5cm。实验室检查：ESR：52 mm/h；ALP：107 IU；ALT 107 IU；AST 23 IU。胸片（-）。腹部超声：肝右叶见两个囊性分隔混合型回声病灶。

肝脏增强CT示肝右叶包膜下见团片状异常密度影，边缘呈等密度、中央为低密度，形态不规则，最大层面范围约2.8cm×3.2cm，CT值约19~43HU，增强扫描呈环形强化。诊断：肝右叶囊性占位，多考虑感染性病变（图1-74~1-79）。

(二)最后诊断

病理诊断：所取病变组织内可见上皮样肉芽肿、干酪样坏死及朗汉斯巨细胞，PCR结核杆菌试验（+）；提示肝结核。

(三)诊断分析

肝结核（tuberculosis of the liver，hepatic phthisis）系指肝脏的结核感染，本病缺乏特征性临床表现，主要表现为右上腹局限性疼痛，发热和厌食。肝结核可分为三型：①粟粒型（小结节型），是血行播散性结核的一部分，极个别的仅在肝内有粟粒结核病变，粟粒结节0.6~2.0mm，其在肝脏表面呈灰白或黄色，镜检可见类上皮细胞、朗汉斯巨细胞和淋巴细胞围绕干酪坏死灶构成。②结核瘤型（巨结节型）系由较小粟粒结节融合而成孤立性或增殖性结核结节，若中央干酪坏死、液化，可形成脓肿。脓肿呈蜂窝样或为单发性巨大脓肿，脓液稀薄或呈血性，类似巧克力色，但其中有白色干酪样坏死物。脓肿可向胸、腹腔穿破或侵蚀肝内胆管。③肝内胆管型（结核性胆管炎），可能由于干酪样结核病灶或结核脓肿溃破入胆道所致，病变局限于肝内胆管及其周围的肝实质，肝外胆管受累者较少，病变可呈局限性，也可沿胆管伸延，以致胆管扩张，管壁增厚，甚至形成结核性小空洞。CT平扫可以发现10%~86%肺结核病例中伴有肝内钙化灶，部分可发现肝内肿块。肝脏CT结合血清TB-PCR检查有助于提高确诊率。

本病需与细菌性肝脓肿、寄生虫性肝脓肿鉴别。

（聂伟霞 王成林）

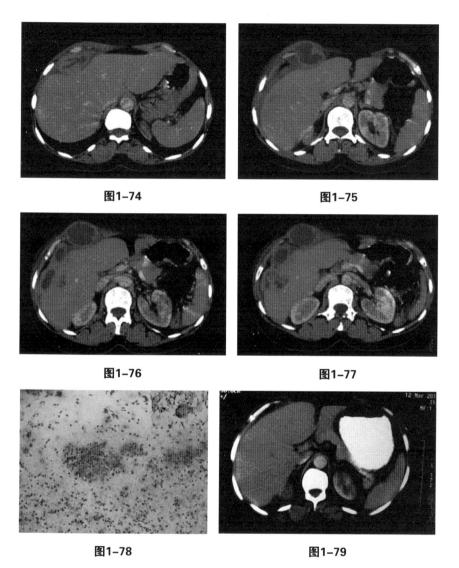

图1-74   图1-75

图1-76   图1-77

图1-78   图1-79

　　图 1-74~ 图 1-79　肝脏增强 CT 示肝右叶包膜下见团片状异常密度影，边缘呈等密度、中央为低密度，形态不规则，最大层面范围约 2.8cm×3.2cm，CT 值约 19~43HU，增强扫描呈环形强化。(图1-74~1-77)。超声引导下肝穿刺活检结果：上皮样肉芽肿、干酪样坏死及朗汉斯巨细胞（图 1-78），PCR 结核杆菌试验（＋）。患者进行抗结核治疗，5 个月后复查，临床症状基本消失，肝脏 CT 显示基本正常（图 1-79）

参 考 文 献

1. Farooq Sheikh AS, Qureshi IH, Saba K, et al. Primary isolated hepatic tuberculosis. J Coll Physicians Surg Pak，2013，23（5）：359-361

2. Huang WT, Wang CC, Chen WJ, et al. The nodular form of hepatic tuberculosis：A review with five additional new cases. J Clin Pathol，2003，56：835-839

六、肝脏炎性假瘤
(inflammatory pseudotumor of the liver)

（一）临床及影像学表现

患者女性，35岁，体检发现肝右叶占位（病例1）。CT平扫肝S4段见类圆形低密度影（图1-80），向肝脏表面凸出，密度较均匀，边缘清，直径约3cm，合并肝硬化。增强CT动脉期（图1-81）病变轻度均匀性强化，边缘清楚；静脉期（图1-82）病变呈低密度，边缘为环状相对高密度。诊断：肝S4段炎性假瘤可能。

患者男性，47岁，右上腹隐痛1个月余、发热2天。MRI T1WI见肝S8段类圆形低信号病灶，直径约3.8cm大小，边缘光整清楚；T2WI病变呈均匀稍高信号。增强扫描早期病变轻度均匀性强化；晚期病变呈低信号，边缘为环状显著强化（图1-83、1-84）。

（二）最后诊断

术后病理报告：肝脏炎性假瘤。

（三）诊断分析

肝脏炎性假瘤（inflammatory pseudotumor of the liver，IPL）一种极为少见的、由各类致炎因子引起的、以炎性结节性增生为特征的非肿瘤性疾病，其发生率仅次于肺脏。常见的症状为右上腹隐痛、饱胀不适，偶伴低热、合并胆囊或胆道结石。实验室检查可见白细胞总数升高，其中以中性和单核细胞增多、淋巴细胞降低为主，血沉可以加快，肝功能轻度异常。IPT病灶多为单发、多发者少见。US无特征性表现，多为肝内不均匀低回声结节，部分病灶内部可呈多房状或马赛克样改变，US很难将IPL与肝细胞癌鉴别。CT平扫多为边界不清的低密度区，密度不均匀，动态增强扫描，肝脏炎性假瘤可表现为无明显强化、结节状强化、分隔状强化。门脉期和延迟期病灶边缘环形强化是炎性假瘤的常见表现。部分病灶呈环形强化，而中心不强化或仅轻度强化，此时极易误诊为肝转移性肿瘤。IPL在MRI上T1WI表现为低信号，病灶附近血管无受压、变窄、移位，T2WI病变呈均匀或不均匀稍高信号。GD-DTPA增强MRI病灶的强化特点同CT。本病需要与肝癌、肝脓肿鉴别。

（汪　兵　王成林）

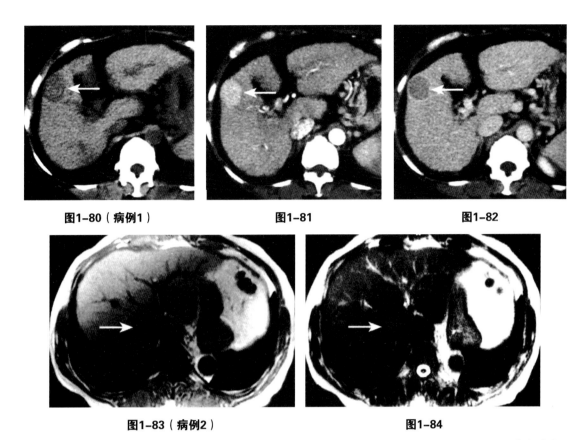

图1-80（病例1）　　　　　　图1-81　　　　　　　　图1-82

图1-83（病例2）　　　　　　　　　图1-84

　　图 1-80~ 图 1-84　　CT 平扫（图 1-80）示肝右叶前段肝缘显示局限类圆形均匀低密度灶，边缘欠清晰，直径约 3cm，合并肝硬化；增强 CT 动脉期（图 1-81）病变轻度均匀性强化，边缘清楚；静脉期（图 1-82）病变呈低密度，而边缘为环状相对高密度，类似 HCC 的表现。MRI T1WI（图 1-83）肝右叶后段显示一圆形低信号病灶，直径约 3.8cm 大小，边缘光整清楚；T2WI（图 1-84）病变呈均匀稍高信号

参 考 文 献

1. Thomas D，Chavin N，Lewin K. Inflammatory myofibroblastic tumor of theliver. Journal of Hepato—Biliary—Pancreatic Surgery，2007，14（4）：1231-1237

2. Schnelldorfer T，Chavin KD，Lin A，et al. Inflammatory myofibroblastie tumor of the liver. J Hepatobiliary Panereat Surg，2007，14：421-423

七、肝包虫病
(hepatic echinococcosis)

（一）临床及影像学表现

男，62岁，腹部不适、腹胀、食欲缺乏1个月余。3年前曾因肝包虫病行肝左叶切除。

CT平扫示肝右叶见数个低密度占位，边界清，壁较厚、光滑，部分厚壁钙化，腹腔内见积液，腹膜增厚。增强后动脉期示病灶无强化，门脉期囊壁强化，囊内容物无强化（图1-85~1-89）。

（二）最后诊断

病理报告：肝包虫病。

（三）诊断分析

肝包虫病，又称肝棘球蚴病，是牧区较常见的寄生虫病，在我国主要流行于内蒙古、西北和西藏，绝大多数由细粒棘球绦虫的幼虫侵入肝脏所致。狗是细粒棘球绦虫最主要的终宿主，人类作为中间宿主。成虫寄生于狗的小肠内，虫卵为人吞食后，在十二指肠内孵化成六钩蚴，约75%的幼虫被阻留于肝，少数可随血循环散布到肺（占15%左右）、脑、肾、脾、眼眶、肌肉等。蚴在体内经3周发育为包虫囊，其内壁形成内囊；病变周围与肝组织间反应性形成纤维外膜，称为外囊，内囊的胚层可形成含有头节的生发囊，并形成子囊。患者常具有多年病史、呈渐进性发展，就诊年龄以20~40岁为最多。初期症状不明显，发展至一定阶段时，可出现上腹部胀满感，轻微疼痛或压迫邻近器官所引起的相应症状。体查可于肝区触及圆形、光滑、有弹性的囊性肿物。若囊腔钙化，叩诊有"包虫囊震颤"是特征性表现。包虫皮内试验（casoni试验）为肝包虫的特异性试验，阳性率达90%~95%，有重要的诊断价值。

肝棘球蚴病的CT表现为肝内圆形或类圆形低密度区，多位于肝右叶，边界清楚，光整，密度较均匀；增强扫描囊壁及囊内分隔有强化，囊内容物无强化。大的囊腔内可见分房结构或子囊（囊内囊）。子囊的数目和大小不一，主要分布在母囊的周边部分呈车轮状，密度低于母体囊。囊壁可见壳状或环状钙化。因感染或损伤，可造成内囊分离，如内、外囊部分分离表现为双边征；如内囊塌陷、卷缩，呈"水上浮莲"征；如内囊完全分离，悬浮于母囊中，变换体位可移动，为肝棘球蚴病的特征性表现。MR表现为类圆形边界清楚的长T1长T2信号囊，子囊的T1WI与T2WI信号均低于母囊的信号；可显示子囊的囊壁甚至头节；病灶周围由于纤维组织增生呈低信号。超声表现为呈圆形或类圆形无回声，壁厚，边界清楚、光整，囊内可见子囊，可见活动光点及"水上浮莲"征。如囊壁钙化则表现为强回声伴声影。

本病需与胆管囊腺癌、肝脓肿、肝囊性转移瘤、出血性或感染性囊肿鉴别。

（张重明　王成林）

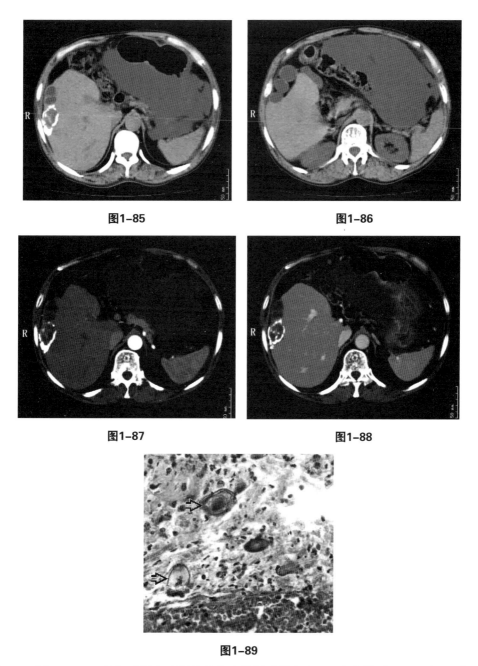

图1-85　　　　　　　　　　　　　　图1-86

图1-87　　　　　　　　　　　　　　图1-88

图1-89

图 1-85~ 图 1-89　CT 平扫示肝右叶肝缘见数个类圆形低密度，呈串状排列，边界清，壁较厚、光滑，部分厚壁钙化，腹腔内见积液，腹膜增厚（图 1-85、图 1-86）。CECT 动脉期示病灶无强化（图 1-87）。CECT 门脉期示囊壁强化，囊内容物无强化，边界更加清晰（图 1-88）。病理图片示包虫囊变性，见变性裂解的头节碎片（图 1-89 箭头）

参 考 文 献

1. Czermak BV.Echinococcosis of the liver. Abdom Imaging, 2008, 33（2）：133-143

2. Bonfrate L，Giuliante F，Palasciano G，et al. Unexpected discovery of massive liver echinococcosis, A clinical, morphological, and functional diagnosis. Ann Hepatol, 2013, 12（4）：634-641

八、肝吸虫病
(hepatic distomiasis)

（一）临床及影像学表现

患者男，26 岁，右上腹不适 3 个月余，有生食鱼肉史。体查：皮肤、巩膜中度黄染，全身多处皮肤可见搔抓痕。实验室检查嗜酸性细胞增高，肝吸虫抗体阳性，大便涂片虫卵阳性。

上腹 CT 示肝边缘部小胆管呈小囊状扩张，呈多发性小囊状低密度灶，直径 3~12mm，增强 CT 病灶均无强化。粪便检查发现肝吸虫虫卵，肝吸虫酶标试验阳性，肝胆手术发现胆道成虫（图 1-90~1-95）。

（二）最后诊断

肝吸虫病。

（三）诊断分析

肝吸虫病（hepatic distomiasis）是由华支睾吸虫的成虫寄生于人体肝脏和肝内胆道系统所引起的疾病，在我国分布广，沿海城市特别是珠江三角洲区发病率较高，与胆管细胞癌高度相关。大部分患者有多次生食鱼类史，临床可出现畏寒、发热、恶心、厌油、肝区不适、黄疸、皮肤瘙痒，部分患者有发作性胆绞痛或右上腹痛。实验室检查白细胞计数多正常，部分患者为嗜酸性细胞增高，肝吸虫抗体阳性，约 30%~50% 大便涂片查出虫卵阳性。

肝吸虫的 CT、MRI 表现可分为肝边缘型，肝门型和混合型。肝边缘型表现为肝边缘部次级胆管弥漫性小囊状扩张，呈簇集状分布，小囊状扩张的直径一般小于 2cm，与扩张小胆管相通呈"逗点征"，以肝右后叶最为明显。肝内中小胆管是肝吸虫的主要寄生部位，虫体本身及其代谢产物刺激导致中小胆管壁增生、管腔变窄；较大胆管和胆总管不扩张或轻微扩张。扩张的胆管在 T2WI 和 MRCP 可见管腔内类圆形、细条状低信号，增强扫描可见增厚胆管周围异常强化，被认为是活动期肝吸虫病的特征性表现，有助于鉴别肝吸虫活动期和治愈期。肝门型多见于长期慢性反复感染患者，表现为近肝门侧胆管扩张。混合型兼有肝内胆管扩张和肝门部胆管扩张，呈肝内胆管弥漫性扩张，常见于病程长、病变程度重、合并胆道炎、胰腺炎的患者。胆管造影可显示虫体，表现为肝边缘部胆管扩张、内见细条状充盈缺损，体积小、不规则。

肝吸虫病引起的胆管扩张应与反复发作的化脓性胆管炎、原发性硬化性胆管炎等胆管炎性疾病相鉴别。

（谢婷婷　王成林）

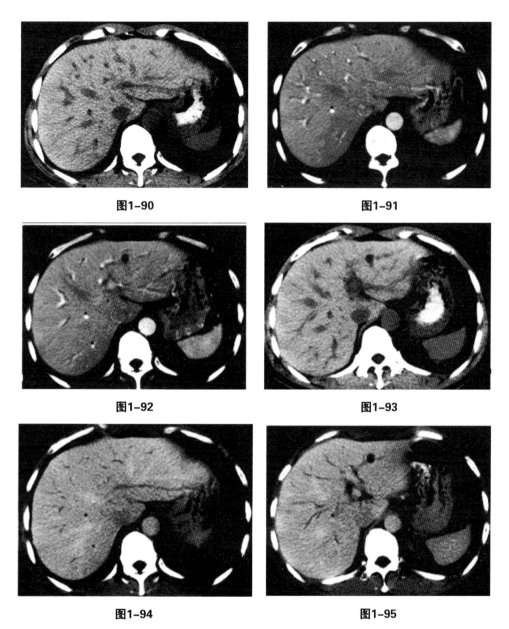

图1-90　　　　　　　　　　　　　　　　图1-91

图1-92　　　　　　　　　　　　　　　　图1-93

图1-94　　　　　　　　　　　　　　　　图1-95

　　图1-90~图1-95　图1-90和图1-93分别为不同层面CT平扫，见肝内多发低密度影，图1-91与图1-92为增强扫描动脉期见低密度影与肝内动脉血管伴行，图1-94与图1-95为CT增强扫描肝实质期表现为肝内小胆管的广泛扩张

参 考 文 献

1. Lim MK, Ju YH, Franceschi S, et al. Clonorchis sinensis infection and increasing risk of cholangiocarcinoma in the Republic of Korea. Am J Trop Med Hyg.2006，75：93-96

2. Donqil Choi，Sung-Tas Hong. Imaging diagnosis of clonorchiasis.Korean J Parasitol，2007，45（2）：77-85

九、肝片虫病
(hepatic fascioliasis)

(一)临床及影像学表现

患者男，15 岁。主诉：持续发热、上腹痛 2 个月。患者发病前有多次生食水芹菜史，曾按结核、疟疾治疗无效。ALT 170~209 U/L，WBC 9.9~19.1 × 10^9/L，E 23%~46%。

增强 CT 显示肝左叶多发结节状病灶，边缘呈不规则形环状强化，病灶内强化较周围肝实质低；MRI 平扫 T1WI 显示肝左叶大片状混杂信号影，边界不规则，其内见斑点、结节状长 T1 信号；T2WI 显示肝左叶病灶主要呈等 T2 信号，内见多发斑点、结节状长 T2 信号，病灶边缘隐约可见环状短 T2 信号影；增强 MRI 显示肝内病灶呈环形不均匀强化。诊断：肝左叶感染性病变（图 1-96~1-100）。

(二)最后诊断

B 超引导下穿刺活检病理报告：肝片虫感染。

(三)病例分析

肝片虫病（hepatic fascioliasis）是一种人畜共患的寄生虫病。临床上以发热、贫血、肝大及末梢血嗜酸性粒细胞明显增多为特征。本病的潜伏期为 2~3 个月，病程分急性期（肝实质期）与慢性期（胆管期）。在人体肝片虫的急性期，临床可出现高热、腹痛、呕吐、腹胀、腹泻、便秘等胃肠道症状，有时可见肝脾肿大，实验室检查嗜酸性粒细胞明显增高。慢性期临床多无明显的症状和体征，成虫可引起胆道梗阻出现皮肤和巩膜黄染。

文献报道肝片虫病主要有以下 CT 表现：①小囊性病变呈簇状和线状排列；②病变多位于肝包膜下；③病变进展缓慢。一般 CT 具备上述 3 点基本可诊断本病，特别是病变的部位对诊断帮助比较大，因多数病例在虫体侵入到肝脏内距肝包膜下 2cm 内死亡，所以病变多位于肝实质的边缘部，如成虫体进一步游走则病变靠近肝门区的肝实质，则 CT 很难诊断。MRI 表现缺乏特征性，根据病变急、慢性期的病理变化特点，T1WI 和 T2WI 可表现各种不同信号，但病变的周围由于炎性水肿和纤维化，T1WI 均表现为低或稍低信号，T2WI 水肿呈高信号、纤维化呈低信号，形态多为结节状或车轮状。慢性期 CT 和 MRI 所显示的局部肝内胆管扩张增粗、管壁不规则增厚和胆囊内泥沙样结构，提示为胆管上皮的腺瘤样增生和胆囊内的死亡虫体。

（丁贺宇　王成林）

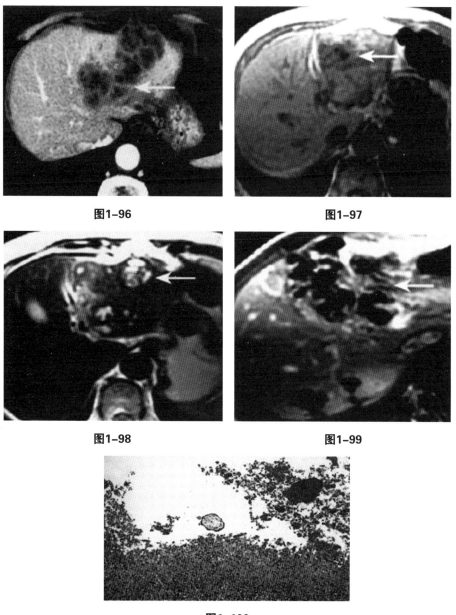

图1-96

图1-97

图1-98

图1-99

图1-100

图1-96~图1-100　增强CT显示肝左叶多发结节状病灶，边缘呈不规则形环状强化，病灶内强化较周围肝实质低（图1-96）；MRI平扫T1WI显示肝左叶大片状混杂信号影，边界不规则，其内见斑点、结节状长T1信号（图1-97）；T2WI显示肝左叶病灶主要呈等T2信号，内见多发斑点、结节状长T2信号，病灶边缘隐约可见环状短T2信号影（图1-98）；增强MRI显示肝内病灶呈环形不均匀强化（图1-99）。图1-100：病理切片（HE染色）可见伴有坏死的类上皮细胞性肉芽肿，内部可见嗜酸性细胞、Charcot-Leyden结晶和虫卵

参 考 文 献

1. Han JK, Choi BI, Cho JM, et al. Radilogical findings of human fascioliasis. Abdom Imaging, 1993, 18：261-264

2. Rowan SE, Levi ME, Youngwerth JM, et al. The variable presentations and broadening geographic distribution of hepatic fascioliasis. Clin Gastroenterol Hepatol, 2012, 10（6）：598-602

第四节　肝脏弥漫性病变

一、乙肝后肝硬化
(posthepatitis B cirrhosis)

（一）临床及影像学表现

患者女，39岁，"发现肝硬化半年，腹胀、食欲缺乏2个月"入院，白蛋白 [ALB]，29.7g/L降低，白球蛋白比例 [A/G]，0.93，半年前外院诊断"弥漫性肝硬化、乙型肝炎（大三阳）。

CT 显示：肝脏体积略缩小，形态不规则，表面呈波浪状，肝裂增宽，肝内未见异常密度及强化影。第二肝门显示欠清。血管三维重建示食管下段、胃底、两侧胸腔内、右心房、左心室旁、腹腔内、腹壁可见多发迂曲增粗血管影（图1-101~1-106）。

（二）最后诊断

慢性乙肝肝硬化（失代偿期）。

（三）诊断分析

肝硬化（liver cirrhosis）是由于多种原因所引起的肝脏损害，肝脏呈进行性、弥漫性、纤维性病变，表现为肝细胞弥漫性变性坏死、纤维组织增生与肝细胞结节状再生，使肝小叶结构与血流动力学被逐渐改变，令肝脏变形、变硬最终导致肝硬化，在我国肝硬化最主要的病因是慢性乙肝。

肝硬化由于存在不同程度的脂肪变性和纤维化，CT 表现为肝脏密度减低，可全肝弥漫性分布、一叶或灶性分布，再生结节可呈高密度，增强扫描再生结节与肝实质同等强化。若出现肝脏轮廓不整齐、体积变化、实质粗糙和门静脉的改变时，则高度提示肝硬化。CT/MRI 可清晰显示肝硬化所致的脾大、腹水、侧支血管形成。由于肝硬化门脉高压，造成门静脉扩张、侧支循环开放，扩张的侧支静脉 CT 表现为一团类圆形或条状迂曲的软组织密度影，位于脾门、胃底、食管下段及腹膜后，分别代表扩张的脾静脉、胃冠状静脉、食管下段静脉及腰旁静脉等。MRI 不单能从形态学上评价肝硬化，还能从血流动力学性能对肝硬化进行诊断。肝硬化合并结节增生时需与弥漫性肝癌鉴别，CT 平扫前者一般呈低密度，偶可呈高密度，大再生结节可类似于肝占位性病变 HCC 多有假包膜，而肝硬化再生结节则无包膜，MR 对肿瘤包膜的显示较 CT 优越。典型的肝癌 CT 平扫呈低密度，肿瘤较大者内部可见裂隙状更低密度坏死区，增强扫描后呈"快进快出"强化形式，即动脉期呈全瘤型强化，高于正常肝组织，门静脉和肝实质期病灶密度迅速下降，低于正常肝组织。CT 和 MRI 所显示的肝脏形态学、血流动力学改变可能迟于临床病原学的诊断，因此肝脏 CT、MRI 表现正常依然不能否定肝硬化的诊断。目前组织活检是评价肝硬化程度的金标准。

（汪　兵　王成林）

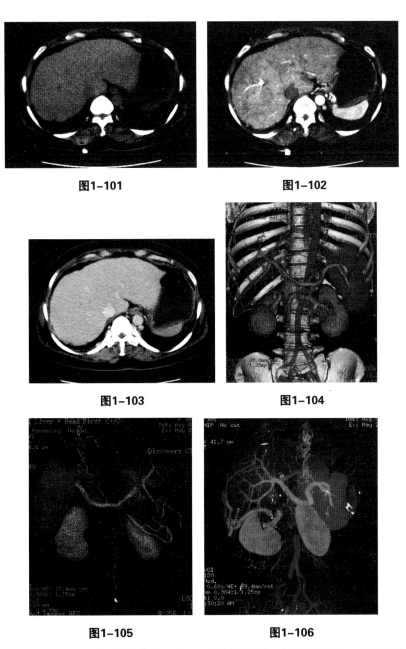

图1-101　　　　　　　　　图1-102

图1-103　　　　　　　　　图1-104

图1-105　　　　　　　　　图1-106

　　图1-101~图1-106　CT显示：肝脏体积略缩小，形态不规则，表面呈波浪状，肝裂增宽，肝内未见异常密度及强化影。第二肝门显示欠清。血管三维重建示食管下段、胃底、两侧胸腔内、右心房、左心室旁、腹腔内、腹壁可见多发迂曲增粗血管影

参 考 文 献

1. Bataller R，Brenner DA. Liver fibrosis. Clin Invest，2005，115（2）：209-218

2. Weidekamm C，Cejna M，Kramer L，et al. Effect of TIPS on liver perfusion measured by dynamic CT. AJR，2005，194（2）：505-510

二、胆汁性肝硬化
(biliary cirrhosis)

（一）临床及影像学表现

患者男，38岁。因"反复腹痛8天"入院。查体：右上腹压痛及反跳痛，剑突下压痛、无反跳痛，肝区叩击痛。B超示胆总管扩张。ALT：154U/L，AST：136 U/L。

CT平扫示肝脏体积不规则增大，肝脏各叶比例失调，肝实质密度不均，肝内胆管显著扩张、内见高密度影填充，肝右叶局部肝包膜增厚、包膜下见梭形稍低密度影、邻近肝缘受压、凹陷，病灶边界清，范围约7.0cm×2.5cm，CT值约37HU，增强扫描增厚的肝包膜显著强化、包膜下低密度灶未见明显强化。MRI示扩张的肝内胆管内见弥漫性小结节状低信号影填充，胆管壁增厚呈稍长T2信号，肝右叶包膜下见类圆形稍长T2信号（图1-107~1-112）。

（二）最后诊断

术后病理报告：肝内胆管结石、胆管炎，胆汁淤积性肝硬化，肝脓肿。

（三）诊断分析

胆汁性肝硬化（biliary cirrhosis）是一种肝内慢性胆汁淤积，或肝外胆道梗阻引起的进行性肝损害性疾病。病理组织学特征为中等大小的小叶间胆管或隔壁胆管的慢性、非化脓性、破坏性胆管炎，前者为原发性，后者为继发性。原发性胆汁性肝硬化被认为是自身免疫性疾病，病因未明；继发性则多由胆总管囊肿、结石、肿瘤或胆囊疾病等引起的肝内外胆道结石、阻塞胆道所致。该病90%发生于女性，特别是40~60岁女性，男：女为1：8~9。临床上起病隐匿、缓慢，早期症状仅有轻度疲乏和间歇性瘙痒，血清抗线粒体抗体（AMA）阳性是诊断该病的可靠依据。

胆汁性肝硬化因病变严重程度的不同，影像表现不同：①轻者肝脏可表现为形态正常、边缘轮廓光滑，叶间比例正常，肝裂不宽，实质密度、信号均匀。②随着病情进一步加重，肝脏可增大，边缘欠光整，肝裂增宽，包膜下可见低密度或长T1长T2信号积液影，叶间比例不正常，以左外叶及尾状叶增大明显，肝实质密度增高或出现等短T1短T2的再生结节影，若为继发性梗阻所致胆汁淤积，可见肝内胆管扩张，MRCP可见肝门结构内左右肝管呈树根状扩张，胆总管扩张，胆囊增大，壁增厚，可见结石。③晚期患者肝脏形态缩小，左、右叶大小比例失调、肝裂增宽、肝表面凹凸不平及门脉增宽或肝门扩大等肝硬化失代偿表现。肝实质密度普遍增高，可见肿大的脾脏，胸、腹腔内大量低密度积液影，脾静脉曲张。

胆汁性肝硬化，尤其是弥漫性多发再生结节的肝硬化应主要与弥漫性肝癌鉴别。原发性肝癌常在肝硬化基础上发生，有包膜，典型者增强扫描后呈"快进快出"强化形式。

（戴　懿　王成林）

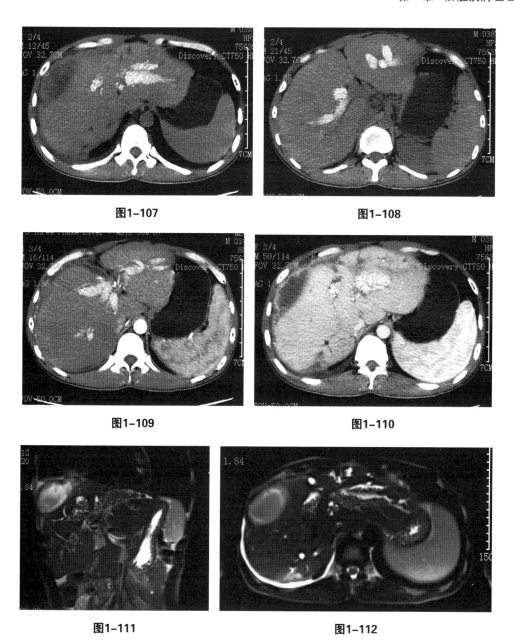

图1-107   图1-108

图1-109   图1-110

图1-111   图1-112

图 1-107~ 图 1-112　CT 平扫示肝脏体积不规则增大，肝脏各叶比例失调，肝实质密度不均，肝内胆管显著扩张、内见高密度影填充（图 1-107、图 1-108），肝右叶局部肝包膜增厚、包膜下见梭形稍低密度影，邻近肝缘受压、凹陷，病灶边界清，范围约 7.0cm×2.5cm，CT 值约 37HU，增强扫描增厚的肝包膜显著强化、包膜下低密度灶未见明显强化（图 1-109、图 1-110）。MRI 示扩张的肝内胆管内见弥漫性小结节状低信号影填充，胆管壁增厚呈稍长 T2 信号，肝右叶包膜下见类圆形稍长 T2 信号（图 1-111、图 1-112）

参 考 文 献

Kovač JD，Ješić R，Stanisavljević D，et al. Integrative role of MRI in the evaluation of primary biliary cirrhosis. Eur Radiol，2012，22（3）：688-694

三、自身免疫性肝炎
(autoimmune hepatitis)

（一）临床及影像学表现

患者女性，43 岁，因"低热、乏力伴上腹不适 2 年"入院，患者既往患类风湿性关节炎 5 年。实验室检查：ALT 156 U/L，AST 144 U/L，血清 γ 球蛋白超过正常上限 2 倍。既往无肝炎病史、无嗜酒史。

CT 平扫肝右叶和左叶内侧段中心区显示地图状低密度影，边界欠清，增强 CT 动脉期示地图样低密度均匀性中度强化，肝脾周围大量腹水；延迟期可见斑片状、星芒状及线条样强化，其他区域相对密度减低，呈典型的"马铃薯"样肝脏。诊断：肝脏弥漫性病变（图 1-113~1-115）。

（二）最后诊断

经皮肝穿刺病理活检：自身免疫性肝炎。

（三）诊断分析

自身免疫性肝炎（autoimmune hepatitis，AIH；autoimmune chronic hepatitis，ACH）是一种以自身免疫反应为基础、肝细胞损害为主的慢性进行性肝炎，随着病情发展肝脏纤维化程度逐渐加重，最终将发展为肝硬化。诊断本病首先需排除遗传性肝脏疾病、病毒性肝炎、酒精性肝损害、药物性肝损害等。AIH 好发于中年以下的女性，发病缓慢，早期症状可有发热，上腹不适，食欲缺乏、疲乏、反复黄疸及皮肤瘙痒等，也可无明显症状和体征。实验室检查可见血沉加快，CRP、AST、ALT 及总胆红素值明显升高，自身抗体特别是抗核抗体和抗平滑肌抗体阳性，血清 γ 球蛋白值或 IgG 值大于正常 1.5 倍。HLA DR4 阳性是诊断 AIH 的依据，但阴性者不能完全排除本病。病理组织学检查：肝细胞坏死，肝小叶结构破坏，小叶内、门管区及界板见多量淋巴细胞、浆细胞浸润，呈界面性肝炎表现。

腹腔镜观察肝脏表面有深浅不一的沟迹和大小不等的凹凸，呈典型的"马铃薯肝"为 AIH 的特征。AIH 早期影像学表现缺乏特征性，CT 和 MRI 表现可无异常。AIH 后期出现肝硬化，由于肝细胞广泛坏死、脱落，CT 平扫表现为斑片状、带状和地图样低密度区，局部可见增生结节，低密度区在 T1WI 呈低信号、T2WI 呈高信号，增生结节在 T1WI 呈高信号、T2WI 抑脂呈低信号，增强扫描病变区域轻度均匀性强化，增生结节多未见强化、信号与背景肝相似。因肝细胞坏死后的纤维组织增生，可见残留肝组织代偿性肥大和肥大肝组织间的纤维瘢痕组织增生，这种瘢痕组织在增强 CT 和 MRI 的动脉期不强化，延迟期表现为多个不规则环状及星芒状强化，形成典型的"马铃薯肝"。

（聂伟霞　王成林）

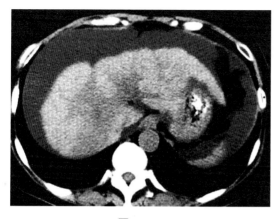
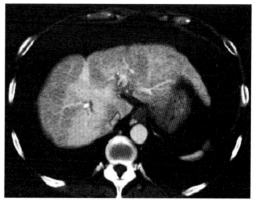

图1-113　　　　　　　　　　　　　　　　　　图1-114

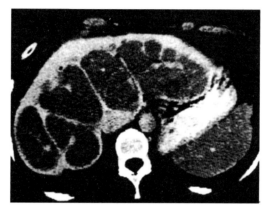

图1-115

图 1-113~ 图 1-115　CT 平扫肝右叶和左叶内侧段中心区显示地图状低密度影，边界欠清（图 1-113）。增强 CT 动脉期示地图样低密度均匀性中度强化，同时见肝脾周围大量腹水（图 1-114）；延迟期见低密度影斑片状、星芒状及线条样强化，其他区域相对密度减低，呈典型的"马铃薯"样肝脏（图 1-115）

参 考 文 献

1. 户田刚太郎 . 自身免疫性肝炎诊断指针 . 肝脏，1996，37：298-300

2. Yada N, Kudo M, Chung H, et al. Autoimmune hepatitis and immunoglobuling 4-associated autoimmune hepatitis. Dig Dis，2013，31（5-6）：415-420

四、弥漫性脂肪肝
(diffuse fatty liver)

（一）临床及影像学表现

患者男性，38 岁，体检发现脂肪肝（病例 1，图 1–116、图 1–117）。患者男性，34 岁，反复上腹不适 2 年，加重 1 天（病例 2，图 1–118~ 图 1–120）。

CT 平扫示肝脏外形、大小正常，边缘锐利，肝脏密度均匀减低，低于同层面脾脏密度，肝内血管走行正常，肝实质密度明显低于肝血管密度，肝血管显示清晰；增强扫描血管显示更加清晰，肝脏有强化，密度仍低于脾脏密度（病例 1）。上腹部 MRI 检查 T1WI 正相位示肝脏信号高于脾脏，T1WI 反相位示肝脏信号减低，与脾脏信号相似；脂肪肝病理图片显示，肝脏内脂肪滴，肝细胞气球样变及炎性细胞浸润（病例 2）。

（二）最后诊断

弥漫性脂肪肝。

（三）诊断分析

脂肪肝，是指肝细胞内脂肪蓄积超过肝湿重的 5%，或组织学上显示每单位面积 1/3 以上的肝细胞有脂肪变性。脂肪肝的病因有很多，包括营养性、代谢性、药物性、感染性等，其中最常见的为肥胖、糖尿病、酗酒、高脂血症。弥漫性脂肪肝（diffuse fatty liver）是脂肪肝的最常见类型，表现为脂肪在肝内弥漫性较均匀堆积分布。大部分脂肪肝患者无明显症状，部分出现食欲缺乏、乏力、右上腹不适等。常用于诊断脂肪肝的影像学手段包括 CT、MRI 和超声。弥漫性脂肪肝典型 CT 平扫表现为肝脏密度弥漫性均匀减低，肝脏与脾脏的 CT 值之比 ≤ 1.0。肝 / 脾 CT 比值 ≤ 1.0 但 > 0.7 者为轻度，此时肝血管湮没于肝实质内；肝 / 脾 CT 比值 ≤ 0.7 但 > 0.5 者为中度；肝 / 脾 CT 比值 ≤ 0.5 者为重度，肝实质密度明显低于肝血管密度，肝血管反转显示明显。MRI 是对弥漫性脂肪肝定性、定量评价最为准确的影像学手段。在 T1WI 正相位图像中，脂肪肝的信号高于脾脏；在反相位图像中，脂肪肝的信号减低；根据不同相位肝脏信号的变化，可以计算出肝脏中脂肪的含量，从而对脂肪肝进行定量评价。在 MR 波谱成像中，脂肪肝既有水峰（4.7ppm），也有脂肪峰（1.2ppm），而正常肝脏只有水峰。弥漫性淋巴瘤浸润、肝炎与弥漫性脂肪肝较难鉴别，结合临床有助于诊断。

（张重明　王成林）

参 考 文 献

1. Fiona Hughes Cassidy . Fatty Liver Disease : MR Imaging Techniques for the Detection and Quantification of Liver Steatosis. Radiographics, 2009，29（1）：231–260

2. Bahl M . Liver steatosis：investigation of opposed—phases T1—weighted liver MR signal intensity loss and visceral fat measurement as biomarkers. Radiology，2008，129（1）：160-166

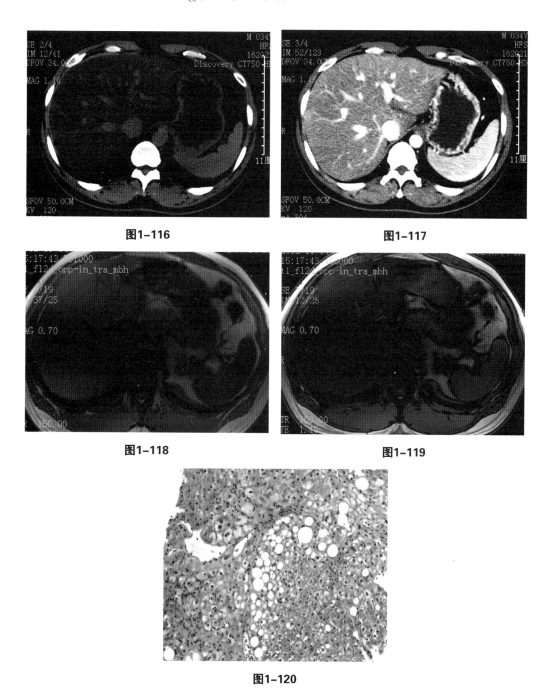

图1-116　　　　　　　　　　　　　图1-117

图1-118　　　　　　　　　　　　　图1-119

图1-120

图 1-116~ 图 1-117　CT 平扫示肝脏外形、大小正常，边缘锐利，肝脏密度均匀减低，低于同层面脾脏密度。肝内血管走行正常，肝实质密度明显低于肝血管密度，肝血管显示清晰（图 1-116）。增强扫描血管显示更加清晰，肝脏有强化，密度仍低于脾脏密度（图 1-117）。

图 1-118~ 图 1-120　另一患者上腹部 MRI 检查 T1WI 正相位示肝脏信号高于脾脏（图 1-118）。T1WI 反相位示肝脏信号减低，与脾脏信号相似（图 1-119）。病理图片显示，肝脏内可见脂肪滴，肝细胞气球样变及炎性细胞浸润（图 1-120）

五、胰腺炎性肝损害
(liver injury in pancreatitis)

（一）临床及影像学表现

患者男，40岁，昨日中午无明显诱因下全腹部疼痛难忍，为持续性，伴气促、腹胀、恶心、呕吐胃内容物，呕吐为非喷射性，无畏寒、发热。血常规：白细胞计数 14.6×10^9/L，中性粒细胞百分率 72.3%，血淀粉酶 466U/L，脂肪酶 3636U/L。

CT扫描：胰腺边缘不清，周边伴大片渗出，胰腺实质密度不均，增强扫描可见大片未强化区，仅胰头可见少许不规则强化。肝脏表面光滑，肝脏实质密度普遍减低，肝内血管呈明显高密度影，肝脏边缘清楚，增强扫描肝内血管明显强化，肝实质强化程度减低，强化不均匀。诊断：①急性坏死性胰腺炎表现。②肝实质密度不均匀减低，考虑胰腺炎肝脏异常表现可能大，不除外脂肪肝可能，建议治疗后复查（图 1-121~1-126）。

（二）最后诊断

胰腺炎肝脏异常表现（肝内脂质沉积）。

（三）诊断分析

患者经治疗后复查腹部CT，显示肝实质密度较前增高，肝内密度均匀。急性胰腺炎是多种原因导致胰酶在胰腺组织内激活，胰腺组织消化、水肿、出血及坏死表现，是一种多系统疾病，重症急性胰腺炎除累及胰腺外，还累及肝、肺、肾脏等远处器官。急性胰腺炎导致肝脏异常可能涉及许多病理机制，如血容量减少性休克导致肝血流降低，Vater乳头炎造成胆汁淤积，胰腺释放的磷脂酶A2、溶血卵磷脂对肝细胞线粒体的破坏等，但最重要的原因，可能与胰腺损害程度致胰液分泌减少有关。胰腺炎肝脏异常表现在临床上可出现转氨酶及胆红素升高，部分患者有碱性磷酸酶升高、低血钙等。

CT扫描除了急性胰腺炎表现外，由于急性胰腺炎时血淀粉酶、血脂肪酶升高，使含血丰富的肝脏脂肪含量也明显增加，导致肝实质密度减低；急性胰腺炎时体内存在大量炎性介质导致肝细胞反应性充血、水肿，肝脏 Kupffer 细胞、肝窦内皮细胞增生，进而使肝大，CT 表现为肝脏体积增大，全肝密度普遍降低，重症胰腺炎时肝脏CT值可为负值，增强扫描部分患者可出现肝脏灌注异常，表现为肝动脉期多个肝叶和（或）肝段楔形、扇形分布的高密度影，常合并其所在肝叶的肝内门静脉血栓。随着治疗后炎症的消退，肝脏密度较快恢复正常，肝脏血流动力学亦趋于正常、肝脏灌注异常的现象也消失。

（谢　晨　王成林）

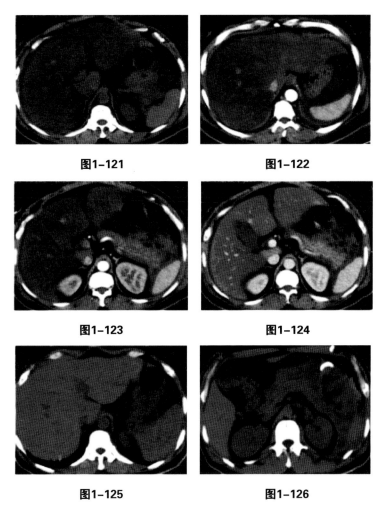

图1-121 图1-122

图1-123 图1-124

图1-125 图1-126

图 1-121~ 图 1-126　CT 示胰腺肿大（图 1-121），体尾部密度不均，增强后部分胰腺实质强化不均匀（图 1-122，图 1-123），胰周脂肪间隙模糊，双侧肾周筋膜增厚积液，网膜囊内、脾门及腹腔广泛渗出。肝脏各叶大小如常，肝实质密度明显不均匀减低（图 1-121），CT 值约 15HU，血管相对呈高密度影，增强扫描动脉期肝实质不均匀，延迟期肝实质强化程度较均匀，CT 值约 48HU（图 1-122，图 1-123）。（患者经过治疗后复查）CT 平扫示肝脏大小如常（图 1-124~ 图 1-126），肝实质密度均匀，CT 值约 56HU，胆囊未见结石影，肝内外胆管未见扩张。肝包膜下见少量积液影。增强扫描肝脏强化均匀，胰腺周围脂肪间隙模糊，腹腔内可见引流管影

参 考 文 献

1. Sha H，Ma Q，Jha RK. Trypsin is the culprit of multiple organ injure with severe acute pancreatities. Wed Hypotheses，2009，72（2）：180

2. 邹立秋，王成林，刘鹏程，等 . 急性胰腺炎肝脏损害 CT 表现 . 罕少见病杂志，2007，14（3）：23

六、肝血色素沉着症
(hemochromatosis)

（一）临床及影像学表现

青年女性，患者 4 年前诊断为"地中海贫血"。查 B 超提示肝稍大，脾大。自幼贫血，入院查红细胞计数，2.16×10^{12}/L，血红蛋白，41g/L。

肝脏平扫密度弥漫性增高，CT 值 103HU，肝内血管呈低密度；脾大，内见斑片状高密度影。增强扫描门脉期见血管、肝实质密度一致，血管湮没。MRI T1WI 和 T2WI 肝实质呈弥漫均匀性低信号，特别在 T2WI 更明显，表现为特征性"黑肝"征象，与同层面的腹壁肌肉信号相比，肝实质呈明显的低信号。诊断：肝脏肿大，实质密度普遍增高（图 1-127~1-131）。

（二）最后诊断

结合病史诊断肝血色素沉着症。

（三）诊断分析

肝血色素沉着症（hemochromatosis，HC）又称血色病、肝过量铁质沉积症（hemosiderosis）、肝血红蛋白沉着症，是由于体内慢性铁质代谢负荷过重，导致体内铁含量增加并在肝脏、脾脏、胰腺、心脏等组织沉积，引起纤维化和器官损害，属于代谢性疾病。典型 CT 表现为肝脏密度弥漫性增加，严重者可出现白肝现象，与正常肝内血管的低密度影形成明显对比。贫血患者因血液内含铁量减少，血管密度更低，肝实质与血管的密度差别就更明显。影像学检查是一种非侵入性检测方法，CT 由于依据肝脏密度增高来判断是否有血色素沉着症，敏感性低，尤其是合并脂肪肝时可致肝脏 CT 值减低而中和血色素沉着症铁质沉积所带来的密度增高效应，故常易漏诊。MRI 对血色素沉着症具有很高的敏感性和特异性，肝内铁质沉积可导致肝组织 T2 弛豫时间缩短，从而导致 MRI 信号降低。目前，很多文献研究结果肯定了 MRI 对血色素沉着症的高度敏感性和特异性，尤其是 T2WI 序列对肝内铁质过量沉积的诊断具有特异性，被认为是诊断肝血色素沉着症的金标准，几乎可取代组织活检。

（何冠勇　王成林）

参 考 文 献

1. Pierre T G S, Clark P R, Chua-anusorn W, et al. Noninvasive measurement and imaging of liver iron concentrations using proton magnetic resonance. Blood, 2005, 105（2）: 855-861

2. Barton JC. Hemochromatosis and iron overload: from bench to clinic. Am J Med Sci, 2013, 346（5）: 403-412

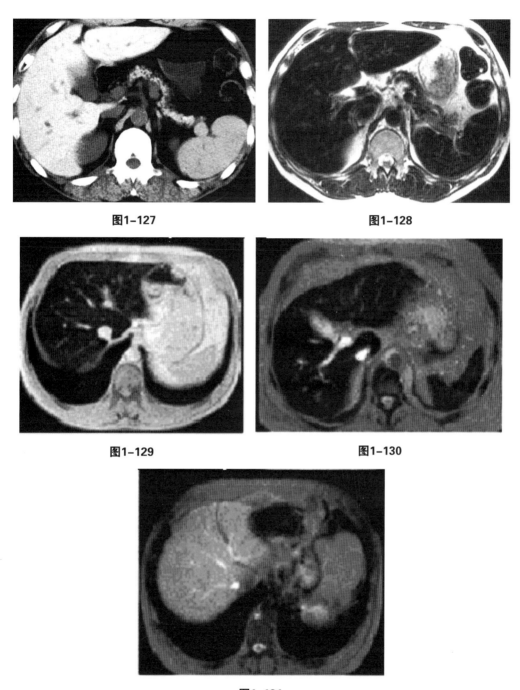

图1-127

图1-128

图1-129

图1-130

图1-131

图1-127~图1-131　图CT平扫（图1-127）显示肝实质密度普遍升高，CT值90~95HU，明显高于脾（70HU）；MRI（图1-128~图1-131）肝实质及胰实质信号明显低于同层面肌肉的信号，增强扫描仍为低信号

七、肝紫斑病
(hepatic peliosis)

（一）临床及影像学表现

患者男性，67 岁，因"腹胀、食欲缺乏 1 个月余"入院，无发热、呕血，无黑便，既往无肝炎病史。体查：肝右肋下 1cm，剑突下 3cm，质软，无触痛，移动性浊音（＋）。实验室检查：AFP：10.0μg/L。

CT：肝实质的密度普遍减低，低于脾脏的密度；增强 CT 动脉期肝实质内未见明显异常强化；静脉期显示整个肝脏呈均匀性一致强化，但密度不太均匀。MRI：T2WI 肝内显示弥漫性斑点状高信号病灶，形态及分布不规则；T1WI 肝实质内显示低~高混杂的异常信号，其中的高信号多为出血灶；增强 MRI 可见肝内走行不规则的血管强化，同时可见不强化的弥漫性小点状低信号灶（图 1–132~1–137）。

（二）最后诊断

肝穿刺活检病理报告：肝紫斑病。

（三）诊断分析

肝紫斑病属于血管瘤性疾病，病变发生于肝脏，也可涉及脾、淋巴结、肺、肾等器官。肝实质随机分布充满血液的腔隙为其特征。与服用同化激素、避孕药、免疫抑制剂（如硫唑嘌呤）、肾移植、AIDS 有关。本病多见于成年人，可无症状，常见肝大，可有黄疸、腹水、间歇发热，还可有倦怠、上腹胀等。血清碱性磷酸酶及胆红素可增高，转氨酶有轻中度升高。

CT 扫描对本病的诊断价值尚有争议，过去认为 CT 平扫缺乏特征性，多表现为低密度影，脂肪肝时反而表现为密度增高影。增强 CT 动脉期病灶可无强化，静脉期可见病灶不规则形强化或边缘性强化，研究证明这种强化表现实际上是血液滞留腔和血窦的直接交通，导致对比剂进入而显影的结果。部分学者认为，本病的强化特点是从病变的中心向边缘部渐进扩展，至于有些病灶不出现强化，是因为病变被机化的血栓堵塞所致。MRI T2WI 病变表现为较高信号或明显的高信号，而在 T1WI 中的信号变化较大，可以呈高信号，也可呈等信号或中低信号。即使同一病灶的不同部位，由于其内部血栓机化的程度等因素，仍可表现为各种不同的信号。另外，T1WI 的信号强度的变化反映了出血和血肿的病理过程，亚急性期在 T1WI 中应呈高信号，增强 MR 检查时，于注入对比剂 60 分钟后的脂肪抑制 T1WI 上，可见特征性明显强化的"分支状"血管影，动态增强 MR 可见病灶从中心向边缘逐渐强化，平衡期整个病灶呈均匀性强化。

（何冠勇　邱立城　王成林）

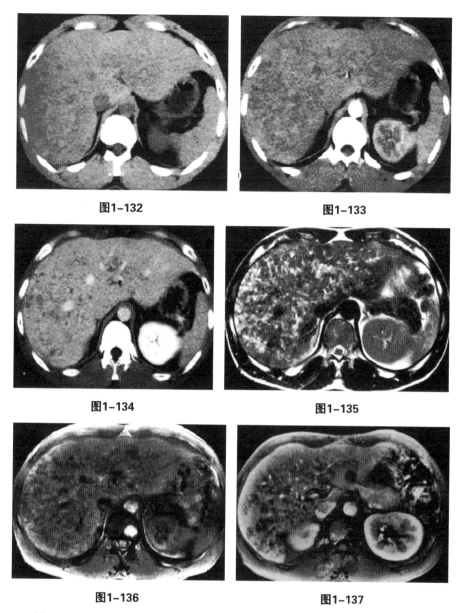

图1-132

图1-133

图1-134

图1-135

图1-136

图1-137

　　图 1-132~ 图 1-137　CT：肝实质的密度普遍减低，低于脾脏的密度（图 1-132）；增强 CT 动脉期肝实质内未见明显异常强化（图 1-133）；静脉期显示整个肝脏实质强化，但密度不太均匀（图 1-134）。

　　MRI：T2WI 显示肝内弥漫性斑点状高信号病灶，形态及分布不规则（图 1-135）；T1WI 肝实质内见低、高混杂的异常信号，其中的高信号多为出血灶（图 1-136）；增强 MRI 可见肝内走行不规则的血管强化，同时可见不强化的弥漫性小点状低信号灶（图 1-137）

参 考 文 献

1. Fowell AJ, Mazhar D, Shaw AS, et al. Education and imaging. Hepatobiliary and pancreatic：peliosis hepatis. Gastroenterol Hepatol，2011，26（6）：1082

2. Veguillas Redondo P, Ramia Angel JM, Kuhnhart Barrantes A, et al. Ruptured liver caused by peliosis hepatis.Cir Esp, 2013, pii：S0009-739X（13）00005-5

八、肝铜沉着症（肝豆状核变性）
(Wilson's disease)

（一）临床及影像学表现

患者男，23岁，文员。间断皮肤巩膜黄染13年，伴尿黄、腹胀、乏力、食欲缺乏。B超发现弥漫性肝损害并多发结节，脾大。AFP（－），总胆红素25.3μmol/L，间接胆红素22.0μmol/L，血清铜正常。

CT：肝脏形态失常，肝叶比例失调，左叶体积增大。平扫肝实质内密度欠均匀，见多发稍高密度结节状影。增强扫描各期上述诸结节无明显强化。肝内管道系统无扩张。胆囊未显示，胆囊区见致密影。脾脏增大，内未见明显异常密度影及异常强化影。诊断：①肝硬化、脾大。②肝脏内多发结节，肝硬化再生结节可能。③胆囊切除术后表现（图1-138~1-144）。

（二）最后诊断

肝穿刺活检病理报告：肝豆状核变性。

（三）诊断分析

肝铜沉着症见于肝豆状核变性、长期胆汁淤积和霍奇金病等。肝豆状核变性，又称Wilson病，为常染色体隐性遗传铜代谢障碍引起的疾病，为过量的铜沉着于肝、脑组织而致病。好发于儿童及青年人，除肝硬化症状外，尚有精神障碍、锥体外系症状（进行性加重肢体震颤、肌张力增高）、角膜与巩膜交界处K-F环。血生化检验血铜、铜蓝蛋白、铜氧化酶下降，尿铜升高。

随肝内铜沉积量的增加，CT平扫肝实质从无明显改变到中－高密度的变化，表现为慢性肝炎或肝硬化的影像学特点，肝脏体积增大，肝内可见弥漫稍高密度结节影，结节周围有时可见稍低密度炎性分隔，呈蜂窝状改变，增强扫描各期结节均呈较高密度，结节灶强化不明显，炎性分隔在动脉期及门静脉期密度可稍升高，间接征象包括脂肪变性、脾大、门静脉高压及腹腔积液。因肝内铜无顺磁效应，MRI上肝实质没有明显的信号变化，T1WI肝内多发低信号小结节，边缘不清，缺乏特异性，T2WI肝实质多欠均匀，见多发小结节低信号灶，边缘多有环形高信号影。

该病容易与肝硬化再生结节、早期肝细胞癌和小肝癌混淆，诊断需密切结合临床及血清学检查，必要时需穿刺活检鉴别。

（梁德志　王成林）

参 考 文 献

1. Li W, Zhao X, Zhan Q, et al. Unique CT imaging findings of liver in Wilson's disease.Abdom Imaging, 2011,

36（1）：69-73

2. Nussinson E, Shahbari A, Shibli F, et al. Diagnostic challenges of Wilson's disease presenting as acute pancreatitis, cholangitis, and jaundice.World journal of hepatology，2013，5（11）：649-653

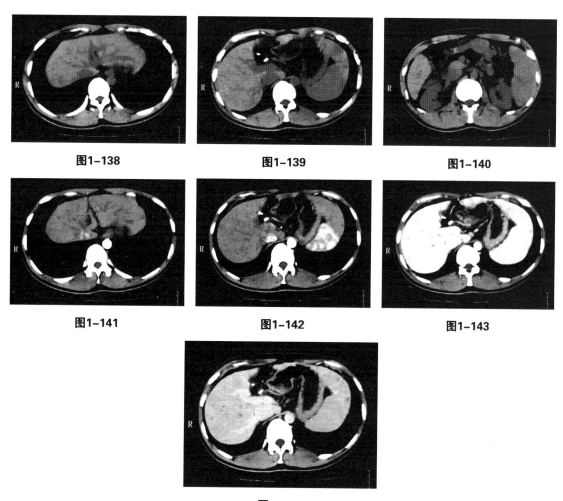

图1-138　　　　　　　图1-139　　　　　　　图1-140

图1-141　　　　　　　图1-142　　　　　　　图1-143

图1-144

　　图 1-138~ 图 1-144　CT 平扫见肝叶比例失调，肝左叶增大，肝实质内弥漫多发稍高密度小结节影（图1-138、图 1-139），脾脏体积稍增大（图 1-140）；动态增强扫描动脉期结节灶强化不明显（图 1-141、图1-142），静脉期肝实质弥漫性强化，仍可见小结节灶（图 1-143)，延迟期见结节间炎性分隔稍有强化，结节灶分界模糊（图 1-144）

九、肝淀粉样变性
(primary hepatic amyloidosis)

（一）临床及影像学表现

患者男，56 岁，乏力、体重下降半年。体查：肝、脾肿大，肝右肋下缘 5cm、剑突下 4 cm，脾脏 II 度肿大。肝脏超声示肝弥漫性增大，肝区光点均匀、粗大；上腹部 CT 示肝脏弥漫性病变，考虑弥漫性肝脏损害。血清碱性磷酸酶、γ–谷氨酰转肽酶升高，分别为 150 U/L、113 U/L。

MR 平扫显示肝脏不规则肿大，以肝左叶肿大为著，肝右叶三角韧带为顶点向上突，肝实质信号不均匀，T1WI、T2WI 肝脏边缘部分均呈稍高信号，增强扫描早期肝脏边缘部分呈稍高信号，增强晚期肝脏边缘肝实质明显均匀性强化。影像诊断：肝脏弥漫性病变，考虑弥漫性肝脏损害（图 1-145~1-150）。

（二）最后诊断

肝穿刺活组织检查：肝淀粉样变。

（三）诊断分析

系统性淀粉样变是一组以细胞外基质和血管壁淀粉样蛋白沉积为特征的临床少见病，肝淀粉样变（primary hepatic amyloidosis，PHA）是系统性淀粉样变在肝脏的表现，约占系统性淀粉样变的 9%，这种寡克隆免疫蛋白轻链主要沉积于肝 Disse 间隙的血窦内和血管壁，早期可无明显症状或肝脏轻度肿大、肝功能轻度异常，随着疾病进展，淀粉样物质进行性沉积，挤压并替代正常肝组织，晚期出现肝大、变韧呈橡皮样，切面呈"淀粉样肝"，临床症状常表现为疲乏，虚弱，体重减轻，直立性低血压，活动后气急，水肿等，无特异性。

本病的诊断应先确立淀粉样变的诊断，再结合肝脏影像学检查考虑是否有肝淀粉样变。CT 平扫表现为肝大，呈非对称性、以三角韧带为顶点的三角形样肿大，密度不均匀减低，可见肝实质钙化、但极少见，增强扫描动脉期浸润程度重的区域呈较高密度，至延迟期仍不减退。MRI T1WI 病变部分呈高信号，T2WI 未见明显异常信号，MRI 常用于临床评价、指导化疗。目前，任何一种影像学检查都不能特异性地显示淀粉样变，唯一确诊方法是肝穿刺组织病理学检查，刚果红染色阳性。本病在影像学上需与弥漫性肝脏病变相鉴别，如病毒性肝炎，酒精性肝炎，Wilson 病等，实验室检查有助于鉴别。

（谢婷婷　程　琳　王成林）

参 考 文 献

1. Renzulli P, Schoefer A, Mueller E, et al. Atraumatic splenic rupture in amyloidosis. Amyloid，2009，16：47–53

2. Wang YD, Zhao CY, Yin HZ. Primary hepatic amyloidosis: a mini literature review and five cases report. Ann Hepatol, 2012, 11（5）: 721-727

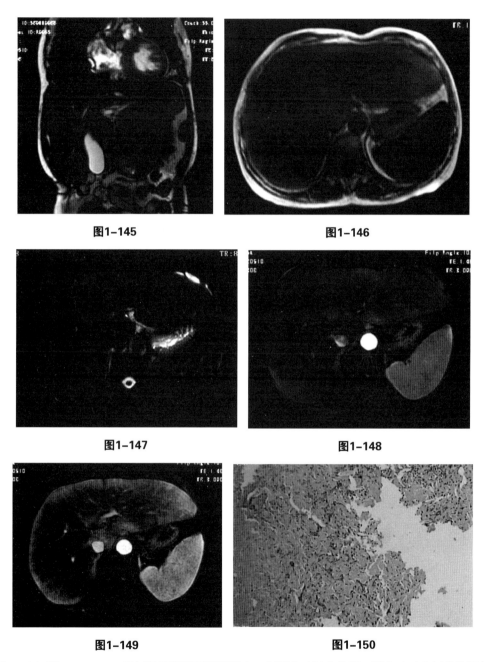

图1-145

图1-146

图1-147

图1-148

图1-149

图1-150

图 1-145~ 图 1-150　MR 平扫显示肝脏不规则肿大，以肝左叶肿大为著，肝右叶三角韧带为顶点向上突（图 1-145），肝实质信号不均匀，T1WI、T2WI 肝脏边缘部分均呈稍高信号（图 1-146，图 1-147），增强扫描早期肝脏边缘部分呈稍高信号，增强晚期肝脏边缘肝实质明显均匀性强化（图 1-148，图 1-149）。肝穿刺活组织检查：肝组织内见多量嗜伊红色无定形物质，部分区域肝实质为该物质取代，部分区域肝组织萎缩，可见残留汇管区伴少量慢性炎症细胞反应（图 1-150）；特殊染色：刚果红（＋），Masson（＋），免疫组化：肝细胞表达 Hepl（＋）

十、肝糖原累积病
(hepatic glycogen deposition disease)

（一）临床及影像学表现

患者女性，12岁。肝功能异常4个月余，生长发育落后。体格检查：肝大。

肝脏体积增大，各叶比例失调，肝脏密度普遍轻度增高，CT值约77HU。肝内、外胆管未见扩张，胆囊不大，囊壁均匀密度未见异常。脾脏、胰腺形态、大小、密度未见异常。肝门及腹主动脉旁未见增大淋巴结，腹膜腔未见积液。诊断：肝脏增大，未除外弥漫性病变（图1-151~1-154）。

（二）最后诊断

病理诊断：PAS特殊染色（+），疑有肝糖原累积病。

（三）病例分析

肝糖原沉积病是一种由先天性酶缺陷所导致的糖代谢障碍疾病，主要临床表现为低血糖、肝脾大及生长发育迟缓。超声表现为肝脏增大，肝实质回声弥漫性增强、致密。CT表现为肝脏体积明显增大，肝内密度普遍增高。MRI动态增强早期病灶明显异常强化，门脉期及延迟期仍呈较高信号。本例具有下列特征，有助于本病的诊断：①肝大伴或不伴脾大；②生长发育迟缓；③生化检查示肝酶升高，血尿酸升高，三酰甘油、胆固醇升高，低血糖；④影像学表现为肝脏弥漫性病变。肝穿刺活检是鉴别诊断的有力依据。

（康　巍　苏丹柯）

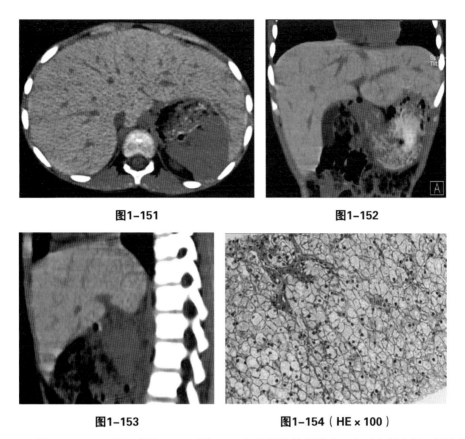

图1-151　　　　　　　　　　**图1-152**

图1-153　　　　　**图1-154（HE×100）**

　　图 1-151~ 图 1-154　CT 平扫（图 1-151~ 图 1-153）示肝脏体积增大，各叶比例失调，肝脏密度普遍轻度增高，CT 值约 77HU。肝内、外胆管未见扩张。图 1-154（HE×100）镜下见肝细胞广泛性变性，细胞体积较大，胞质较透明，肝窦狭小，未见明显肝细胞坏死

参 考 文 献

1. 刘璐，孙梅 . 肝糖原累积病研究进展 . 国际儿科学杂志 .2011, 38（1）：62-64

2. 陈磊，王燕，等 . 肝糖原贮积症超声表现 1 例 . 中国医学影像技术，2010，26（11）：2086

3. Mikuriya Y, Oshita A, Tashiro H, et al. Hepatocellular carcinoma and focal nodular hyperplasia of the liver in a glycogen storage disease patient. World J Hepatol, 2012, 4（6）：191-195

4. Murata F, Horie I, Ando T, et al. A case of glycogenic hepatopathy developed in a patient with new-onset fulminant type 1 diabetes : the role of image modalities in diagnosing hepatic glycogen deposition including gradient-dual-echo MRI. Endocr J, 2012，59（8）：669-676

第五节　肝脏血管性病变

一、肝脏血管瘤
(liver hemangioma)

（一）临床及影像学表现

患者男，29 岁。"体检发现肝脏占位病变 2 周余"入院，上腹部增强 CT 提示肝左叶血管瘤。该患者生命体征平稳，入院查体及实验室检查均为阴性。

CT：肝左外叶见一团片状低密度灶，边界清楚，密度均匀，大小约 8.3cm × 7.6cm，增强后病灶周边结节状、团块状强化，并随时间延长逐渐充填病灶中央。MR：肝左外叶增大，见一较大不规则形异常信号影，呈不均匀长 T1、长 T2 信号影，内见少许条索状等 T1、等 T2 分隔信号影，增强扫描自边缘开始呈结节样强化，逐渐向中心填充。诊断：肝左外叶血管瘤（图 1-155~1-162）。

（二）最后诊断

术后病理诊断：肝血管瘤。

（三）诊断分析

肝血管瘤（liver hemangioma）为肝脏最常见的先天性血管畸形，较大者常被归为先天性良性错构瘤。肝血管瘤以单发居多，外观呈紫红色，质软，可压陷并见充满血液的囊性间隙或筛孔样改变，这些间隙的壁由内皮细胞和薄纤维壁覆盖，一般无包膜。只有症状性或巨大血管瘤（直径 >10cm）患者，才考虑干预治疗。

血管瘤一般为圆形或类圆形肿块，边缘大多不清，CT 平扫多呈均匀的稍低密度影，直径 4cm 以上者称为大血管瘤，其内密度可不均、中心可见更低密度，呈裂隙状、星芒形。增强扫描为诊断血管瘤的关键，有其特征性表现：动脉期病灶边缘呈斑片状、结节状明显强化灶，为动脉供血的扩张血窦，接近同层大血管的密度；随时间进展，结节状强化灶相互融合，病灶呈向心性强化，直至部分或完整填充；延迟扫描病灶呈稍高或等密度填充，充填时间大于 3 分钟，整个增强过程呈"快进慢出"的特征，随后病灶强化逐渐减退。部分较大病灶中心于延时扫描仍可见局部不规则形低密度区，考虑为血管瘤的纤维化或血栓机化部分。MR 上血管瘤为边界清楚的肿块，T1WI 呈均匀低信号，T2WI 呈均匀显著高信号，临床上被形容为"灯泡征"（lighting bulb sign）。Gd-DTPA 对比增强扫描强化方式与 CT 相仿。

本例肝血管瘤首先应与富血供肝细胞癌相鉴别，向心性强化特点及"早出晚归"特征为两者的主要鉴别点。

（戴　懿　王成林）

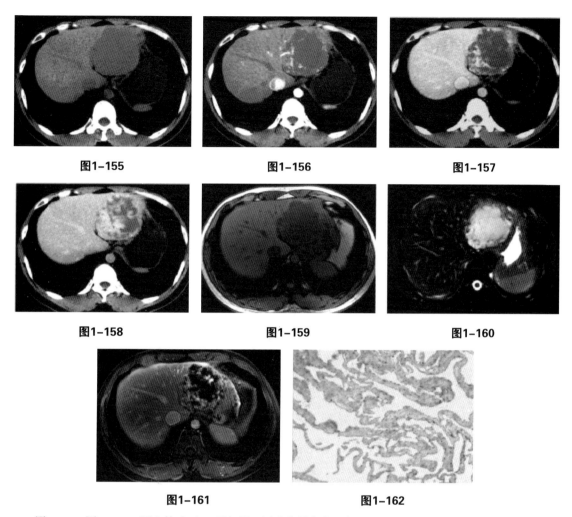

图1-155　　　　　　　　　　图1-156　　　　　　　　　　图1-157

图1-158　　　　　　　　　　图1-159　　　　　　　　　　图1-160

图1-161　　　　　　　　　　图1-162

　　图1-155~图1-162　肝左外叶于CT平扫见一团片状低密度灶（1-155），MR T1WI呈低信号（图1-159），T2WI呈明显高信号改变，即"灯泡征"（图1-160），边界清楚，密度、信号均匀，大小约8.3cm×7.6cm，动态增强后动脉期病灶周边呈结节状、小团块状强化（图1-156），并随时间延长，于门脉期（图1-157、图1-161）和延迟期（图1-158）逐渐向病灶中央填充，呈高密度、高信号，具有明显"早出晚归"征象。手术切除病灶肉眼所见为暗红色海绵样结构肿物，镜下所见瘤组织由大小不等的血管构成，腔内充满红细胞，间质黏液变（图1-162）

参 考 文 献

1. Yamagata M，Kanematsu T，Matsumata T，et al. Management of hemangioma of the liver：comparison of results between surgery and observation. Br J Surg，1991，78（10）：1223-1225

2. Klotz T，Montoriol PF，Da Ines D，et al. Hepatic haemangioma：common and uncommon imaging features.Diagn Interv Imaging，2013，94（9）：849-859

二、巨大型肝血管瘤
(huge liver hemangioma)

（一）临床及影像学表现

患者，女，33岁，体检B超发现肝内可见肝脏右叶回声弥漫性增强，回声不均，见多发蜂窝状低回声区，肝左内叶可见一个实质性团块回声，大小约12mm×10mm，形状呈类圆形，内部为高回声，分布不均质，边界清晰，边缘规则，后方回声无变化。不伴发热、恶心呕吐、腹痛、腹胀等不适症状。

CT显示肝脏体积增大，肝右叶见巨大团块状密度减低影占据几乎整个肝右叶，较大层面范围约10.7cm×13.9cm，CT值约45HU，增强扫描动脉期内见斑片状强化，静脉期病灶进一步强化，延迟期病灶大部分强化，相对于正常肝实质呈稍高密度影。肝左叶亦可见两个强化方式同前病灶。MR见肝右叶见一巨大团片状稍长T1长T2信号，边界欠清，DWI序列（b=1000）呈高信号，增强扫描强化方式同CT。余肝实质内见较多结节样及小团块状性质同上病灶。诊断：①肝右叶巨大海绵状血管瘤首先考虑，并肝左叶多发小血管瘤；②肝右叶血管内皮瘤并肝内转移不除外（图1-163~1-168）。

（二）最后诊断

手术病理活检：肝脏巨大型海绵状血管瘤。

（三）诊断分析

患者体检发现肝内巨大占位，无任何不适症状。结合影像学表现特点，首先考虑血管源性病变，巨大型海绵状血管瘤可能性大。巨大型肝血管瘤是指瘤体的直径大于10cm，属于肝血管瘤的少见或非典型类血管瘤。由于巨大血管瘤内可因血栓形成消耗大量的血小板，所以有些患者可出现血小板减少和出血倾向等弥散性血管内凝血（DIC）表现，即Kasabach-Merritt综合征。CT平扫多表现为肝内巨大低密度肿块，边界可不清楚，形态不规则，密度不均匀。增强CT仍具有一般血管瘤的特征，可见病变边缘点状、结节状强化，并迅速向中心延伸，延迟扫描呈持续性强化，但整个病灶多不能完全填塞强化和不均匀强化可视为巨大血管瘤的特征表现。MRI T1WI病变呈低信号，但内部信号多数不均匀，多合并更低信号区，T2WI呈明显的高信号，且信号不太均匀，边缘多不规则或分叶状，内部合并不同程度的低信号区，增强MRI表现同CT。巨大型海绵状血管瘤应与血管内皮肉瘤鉴别。

（聂伟霞　王成林）

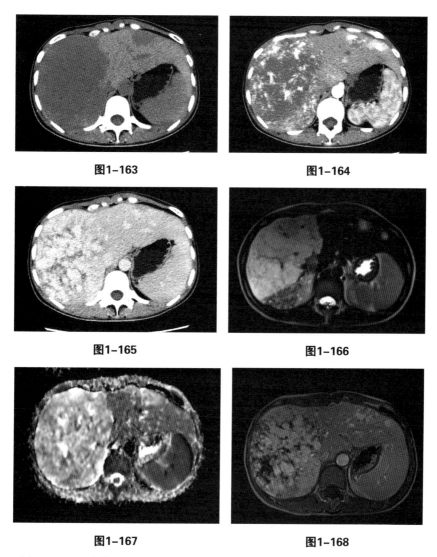

图1-163　　　　　　　　　　　　　　　　图1-164

图1-165　　　　　　　　　　　　　　　　图1-166

图1-167　　　　　　　　　　　　　　　　图1-168

图1-163~图1-168　肝脏体积增大，肝右叶见巨大团片状密度减低影占据几乎整个肝右叶（图1-163），较大层面范围约10.7cm×13.9cm，CT值约45HU，增强扫描动脉期内见斑片状强化（图1-164），延迟期病灶大部分强化（图1-165），相对于正常肝实质呈稍高密度影。肝左叶亦可见两个强化方式同前病灶。磁共振表现为肝右叶见一巨大团块状稍长T1长T2信号（图1-166），边界欠清，DWI序列（b=1000）呈高信号（图1-167），增强扫描强化方式同CT（图1-168）。余肝实质内见较多结节样及小团块状性质同上病灶

参 考 文 献

1. Kassarjian A, Zurakowski D, Dubois J, et al. Infantile hepatic hemangiomas：clinical and imaging findings and their correlation with therapy. AJR Am J Roentgenol, 2004, 182：785-795

2. Lee KC, Bercovitch L.Update on infantile hemangiomas. Semin Perinatol, 2013, 37（1）：49-58

三、肝多发血管瘤
(multiple liver hemangioma)

（一）临床及影像学表现

女性，38 岁，体检发现肝脏多发占位，无不适。

CT 平扫见肝右叶大小不等两个类圆形低密度灶，边界较清，较大病灶中央见点状更低密度。动脉期病灶边缘结节样强化，延迟期强化向病灶中央填充，较小病灶完全填充，与肝组织呈等密度；较大病灶内见未强化部分。同一患者肝 S5 段见两个大小不等类似病灶。诊断：肝多发血管瘤（图 1-169~1-173）。

（二）最后诊断

术后病理：肝多发血管瘤。

（三）诊断分析

肝血管瘤是最常见的肝脏良性肿瘤，普通人群中发生率约 5%~20%。血管瘤患者多无临床症状，多为体检或其他检查发现，大的血管瘤会产生临床症状，如右上腹不适、疼痛，极少数患者会由于血管瘤破裂而导致突发剧烈疼痛。血管瘤既可以单发，也可以多发，大小从几毫米到几厘米不等，> 10cm 的称为巨大血管瘤。

肝脏多发血管瘤的平扫 CT 表现为肝脏内大小不等类圆形低密度灶，边界清晰，可分布于肝脏各个段。CT 增强扫描肝多发血管瘤与单发血管瘤强化方式相同，表现为动脉期病灶边缘结节样强化，门脉期及延迟期持续强化，向病灶中央填充，与正常肝实质呈等密度或稍高密度，呈"快进慢出"，病灶中央瘢痕可不强化。小血管瘤可表现为动脉期明显强化，密度接近主动脉密度，但门脉期、延迟期呈等、稍高密度，可与原发性肝细胞癌鉴别。血管瘤于 T1WI 呈等或稍低信号，边界清楚，中央瘢痕呈更低信号；T2WI 呈高信号，可与脑脊液信号相近，并且随回波时间的延长，信号会增高，呈"灯泡征"；增强扫描与 CECT 类似。血管瘤典型超声表现为肝内多个圆形或卵圆形，边缘锐利或清晰的强回声光团，强光团内可见细小的呈网络状低回声区，其边缘回声稍增强。

本病需与多灶性肝细胞癌、富血供转移瘤、肝血管肉瘤鉴别。

（张重明　王成林）

参 考 文 献

1. Peijie Lv.Differentiation of Small Hepatic Hemangioma from Small Hepatocellular Carcinoma：Recently Introduced Spectral CT Method. Radiology，2011，214（1）：167

2. Virgrain V .Imaging of a typical hemangiomas of the liver with pathologic correlation. Radiographics，2000，20

（2）：379-397

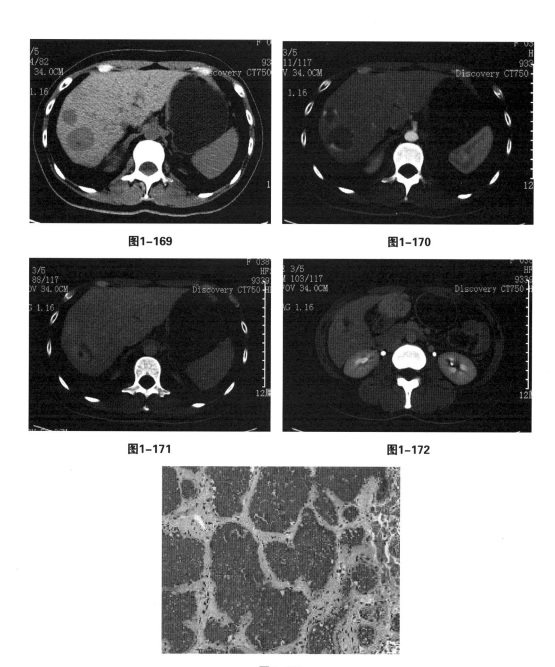

图1-169

图1-170

图1-171

图1-172

图1-173

图 1-169~ 图 1-173　CT 平扫见肝右叶大小不等两个类圆形低密度灶，边界较清，较大病灶中央见点状更低密度（图 1-169）。动脉期病灶边缘结节样强化（图 1-170），延迟期强化向病灶中央填充，较小病灶完全填充，与肝组织呈等密度；较大病灶内见未强化部分（图 1-171）。同一患者肝 S5 段见两个大小不等类似病灶（图 1-172）。肝血管瘤病理表现为肿瘤为扩大的血管间隙，表面覆扁平内皮细胞（图 1-173）

四、肝血管瘤合并动静脉瘘
(hepatic artery aneurysm accompany with arteriovenous fistula)

（一）临床及影像学表现

患者男，26 岁，无任何不适，体检超声示肝右叶高回声结节，建议 CT 增强检查。

CT 增强动脉早期病灶边缘出现结节状强化，门脉期增强灶相互融合、逐渐向病灶中心推进，强度逐渐降低；数分钟后延迟扫描，整个肿瘤均匀增强，增强密度也继续下降，可高于或等于周围正常肝实质的增强密度，整个对比增强过程出现"早出晚归"的特征。诊断：①肝 S6 段血管瘤。②肝 S5 段片状异常强化影，考虑动静脉瘘形成（图 1-174~1-179）。

（二）最后诊断

DSA 诊断肝 S6 段血管瘤合并肝 S5 段动静脉瘘。

（三）诊断分析

肝血管瘤临床缺乏特征性表现，诊断主要依靠影像学检查，目前超声、CT、MRI 是诊断肝血管瘤的主要方法，典型影像表现前篇已详述。肝动静脉瘘又称肝内动静脉分流和肝内血管短路，主要包括肝动脉 – 门静脉短路（artery–portal vein shunt，APVS），肝动脉 – 肝静脉短路（artery–hepatic vein shunt，AHVS）和门静脉 – 肝静脉短路（potral–hepatic vein shunt，PHVS），其中以 APVS 最多见。肝动脉 – 门静脉瘘多见于肝脏恶性肿瘤，尤其是肝细胞癌，而肝内良性肿瘤相对较少见，仅占 20% 左右、其中以血管瘤最常见。当肝内肿瘤性病变合并肝内血管短路时，影像学表现比较复杂，诊断较困难。典型的肝内血管短路病变多位于肝脏的边缘部，CT 平扫为圆形或不规则低密度，MRI T1WI 呈低信号，T2WI 为高信号，当背景肝脂肪变较严重时，CT 平扫可呈等 ~ 稍高密度，T1WI 呈等或稍高信号。增强 CT 动脉期可见靠近肝缘显著强化的畸形血管和周围肝实质楔状强化，有时可见门脉向静脉方向走行的血管影，在动脉早期可显示门脉与静脉相连，采用 MPR 和 MIP 重组有利于连接端的显示。增强 MRI 瘘的部分表现为流空的无信号区，而瘤体可呈均匀性强化，借此可以诊断为血管性病变。

（王俊卿　王成林）

参 考 文 献

1. Kumar A，Ahuja CK，Vyas S，et al. Hepatic arteriovenous fistulae：role of interventional radiology. Dig Dis Sci，2012，57（10）：2703-2712

2. Kim SK，Chun HJ，Choi BG，et al. Transcatheter venous embolization of a massive hepatic arteriovenous shunt complicating hepatocellular carcinoma using an Amplatzer Vascular Plug.Jpn J Radiol，2011，29（2）：156-160

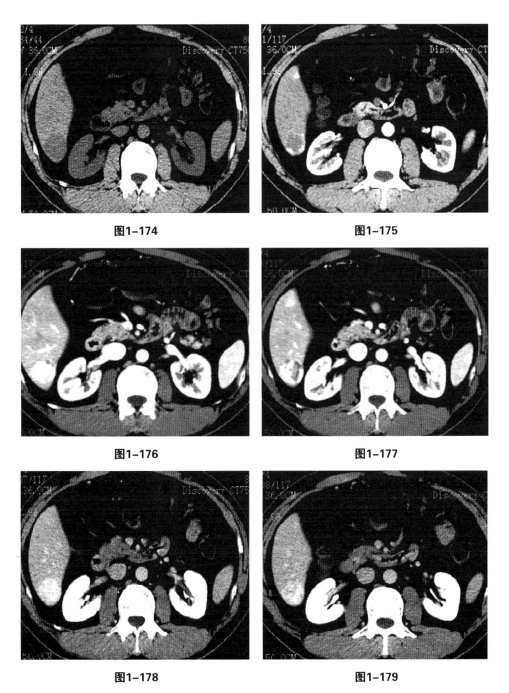

图1-174 图1-175

图1-176 图1-177

图1-178 图1-179

图1-174~图1-179 平扫肝S5段见稍低密度结节（图1-174），增强CT动脉早期显示肝S6段（图1-175、图1-176）明显强化的结节状病灶，S5段肝实质也呈明显强化（图1-175），提示存在动静脉瘘；动脉期后期（图1-177）病灶周围实质强化更明显，呈星状分布；延迟期（图1-178、图1-179）病灶强化程度与背景肝一致

五、门静脉血栓
(thrombus of the portal vein)

（一）临床及影像学表现

患者男，43 岁。中上腹隐痛 3 年，未向肩部或后背部放射，未伴恶心、呕吐，未伴尿黄如浓茶样，无心悸和胸闷，无明显胃灼热、反酸、嗳气。既往诊断有肝吸虫性肝硬化、慢性胆囊炎。B 超提示门脉无血流信号，两次行 DSA 检查，均考虑门脉血栓。

CT：肝实质信号稍不均匀，肝内可见明显扩张的门脉及门脉分支，增强扫描门脉主干及分支、脾静脉始终未见强化，门脉周边及脾周可见大量的侧支循环开放。脾脏明显增大，脾门血管明显增粗，增强未见明显异常强化灶。MR：肝实质信号稍不均匀，肝内可见不规则迂曲扩张长 T1 长 T2 信号影，增强扫描未见强化。增强扫描门脉主干及分支，脾静脉以及肠系膜上静脉始终未见强化，上述血管内见长 T1 长 T2 信号影填充。门脉周边及脾周可见大量的侧支循环开放。脾脏明显增大，脾门血管明显增粗，增强未见明显异常强化灶。肝脾周围可见弧形水样长 T1 长 T2 信号影。诊断：①肝硬化、脾大。②门静脉高压、伴门脉海绵样变性和广泛侧支循环。③肝内胆管扩张。④腹腔积液（图 1-180~1-187）。

（二）最后诊断

门静脉血栓形成。

（三）诊断分析

门静脉血栓形成机制包括血流阻滞、血液高凝及血管损伤。常见病因有肝硬化、肝内肿块（肝细胞癌，转移瘤和胆管癌等）、感染及非感染性炎症改变（败血症、胰腺炎和手术损伤等）。主要临床表现有腹痛和胃肠道出血。

CT 平扫表现为门静脉、肠系膜上静脉或脾静脉扩张，局灶性密度减低，而慢性静脉血栓可出现钙化灶；增强扫描表现为血管腔内的非强化充盈缺损，可见门静脉壁强化及门静脉周围侧支循环开放（门 - 体静脉、肝门静脉 - 肝门静脉、肝动脉 - 门静脉分流），侧支血管开放最终形成门静脉海绵状变性；肝实质在动脉期可出现一过性不均匀楔形强化，与肝动脉代偿性供血相关，门静脉期则可呈局灶性强化减弱，与局部门静脉供血下降相关。MR 平扫，急性门静脉血栓 T1WI 和 T2WI 多为高信号，而慢性门静脉血栓 T1WI 表现为低 - 稍高信号，T2WI 多为低信号，增强扫描同 CT 表现。本病需与门静脉癌栓、假血栓症鉴别。

（梁德志　王成林）

参 考 文 献

1. Wanless IR. Vascular disorders // MacSween RNM，Burt AD，Portmann BC，et al. Pathology of the Liver.4th ed.

Churchill Livingstone，2002

2. Spritzer CE. Vascular diseases and MR angiography of the liver. Magn Reson Imaging Clin N Am，1997，5：377-396

3. De Gaetano AM，Lafortune M，Patriquin H，et al. Cavernous transformation of the portal vein：patterns of intrahepatic and splanchinic collateral circulation detected with Doppler Sonography. AJR Am J Roentgenol，1995，165：1151-1155

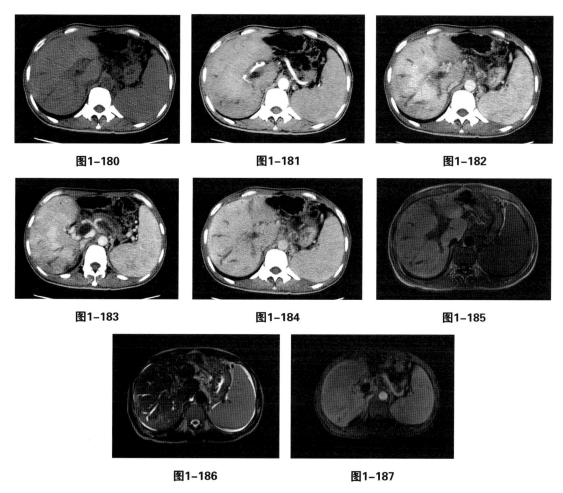

图1-180　　　　　　　　　　图1-181　　　　　　　　　　图1-182

图1-183　　　　　　　　　　图1-184　　　　　　　　　　图1-185

图1-186　　　　　　　　　　图1-187

　　图 1-180~ 图 1-187　CT 平扫显示扩张的门静脉主干，管径约达 2cm，脾脏体积增大（图 1-180）；CT 动态增强扫描动脉期肝实质不均片状稍强化（图 1-181）；静脉期门静脉主干及其分支未见明显强化，门静脉主干管腔内密度混杂，肝实质不均匀片状强化较动脉期明显（图 1-182），肝门部见扩张、迂曲呈蛇形的血管网，为门静脉海绵样变性，脾门处静脉迂曲成团（图 1-183）；延迟期门静脉仍未见强化，密度明显低于肝实质（图 1-184）；MR 平扫 T1WI 上门静脉管腔内呈稍低信号改变（图 1-185），T2WI 上门静脉管腔内呈等信号改变，肝脏及脾脏周围见长 T2 弧形信号影，为腹腔积液（图 1-187），无血管流空样信号影，类似软组织信号；MR 增强扫描静脉期显示肝门部扩张扭曲的静脉网（图 1-186）

六、门静脉海绵样变
(cavernous transformation of portal vein)

（一）临床及影像学表现

患者女，43 岁，因"反复上腹痛、皮肤巩膜黄染 3 年"入院。偶伴发热、寒战，尿黄，查体：皮肤巩膜轻度黄染，腹膨隆，未见肝掌、蜘蛛痣。6 个月前确诊为原发性肝细胞癌并门静脉癌栓形成。

上腹部 CT 示门静脉区见团块状、网状异常软组织块影，胆总管和左叶胆管受压，增强扫描门静脉上述软组织影明显强化，表现为扩张迂曲的网状血管结构，向肝内门静脉呈细条状延伸。诊断：门静脉海绵样变（图 1-188~1-191）。

（二）最后诊断

门静脉海绵样变。

（三）诊断分析

门静脉海绵样变性（cavernous transformation of the portal vein，CTPV）是由于门静脉主干或其分支部分或完全血流受阻，机体为减轻门静脉高压，在肝门区形成大量侧支血管丛。CTPV 在临床上可分为原发性和继发性，原发性 CTPV 主要是肝门部及其门静脉管腔的缺失，结构先天发育异常、狭窄或闭锁所致，多见于儿童。继发性 CTPV 多继发于肝细胞肝癌、肝硬化、胰腺炎、Budd-Chiari 综合征，其次与凝血系统疾病、外界压迫有关。临床上常见首发症状是呕血、黑便，可有脾功能亢进，腹水，继发胆管炎。实验室检查并无特异性，脾功能亢进时可出现三系（红细胞、白细胞、血小板）减少。

本病诊断主要依赖影像学，多普勒超声能清楚显示门脉闭塞及继发的向肝性和离肝性侧支循环血管，对于癌栓和血栓的鉴别也有一定优势。DSA 间接门静脉造影直观、准确，可从显影过程了解病变特点和血液流向及分流情况，但 DSA 有创，且不能显示肝脏本身及腹部其他脏器的情况。CT 和 MRI 在临床应用广泛，他们所观察的内容基本相同，MRI 软组织分辨率较 CT 好，尤其是平扫即能显示异常的侧支血管，两者的共同表现为：①平扫示肝门部及门静脉走行区异常团块影，增强扫描门静脉期明显强化，表现为扩张迂曲的网状血管结构，向肝内门静脉呈细条状延伸。②门静脉期可见离肝性侧支循环（食管-胃连接区黏膜下，胃冠状静脉，肝胃韧带及脐旁静脉）。③动脉期肝脏边缘局部区域灌注异常，中心部位强化不明显。④可出现肝外胆管低位梗阻，胆管壁可出现瘤样增厚、强化，称"假胆管癌征"。⑤肝脏原发病变的相应表现，可有脾大、腹水。

经皮脾门静脉造影和经皮肝穿门脉造影能清楚显示门静脉、脾静脉及其周围的侧支循环情况，但损伤大、易出现腹腔出血、胆汁漏等并发症，目前少用。本病需与肝门区胆管癌、肝门区肿大的淋巴结、异位肝动脉瘤等鉴别。

（谢婷婷 王成林）

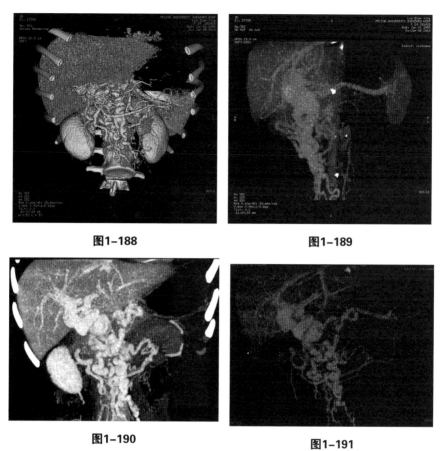

图1-188 图1-189

图1-190 图1-191

图 1-188~ 图 1-191 癌栓所致门静脉海绵样变 CTA 的 VR 图、MIP 图

参 考 文 献

1. Mascarenhas MI, Carneiro de Moura M, Sande Lemos P. Cavernous transformation of portal vein. Acta Med Port, 2012, 25（5）：340-342

2. Harmanci O, Bayraktar Y. How can portal vein cavernous transformation cause chronic incomplete biliary obstruction？. World J Gastroenterol, 2012, 18（26）：3375-3378

第六节　肝内囊性病变

一、单纯性肝囊肿
(simple hepatic cyst)

(一)临床及影像学表现

患者女，48 岁，B 超体检发现肝脏占位 3 个月，无发热、厌食、食欲缺乏、腹胀、黄疸等症状，否认乙肝、结核病史，实验室检查正常（例 1）。患者男，67 岁，B 超发现肝内占位性病变 7 天，无腹痛、腹胀、厌食等症状，否认既往重大疾病史，否认肝炎、结核病史，实验室检查无殊（例 2）。

肝右叶类圆形低密度影，边缘稍模糊，CT 值约 6HU，邻近肝实质密度未见明显异常；增强扫描动脉期病灶内未见明显强化，邻近肝实质未见明显异常强化；静脉期病灶内仍无强化，但边缘显示更加清楚；影像诊断：肝右叶肝囊肿可能（例 1）。肝 S6 段类圆形长 T1 长 T2 信号影，边界清，边缘稍欠规整，内信号均匀，邻近肝实质信号未见明显异常；增强扫描病灶内未见明显强化，邻近肝实质未见明显异常强化；影像诊断：肝 S6 段肝囊肿（例 2）（图 1-192~1-199）。

(二)最后诊断

例 1、2：单纯性肝囊肿。

(三)诊断分析

单纯性肝囊肿（simple hepatic cyst）是指囊肿腔不与胆道相通的先天性良性病变，属于胆内胆管上皮而来的错构瘤的一种类型。本病的发生率高，约占总人口的 2.5%，大部分无任何临床症状，若囊肿过大可产生一些相应的压迫症状和体征，如腹部肿物伴触痛，少数囊肿内出血或囊肿蒂发扭转可出现急性腹痛，腹肌紧张等急腹症表现，肝门部囊肿可压迫胆道引起黄疸。单纯性肝囊肿的 CT 值一般比肝实质低，CT 平扫表现为边缘清楚的水样低密度灶，通过测量 CT 值可以推测囊肿内容物的性状。肝囊肿的 MRI 表现主要取决于内容物的成分，当囊肿内为低黏稠度的液体时，T1WI 表现为低信号、T2WI 表现为高信号，随着囊液高分子化合物含量的增加，MRI 信号逐渐发生变化，表现为 T1WI 低~高信号和 T2WI 高~低信号的变化过程。增强 MRI 病灶显示更清，内部无强化，囊壁强化。单纯性肝囊肿诊断不难，不典型病灶应注意与其他肝内囊性病灶相鉴别。

（丁贺宇　王成林）

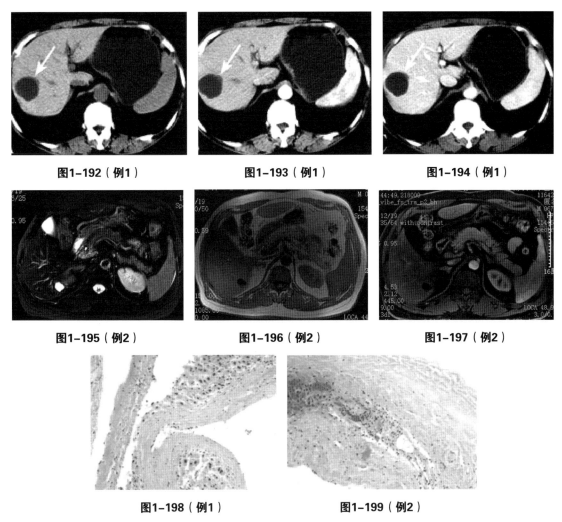

图1-192（例1）　　　　　　图1-193（例1）　　　　　　图1-194（例1）

图1-195（例2）　　　　　　图1-196（例2）　　　　　　图1-197（例2）

图1-198（例1）　　　　　　　　图1-199（例2）

图1-192~图1-199　图1-192~图1-194示肝右叶类圆形低密度影（↑），边缘稍模糊，CT值约6HU（图1-192），邻近肝实质密度未见明显异常；增强扫描动脉期病灶内未见明显强化（↑），邻近肝实质未见明显异常强化（图1-193）；静脉期病灶内仍无强化，但边缘显示更加清楚（图1-194）

图1-195~图1-197示肝S6段类圆形长T1长T2信号影，边界清，边缘稍欠规整，内信号均匀，邻近肝实质信号未见明显异常（图1-195、图1-196）；增强扫描病灶内未见明显强化，邻近肝实质未见明显异常强化（图1-197）

图1-198示囊肿壁内衬矮柱状上皮细胞，上皮下见排列不规则的纤维组织。图1-199是囊肿壁为矮柱状上皮细胞，上皮下为大量纤维细胞，纤维组织内见不完整的血管壁，周围见片状红细胞渗出

参 考 文 献

Sasakim，Katayanagi K，Watanabe K，et al. Intrahepatic cholangiocarcinoma arising in autosomal dominant polycystic Kidney disease. Virchows Archiv，2002，441：98-100

二、多发性肝囊肿
(polycystic disease of the liver)

（一）临床及影像学表现

患者，男，53 岁，因反复上腹胀痛 4 个月，加重 1 周入院。有高血压病史，最高血压：180/100mmHg，规律服用波依定治疗。有"多囊肝、多囊肾"病史，多次查肠镜，曾行肠镜下息肉电切术。

肝内多发大小不等囊状低密度影，边缘光滑锐利。增强扫描三期均未见明显强化。影像诊断：多囊肝（图 1–200~1–203）。

（二）最后诊断

多发性肝囊肿。

（三）诊断分析

多发性肝囊肿（ polycystic disease of the liver）是常染色体显性遗传性多囊肾（autosomal dominant polycystic kidney disease，AD–PKD）样病变发生在肝脏的多囊性疾病，发生率仅次于先天性多囊肾，特点为肝内多发性囊性病变，即又称多囊肝（multipple liver cysts）。影像学上表现为肝（肾）多发大小不等囊状低密度影，边缘清晰。平扫病灶内为水样 CT 值，其内密度均匀；增强扫描无强化。多发性肝囊肿 MRI T1WI 一般表现为低信号、T2WI 表现为高信号，增强 MRI 病灶显示更清，内部无强化，囊壁可强化。多发性肝囊肿影像学上诊断不难，但少数囊肿内发生出血时，CT 平扫病灶边界不清楚，或密度不均匀，增强 CT 病灶无强化，易误诊为中等供血或少血供性恶性肿瘤。应注意结合 MRI 鉴别。多发性肝囊肿应与肝内胆管扩张及胆管癌相鉴别。

（黎永滨　王成林）

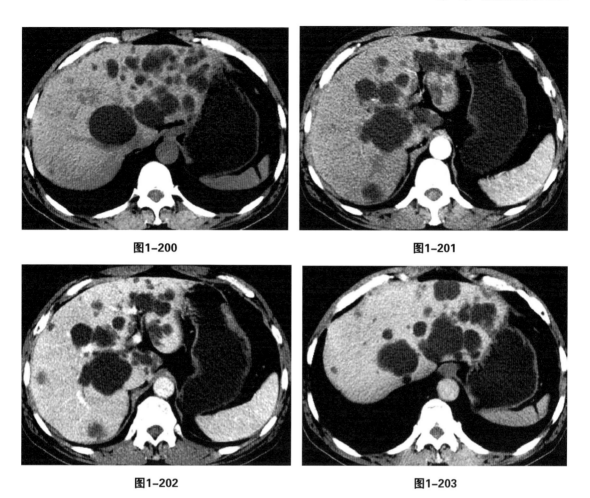

图1-200

图1-201

图1-202

图1-203

图 1-200~ 图 1-203　平扫（图 1-200）示肝内多发大小不等囊状低密度影，病灶边缘多光滑锐利，部分病灶边缘稍模糊，CT 值约为 2~15HU。增强扫描三期病灶显示更清，病灶内均未见明显强化（图 1-201~ 图 1-203）

参 考 文 献

1. Sasakim，Katayanagi K，Watanabe K，et al. Intrahepatic cholangiocarcinoma arising in autosomal dominant polycystic Kidney disease. Virchows Archiv, 2002, 441：98-100

2. Everson GT，Taylor MR，Doctor RB. Polycystic disease of the liver. Hepatology, 2004, 40：774-782

三、Caroli病
(*Caroli disease*)

（一）临床及影像学表现

患者，男，25岁，因反复间断发热伴腹痛5年，近1年来频繁出现发热、上腹痛并伴皮肤黄染。以抗感染、对症治疗后发热可退，停药后即再次出现。

CT平扫肝内可见多个大小不等囊状病灶，且肝内胆管囊性病灶内有小点状阴影，密度低于或等于周围的肝实质；增强CT显示囊状扩张的胆管边缘显示更加清楚、边缘光整，囊内无强化，但"中心点"强化其密度明显高于周围的肝实质。影像诊断：肝内胆管扩张症（图1-204~1-209）。

（二）最终诊断

Caroli病。

（三）诊断分析

Caroli病即先天性肝内胆管囊状扩张症，又称为交通性海绵状胆管扩张症，多见于儿童和青年，本病早期可无明显症状，发病期主要临床症状是腹部胀痛、黄疸和腹部包块称三联征，病变压迫十二指肠可引起食欲缺乏、恶心、呕吐等症状；儿童患者有胆汁样粪便。Caroli病的分型：Ⅰ型（单纯型）主要为肝内胆管扩张，无肝硬化、脾大和门脉高压；Ⅱ型（硬化型）肝内胆管扩张伴有肝硬化、脾大和门脉高压症，常合并胆管炎、胆管癌，较少合并肝内胆管结石。多数学者认为Ⅰ型较Ⅱ型更少见。CT影像主要特点是囊状、柱状、软藤状或串珠状扩张胆管累及肝叶，囊状扩张胆管与轻度扩张管状胆管相通；"中心圆点征"为本病的特征性表现，系扩张胆管包绕门脉血管分支所致，CT表现为平扫于囊状扩张影内见与肝实质密度相近的点状软组织密度影，增强扫描点状影明显强化，密度高于正常强化肝实质；扩张胆管内可见结石影；伴肝纤维化病例可见肝硬化的CT表现；亦可合并海绵肾，多数学者认为海绵肾的出现对于Caroli病的诊断具有提示意义，二者基因水平具有相关性。Caroli病主要应与肝内囊性病变鉴别，如多囊肝、胆管梗阻性疾病、肝内胆管囊腺瘤或囊腺癌及原发性硬化胆管炎相鉴别。

（汪　兵　王成林）

参 考 文 献

1. Kurbonov KM，Daminova NM. Diagnosis and treatment tactics of Caroli disease. Klin Khir，2009，（5）：20-23

2. Lall NU，Hogan MJ. Caroli disease and the central dot sign. Pediatr Radiol，2009，39（7）：754-755

3. Lefere M，Thijs M，De Hertogh G，et al.Caroli disease：review of eight cases with emphasis on magnetic resonance imaging features. Eur J Oastmenterol Hepatol，2011，23（7）：578-585

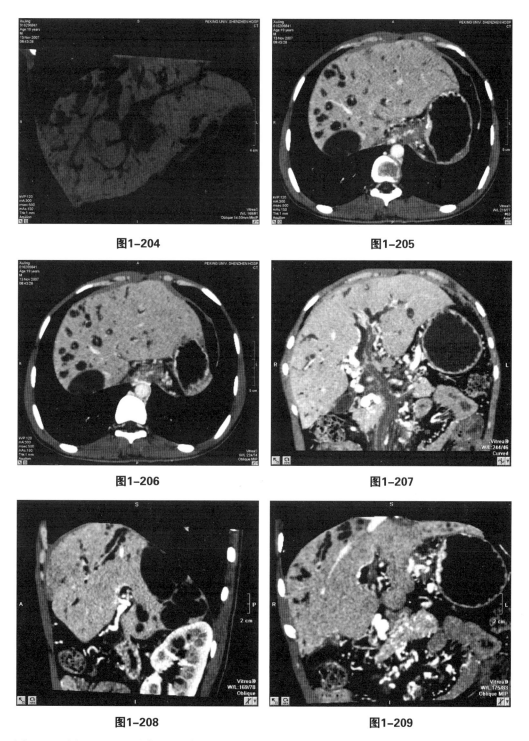

图1-204

图1-205

图1-206

图1-207

图1-208

图1-209

　图 1-204~ 图 1-209　上腹部 CT 平扫显示肝内大小不等的囊状、柱状低密度影，与肝内 Glisson 鞘走行一致（图 1-204），增强扫描见囊内小点状显著强化，即特征性的"中心圆点"征，曲面重建显示"中心圆点"为扩张的胆管包绕门脉分支

四、肝脏纤毛前肠性囊肿
(ciliated hepatic foregut cysts)

（一）临床及影像学表现

患者男性，30 岁，右季肋部疼痛不适伴全身乏力 5 个月；既往无肝炎病史；实验室检查未见异常。B 超示肝左叶低回声占位（例 1）。患者女，36 岁，上腹部不适半年，无恶心呕吐；否认既往重大疾病史，否认肝炎、结核病史，实验室检查无殊（例 2）。

CT 平扫肝左叶内侧段包膜下显示一类圆形稍低密度灶，边缘不太清楚；MR T1WI 病灶呈稍低信号，边缘不清，不能肯定为囊性病变；影像诊断：肝内多发占位性病变（例 1）。病例 2：CT 平扫病灶显示不清，与肝实质呈等密度；增强 CT 肝左叶内侧段显示一圆形稍低密度灶，边缘不清；影像诊断：肝囊肿可能性大（例 2）（图 1-210~1-214）。

（二）最后诊断

肝脏纤毛前肠性囊肿。

（三）病例分析

肝脏纤毛前肠性囊肿（ciliated hepatic foregut cysts，CHFC）是一种罕见的肝脏良性非肿瘤性病变，该病变很容易误诊为肝脏肿瘤，尤其是转移性肿瘤。肝脏纤毛前肠囊肿的起源至今不明，多数学者认为是胚胎时期前肠在肝内向支气管结构分化所引起。CHFC 多数无临床症状，常在体检时偶然发现，极少数病变可引起门静脉高压及发生恶变，尤其是直径 > 10cm 且具有临床症状的 CHFC，需及时手术切除。本病的影像学表现取决于囊肿内容液的性状、量和囊液蛋白质及脂质成分含量。CT 平扫表现为稍低或等密度病灶，与孤立性肝囊肿无任何区别，增强 CT 病灶内不强化，仍为低密度，可见轻 ~ 中度强化的囊肿壁，薄而光整、清楚，部分囊壁可显示不清。MRI 囊腔内容液黏稠度决定其信号强度的变化，T1WI 上可表现为低、等或高信号，在 T2WI 中，多数病变与肝囊肿相同，表现为明显的高信号。当肝内病灶有以下表现时应该考虑 CHFC 的可能：①病变位于左肝包膜下，直径 < 3cm，边界清楚；患者无肝炎、肝硬化病史；②超声显示病灶无或低回声，边缘清晰；③ CT 平扫呈等或略低密度，增强检查病变边界显示更清晰，但病变无强化；④ MR T1WI 呈等信号，T2WI 显示均匀高信号，无强化。由于 CHFC 的特征是单房性囊肿，故增强 CT 和增强 MRI 往往必不可少，特别是较小的病灶。本病需与肝脏囊腺瘤、转移性肿瘤、肝癌、血管瘤及孤立性单纯肝囊肿鉴别。

（戴　懿　王成林）

参 考 文 献

1. Furlanetto A , Dei Tos AP. Squamous cell carcinoma arising in a ciliated hepatic foregut cyst. Virchows Arch, 2002, 441：2962-2981

2. Hirata M，Ishida H，Konno K，et al. Ciliated hepatic foregut cyst：case report with anemphasis on US findings. Abdom Imaging，2001，26：5942-5961

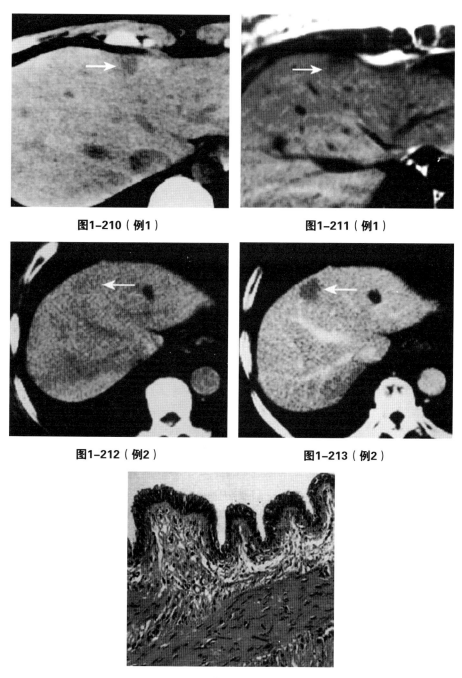

图1-210（例1） 　　　　　图1-211（例1）

图1-212（例2） 　　　　　图1-213（例2）

图1-214

图 1-210~ 图 1-214　例 1CT 平扫（图 1-210）肝左叶内侧段包膜下显示一类圆形稍低密度灶，边缘不太清楚；MR T1WI（图 1-211）病灶呈稍低信号，边缘不清，不能肯定为囊性病变。例 2CT 平扫（图 1-212）病灶显示不清，与肝实质呈等密度；增强 CT（图 1-213）肝左叶内侧段显示一圆形稍低密度灶，边缘不清。病理图 1-214：表面为假复层纤毛上皮、其下方为疏松的结缔组织，再下方为平滑肌层，最下方为纤维包膜

五、肝内胆汁瘤
(bilioma)

（一）临床及影像学表现

患者男性，因"车祸伤后右上腹胀痛 1 个月"入院。体查：右上腹压痛，肝区叩痛（+）。B 超提示肝左叶无回声占位。

CT 平扫肝右叶前段显示一圆形低密度灶，直径约 3.5cm 大小，边缘不太光整、清楚，腔内 CT 值约 27HU；增强 CT 动脉期病边缘及内部无强化，但病灶边缘平扫清楚；平衡期病灶边缘及内部仍无强化，但未显示明显的壁；影像诊断：肝囊肿可能性大（图 1-215~1-219）。

（二）最后诊断

B 超引导下囊肿穿刺，结合病史，考虑肝内胆汁瘤。

（三）诊断分析

肝内胆汁瘤（bilioma）又称胆汁性肝囊肿（biliary liver cysts）、肝内胆汁性假囊肿（hepatic bibiary pseudocyst），为肝内胆道系统破裂、胆汁漏出并局限包裹在肝内形成的囊性病变，见于肝钝伤后腹腔内被纤维组织所包裹的胆汁性囊肿。其病因复杂，大致分为三类：①外伤性的胆道系统损伤；②肝脏外科手术、经皮肝穿刺活检、肝动脉栓塞治疗（TAE）等医源性胆道系统损伤；③病因不明的自发性胆汁瘤。胆管壁机械性损伤或（和）感染、胆管的缺血性损害等，使胆管坏死、破裂，胆汁向胆管外门静脉~肝实质间漏出，产生周围组织刺激性炎症、坏死和纤维结缔组织增生并形成包裹，并非真正的囊肿，其内壁无上皮组织。CT 现为圆形或类圆形、边缘清楚且光整、紧邻胆道系统的低密度灶，CT 值约 20HU，增强扫描囊内、囊壁无强化。MRI 能显示病变内容物性状等征象，MRI 特征性信号表现为 T1WI 低信号、T2WI 高信号，增强 MRI 囊内无强化，囊壁不明显或显示不完整。本病应与肝囊肿、血管瘤、肝脓肿及肝肿瘤坏死等病变相鉴别。

（聂伟霞　王成林）

参 考 文 献

1. Taneja Sunil, Sharma Arun, Duseja Ajay K, et al. Spontaneous perforation of gallbladder with intrahepatic bilioma. *Journal of Clinical & Experimental Hepatology*，2011，1（3）：210-211

2. Jayaswal Shalika, DhendeNitin, Mane SB. Bilioma：a rare case . Journal of Indian Association of Pediatric Surgeons，2007，12（3）：171-172

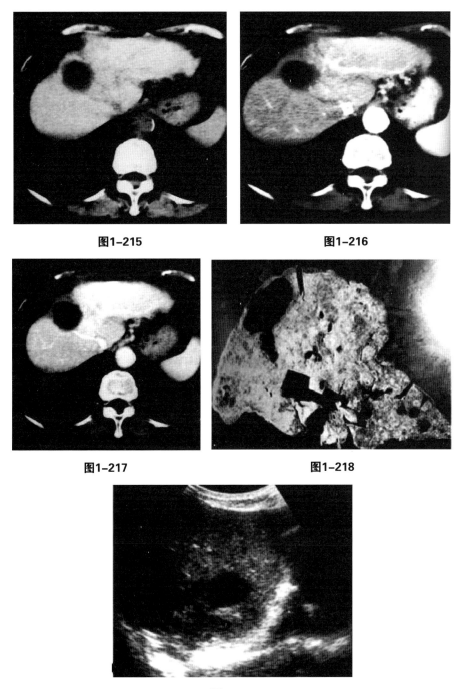

图1-215

图1-216

图1-217

图1-218

图1-219

图 1-215~ 图 1-219 CT 平扫（图 1-215）肝右叶前段显示一圆形低密度灶，直径约 3.5cm 大小，边缘不太光整、清楚，腔内 CT 值约 27HU；增强 CT 动脉期（图 1-216）病灶边缘及内部无强化，但病灶边缘清楚；平衡期（图 1-217）病灶内部仍无强化，也未显示明显的壁。（图 1-218）肉眼见胆管坏死破裂，胆汁外渗，形成胆汁瘤，继发于 TAE；（图 1-219）US 显示为边缘不规则、明显壁的无回声囊性肿块

六、肝内胆管错构瘤
(bile duct hamartoma)

（一）临床及影像学表现

患者女性，40 岁，体检发现肝脏多发低回声、混杂回声占位，进一步行 CT、MR 检查，无临床症状。

增强 CT 示肝脏内弥漫性分布水样密度灶，直径均 < 1.5cm，部分病灶边缘轻度强化。MRCP 示肝内多发小囊状、点状病灶，与液体信号类似（满天星），与胆管系统不相通；影像诊断：考虑胆管错构瘤可能（图 1-220~1-222）。

（二）最后诊断

胆管错构瘤。

（三）诊断分析

胆管错构瘤（bile duct hamartoma）是一种罕见的先天性肝内胆管发育异常疾病，属于肝脏先天性纤维多囊性病变的一种（其他还包括多囊肝、Caroli 病）。病理学表现为肝内扩张胆管的异常增殖，周围有致密的、透明样变的纤维间质包绕，与正常肝内胆管系统不相通。胆管错构瘤于肝脏内弥漫性分布，并且分布比较均匀，直径多 < 5mm，一般不超过 1.5cm。极少数病变会恶变为胆管癌，绝大多数预后良好。胆管错构瘤患者多无临床症状，或仅表现为右上腹饱胀、不适，肝功能多正常。CT 平扫表现为肝内多发水样密度灶，根据错构瘤含有的囊性成分及纤维间质成分的不同，可表现为水样密度或低密度灶，边界清，无包膜，直径 < 1.0~1.5cm，大小相对一致；增强扫描囊性病灶无强化，实性病灶有强化，与肝脏等密度。MR 平扫表现为 T1WI 呈低信号，T2WI 呈高或中等信号，增强扫描与 CT 增强表现类似；MR 胆管成像可见病灶与胆管不相通。本病需与常染色体显性遗传性多囊肝病（ADPLD）、肝脏多发囊肿、Caroli 病相鉴别。

（张重明　王成林）

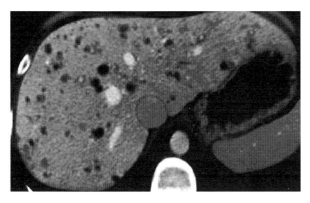

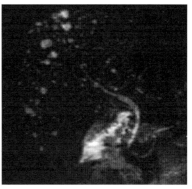

图1-220   **图1-221**

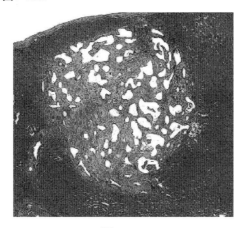

图1-222

图 1-220~ 图 1-222　CT 示肝脏内弥漫性分布低密度或水样密度灶，直径均 < 1.5cm，部分病灶边缘轻度强化（图 1-220）。MRCP 示肝内多发小囊状、点状病灶，与液体信号类似（满天星），与胆管系统不相通（图 1-221）。图 1-222：肝胆管错构瘤病理图片示病灶内多发不规则分支状腺体，被覆单层扁平立方内皮细胞，周围见纤维间质包绕

参 考 文 献

1. Drenth JP . Congenital fibrocystic liver diseases. Best Pract Res Clin Gastroenterol，2010，24（5）：573-584

2. Tohmé -Noun C. Multiple biliary hamartomas：magnetic resonance features with histopathologic correlation. Eur Radiol，2008，18（3）：493-499

第七节　肝内良性肿瘤及肿瘤样病变

一、肝细胞腺瘤
(hepatocellular adenoma)

（一）临床及影像学表现

患者女，29岁，无明显诱因上腹不适一年多，B超发现肝内占位性病变。患者有长期服用避孕药的病史。

CT平扫示肝内等密度占位性病变，边缘光滑，周围见"透明环"影。CT增强动脉期可见均匀性增强，门静脉及延迟期密度下降与正常肝组织呈等密度，晚期呈低密度，其瘤周透明环无增强表现。影像诊断：肝右叶富血供占位性病变，考虑肝细胞腺瘤（图1-223~1-228）。

（二）最后诊断

术后病理诊断：肝细胞腺瘤。

（三）诊断分析

肝细胞腺瘤（hepatocellular adenoma）是一种少见肝脏良性肿瘤，该病绝大多数见于年轻女性，偶也见于儿童及老年人，肿瘤有破裂、出血及癌变的可能。临床多无症状而由体检发现，或出现轻度上腹部不适等非特异性症状。CT平扫常表现为边界清楚的等密度或略低密度肿块，肿瘤内有坏死或出血灶时密度不均；增强扫描肝细胞腺瘤在动脉期呈中度强化，为富血供肿瘤的特征，囊变、坏死区无强化；门静脉期及延迟期病灶多呈等密度或略低密度，部分病灶也可呈持续性强化；肝细胞腺瘤的包膜可延迟强化呈高密度。MR上T1上略低或略高信号，T2上为略高信号，肿瘤内脂肪、囊变、坏死、出血灶可使病灶信号不均，有时候在T1上可显示病灶的包膜，增强扫描和CT的强化方式较相似，MRI较易显示瘤周包膜。本病需与FNH、高分化的肝癌相鉴别。

（谢　晨　袁知东　王成林）

参 考 文 献

1. Buell JF, Tranchart H, Cannon R, et al. Management of benign hepatic tumors. Surg Clin North Am, 2010, 90（4）：719-735

2. Psatha E A, Semelka R C, Armao D, et al. Hepatocellular adenomas in men：MRI findings in four patients. Journal Of Magnetic Resonance Imaging, 2005, 22（2）：258-264

3. Basaran C, Karcaaltincaba M, AkataD, et al. Fat-containing lesions of the liver：cross-sectional imagingfindings with emphasis on MRI.AJR Am J Roentgenol, 2005, 184（4）：1103-1110

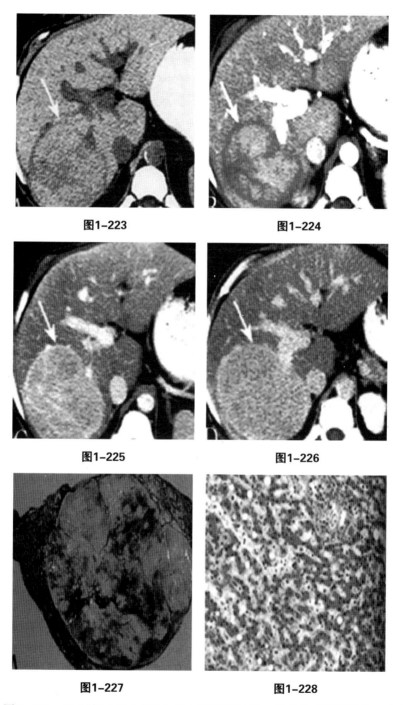

图1-223

图1-224

图1-225

图1-226

图1-227

图1-228

图1-223～图1-228　CT平扫（图1-223）肝右叶后段显示一等密度类圆形肿块，直径约5.5cm大小，边界清楚，周围见低信号"透明环"影；增强CT动脉期（图1-224）肿瘤可见不均匀性轻度强化，边缘部强化不明显；门脉期（图1-225）肿瘤进一步强化，边缘光整清楚，但密度仍欠均匀；平衡期（图1-226）肿瘤明显均匀性强化，边缘光整清楚。图1-227为手术切除后肿块表现，HE染色符合肝细胞腺瘤表现（图1-228）

二、肝脏局灶性增生
(hepatic focal nodular hyperplasia)

（一）临床及影像学表现

患者女性，36 岁。体检 B 超发现肝内肿块，无明显不适。

CT 示肝脏密度不均匀，肝左叶见一欠规则形低密度灶，大小约 3.6cm×2.5cm，平扫 CT 值约 52HU，增强扫描动脉期显著强化，静脉期呈稍高密度、中心区可见一小斑片状低密度影；延迟期病灶与肝实质呈等密度，中心低密度灶消失。影像诊断：肝左叶占位性病变，考虑肝脏局灶性结节增生可能（图 1-229~1-232）。

（二）最后诊断

术后病理诊断：肝脏局灶性结节增生。

（三）诊断分析

肝脏局灶性结节增生（hepatic focal nodular hyperplasia，FNH）是由肝细胞、小胆管和库普弗细胞构成的一种良性病变，大多数患者无明显症状，部分体检发现肝占位，部分有右上腹隐痛或不适感。典型的 FNH 病灶大小一般在 5cm 以内，病理学上由结节样异常结构、畸形血管以及增生的小胆管组成。B 超和平扫 CT 均难于区分肝脏局灶性结节性增生与其他肝肿瘤，需 CT 增强扫描，典型的 CT 表现为：常位于肝包膜下，平扫呈低或等密度，中央见更低密度的瘢痕，动脉期呈实质部分明显均匀强化的富血供肿块，部分可见低密度辐射状纤维分隔，而在门脉期和延迟期呈等密度，中央瘢痕在动脉期和门脉期均呈低密度，延迟期出现强化。MRI 对肝脏局灶性结节性增生有较高的诊断价值，典型的肝脏局灶性结节性增生表现为肿瘤在 T1WI 和 T2WI 上均为等信号，肿瘤实质部分信号均匀，中心可见较高信号影，动态增强扫描可以反映病灶的血流特征，增加小瘢痕的显示率，提高诊断的准确性。FNH 主要需要与肝癌、肝腺瘤和肝炎性假瘤相鉴别。

（何冠勇　刘龙平　王成林）

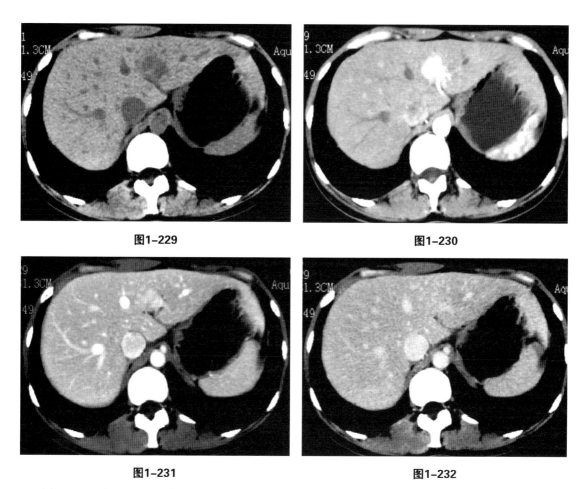

图1-229 图1-230

图1-231 图1-232

图1-229~图1-232 肝脏密度不均匀，肝左叶（内、外叶交界区）见一欠规则形低密度灶，大小约3.6cm×2.5cm，平扫CT值约52HU（图1-229），增强扫描动脉期呈均匀增强的多血供肿块，CT值约137HU（图1-230）；静脉期呈稍高密度，CT值约151HU，中心区可见一小斑片状低密度影（图1-231）；延迟期病灶与肝实质呈等密度，中心低密度灶消失（图1-232）

参 考 文 献

1. Zhang L，Cai J，Zhao J，et al. Hepatic focal nodular hyperplasia. Chinese Journal of General Surgery，2009，18（07）：749-751

2. Rogers JV，Mack LA，Freeny PC，et al. Hepatic focal nodular hyperplasia：angiography，CT，sonography，and scintigraphy. American Journal of Roentgenology，1981，137（5）：983-990

三、肝细胞结节样增生
(hepatocellular nodular hyperplasia)

（一）临床及影像学表现

患者男，43岁，乙肝性肝硬化十余年，脾切除史。近期双下肢水肿。AFP 10893.64ng/ml。CT平扫见肝实质弥漫分布稍高密度结节影，直径约0.5~3cm，边界清，密度均匀，部分病灶突出于肝轮廓，为肝硬化再生结节，增强扫描三期未见明显强化，密度变化与肝实质相似，延迟期病灶与肝实质分界不清影像诊断：肝硬化，肝脏多发结节样增生（图1-233~1-236）。

（二）最后诊断

肝硬化并肝内多发结节样增生。

（三）诊断分析

在肝脏原发性实性局灶性病变中，肝细胞结节位居第一，主要分为两大类：肝细胞再生性结节、肝细胞不典型增生或肿瘤性增生结节，肝硬化结节、不典型增生结节、局灶性结节性增生、肝细胞腺瘤及肝细胞癌等均属此类。再生结节、不典型增生结节及肝细胞癌间存在渐进发展过程，不典型增生结节被认为是肝细胞癌的癌前病变。再生结节与不典型增生结节多见于肝硬化。CT平扫上再生结节因脂肪沉积或铁沉积，呈低密度或高密度，结节型肝硬化整个肝脏呈密度高低相间的结节状分布；MR平扫T1WI常呈等信号，部分再生结节是脂质沉积表现为高信号，T2WI则为低信号；动态增强扫描呈轻度或无明显强化，强化方式与肝实质相同。不典型增生结节CT平扫上为低或等密度，MR平扫T1WI呈信号稍高、T2WI为低信号，与肝细胞癌长T1长T2信号不同，病灶内无脂肪变性及出血，无包膜，随访过程中病灶无变化或变化缓慢；增强扫描方面与其恶性程度相关，随恶性程度增加门静脉供血逐渐减少，肝动脉供血增加，其可于动脉期强化，反映新生动脉形成，当出现造影剂"快进快出"特点，应怀疑可能发展为HCC。再生结节、不典型增生结节与肝细胞癌存在渐进过程，应注意其良恶性的鉴别。

（梁德志　唐润辉　王成林）

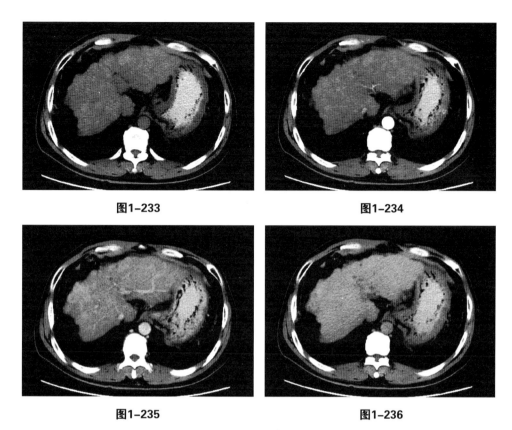

图1-233
图1-234
图1-235
图1-236

图 1-233~ 图 1-236　CT 平扫见肝实质弥漫分布稍高密度结节影，直径约 0.5~3cm，边界清，密度均匀，部分病灶突出于肝轮廓，为肝硬化再生结节（图 1-233），增强扫描三期未见明显强化，密度变化与肝实质相似，延迟期病灶与肝实质分界不清（图 1-234~ 图 1-236）

参 考 文 献

1. Hussain SM, Reinhold C, Mitchell DG. Cirrhosis and lesion characterization at MR imaging. Radiographics, 2009, 29（6）: 1637-1652

2. Udea K, Terada T, Nakanuma Y, et al. Vascular supply in adenomatous hyperplasia of the liver and hepacellular carcinoma : a morphometric study. Hum-pathol, 1992, 23 : 619

3. Krinsky GA, Lee VS, Thelse ND, et al. Hepatocellular carcinoma and dysplastic nodules in patients with cirrhosis : prospective diagnosis with MR imaging and explanation correlation. Radiology, 2001, 219 : 445-454

四、肝囊性腺瘤
(intrahepatic bile duct cystadenoma)

（一）临床及影像学表现

患者男，47岁，腹胀2个月，尿黄1周。外院上腹部CT检查发现肝右叶前段低密度囊性占位病变。患者无肝炎、肝硬化病史，肝功能各项指标正常，AFP<25μg/L。B超示肝右叶囊性无回声区，内可见散在小点状回声，囊内可见分隔，附壁可见一个形态不规则的实性乳头状回声，余肝区未见明显异常回声。CDFI：囊内未见血流信号，实性区可见少许血流信号。

CT平扫肝右叶前段可见一局限混杂密度肿块，直径约3.5cm大小，部分呈等密度；增强CT动脉期病灶边缘显示清楚，并可见边缘结节样强化。影像诊断：肝右叶前段囊性腺瘤可能（图1-237~1-239）。

（二）最后诊断

术后病理诊断："肝右叶前段"囊性腺瘤。

（三）诊断分析

肝内胆管囊性腺瘤（intrahepatic bile duct cystadenoma）和肝内胆管囊性腺癌（intrahepatic bile duct cystal carcinoma）是来源于胆管上皮以囊肿形成为特征的肝脏少见肿瘤，前者为良性，后者为恶性，但术前作出两者的鉴别相当困难，一般囊性腺癌多由囊性腺瘤恶变而来。肝囊腺瘤约90%发生于肝内胆管，10%见于肝外胆管和胆囊，约80%见于女性，特别是45岁以上，临床常出现上腹部不适或疼痛，可有黄疸、厌油、体重下降，可伴肝功能异常。超声检查多示肝内单发或多发囊性肿物，多腔低回声，多伴分隔或乳头状内折，周围被高回声壁所包绕。CT平扫见肝内低密度囊性肿块，多为单发病灶，囊壁厚且不规则，囊内常有分隔和壁结节、部分可见钙化，合并出血时囊内可见液液平面，增强扫描动脉期囊壁、壁结节明显强化，门脉期强化减退。MRI可以清楚显示多房、隔壁、囊壁、囊壁结节等形态特征，立体显示肿瘤与肝内胆管血管之间的解剖关系，病灶在MRI T1WI呈均匀低信号，T2WI呈高信号，囊内蛋白或血液含量较高时可出现短T1长T2，增强扫描动脉期可见囊壁、分隔、壁结节和囊内实性肿块强化，在随后的各期扫描中强化程度少有减弱，但至延迟期仍为稍高信号。当肝囊性病变在随访过程中出现囊内出血、囊肿短期内明显增大、囊壁见乳头状突起、不规则强化时，应怀疑恶变，可能需要积极手术治疗。本病需与肝棘球蚴病、肝脓肿等囊性占位鉴别。

（谢婷婷　王成林）

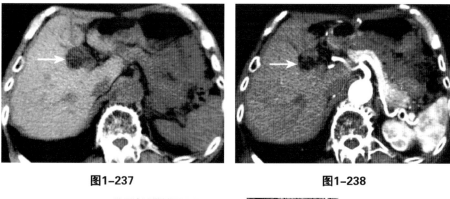

图1-237 图1-238

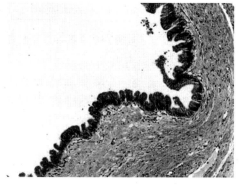

图1-239

图 1-237~ 图 1-238 CT 平扫（图 1-237）肝右叶前段可见一局限混杂密度肿块，直径约 3.5cm 大小，部分呈等密度（↑）；增强 CT 动脉期（图 1-238）病灶边缘显示清楚，并可见边缘结节样强化。

病理切片（图 1-239）囊壁局限呈乳头状增生并向腔内突出，但无明显细胞结构异型变

参 考 文 献

1. Erdogan D, Busch OR, Rauws EA, et al. Obstructive jaundice due to hepatobiliary cystadenoma or cystadenocarcinoma . World J Gastroenterol, 2006, 12（35）: 5735-5738

2. Voltaggio L, Szeto OJ, Tabbara SO . Cytologic diagnosis of hepatobiliary cystadenoma with mesenchymal stroma during intraoperative consultation : a case report. *Acta Cytol*, 2010（5 Suppl）: 928-932

3. Seidel R, Weinrich M, Pistorius G, *et al.* Biliary cystadenoma of the left intrahepatic duct（2007 : 2b）. *Eur Radiol*, 2007 : 1380-1383

五、肝脏畸胎瘤
(teratoma of liver)

（一）临床及影像学表现

患者，女，23岁，上腹部胀痛3个月，行B超检查可见肝左叶见一巨大团块状混杂回声影。肝剑突下3cm可及。肝两对半（三抗）HbsAb及HbcAb阳性，余阴性。

肝脏CT平扫示肝左叶见一团块状影，边缘光整清楚，大小约5.7cm×6.2cm，密度混杂，内部可见脂肪密度（CT值约–70HU）和钙化密度影，周围可见完整的包膜结构，密度不均匀。影像诊断：肝左叶混合密度占位性病变，考虑畸胎瘤可能性大（图1–240~1–245）。

（二）最后诊断

术后病理诊断：肝左叶成熟性畸胎瘤。

（三）诊断分析

肝畸胎瘤（teratoma of liver）极为罕见，迄今文献报道不到40例。绝大多数发生于儿童，常常为婴幼儿，偶见于成人，女性多见。肝畸胎瘤起源于全能生殖细胞，可向3个胚层分化，产生各种组织和器官。镜下可见皮肤、皮肤附属器、成熟脑组织、脂肪、骨和软骨等。根据其组织结构，病理将肝畸胎瘤分为三种类型：①良性畸胎瘤，为分化成熟的组织构成；②恶性畸胎瘤，为分化不成熟的组织构成；③混合性畸胎瘤，兼有两种分化的组织。肝畸胎瘤CT平扫表现为肝内混杂密度肿块，多为圆形或类圆形，边缘光整、清楚，可见不完整或完整的包膜结构，内部可见脂肪密度及雪花状毛发影，也可见瘤壁的钙化和瘤内骨骼或牙齿高密度影。增强CT动脉期肿瘤内实质部分和包膜可见轻度均匀性强化，而囊性部分和低密度脂肪不强化，当瘤内存在钙化时则影响判断其强化程度。门脉期和平衡期无钙化的实质部分无明显强化，密度与正常肝实质相近。当肿瘤的包膜不完整、肿瘤向肝外浸润生长、肿瘤的边缘不清或迅速增大，增强扫描肿瘤实质和包膜呈明显不规则强化时，应想到良性畸胎瘤恶变的可能。肝脏畸胎瘤应与肝血管平滑肌脂肪瘤及肝包虫病相鉴别。

（丁贺宇　王成林）

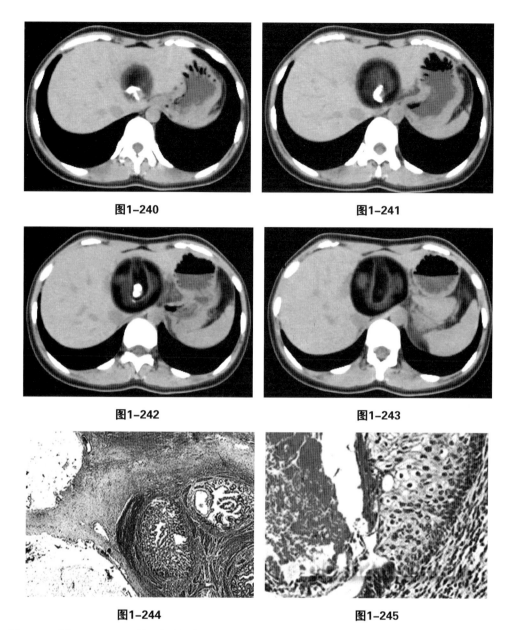

图1-240　　　　　　　　　　　图1-241

图1-242　　　　　　　　　　　图1-243

图1-244　　　　　　　　　　　图1-245

　　图 1-240~ 图 1-245　CT 平扫示肝左叶见一团块状影，边缘光整清楚，大小约 5.7cm×6.2cm，密度混杂，内部可见脂肪密度（CT 值约 -70HU）和钙化密度影，周围可见完整的包膜结构，密度不均匀（图 1-240~ 图 1-243）。是镜下瘤组织内见分化成熟的腺上皮细胞、脂肪细胞及软骨成分（图 1-244），瘤组织壁为纤维性组织成分，内含角化鳞屑，部分区域被覆鳞状上皮，部分被覆柱状上皮，纤维壁内见淋巴细胞浸润（图 1-245）

参 考 文 献

1. Rahaat K，Vijayananthan A，Abdullah BJJ，et al. Benign teratoma of the liver：a rare cause of cholangitis. Biomed Imaging Interv J，2006，2（3）：20-24

2. Papastratic G，Margaris H，Zografos GN，et al. Mensenchymal.nomartoma of the liver in an adult：a revie of literature. Int J Clin Pract，2000，54：552-554

六、肝血管平滑肌脂肪瘤
(angiomyolipoma of liver)

（一）临床及影像学表现

患者女，31 岁，体检发现肝占位性病变 1 天。

CT 平扫示肝 S3 段一类圆形混杂低密度灶，内见小斑片状稍高密度影，CT 值约 –36~28HU，边界清，直径约 4.2cm，增强扫描动脉期及门脉期呈明显强化，CT 值约 61~69HU，动脉期见一供血动脉迂曲伸入病灶内，延迟期稍有减退，CT 值约 32HU。影像诊断：肝脏血管平滑肌脂肪瘤可能（图 1–246~1–249）。

（二）最后诊断

术后病理诊断：肝血管平滑肌脂肪瘤。

（三）诊断分析

血管平滑肌脂肪瘤（angiomyolipoma）好发于肾脏，尤其是结节性硬化症患者的良性间叶组织性肿瘤，很少发生在肝脏。大多数患者无明显症状和体征，多由体检发现，影像学检查是主要的检查方法，本病的 CT 表现具有一定的特征性。由于本病影像学及病理学表现复杂多变，容易误诊，但肿瘤内的脂肪结构和动脉期不规则不均匀强化具有特征性。肿瘤内的脂肪结构通过 CT 平扫 CT 值的测量可以确定，有些病灶内脂肪组织成分较少，CT 很难显示。MRI 对脂肪组织判断比较敏感，T1WI 及 T2WI 呈高信号，而脂肪抑制成像时表现为低信号。CT 和 MRI 平扫对于不能显示脂肪成分的肝血管平滑肌瘤诊断比较困难，并很难与其他实质性肿瘤鉴别，这时需要通过 CT 和 MRI 动态增强扫描来诊断。由于肿瘤内多存在丰富的动脉及脂肪结构，动脉期病灶显示明显不规则强化。肿块内中心血管影的显示是血管平滑肌脂肪瘤重要的影像特征，特别是病灶脂肪成分中见到血管影则高度提示血管平滑肌脂肪瘤的诊断。本病需与肝脏血管瘤、畸胎瘤及原发性肝癌相鉴别。

（汪　兵　王成林）

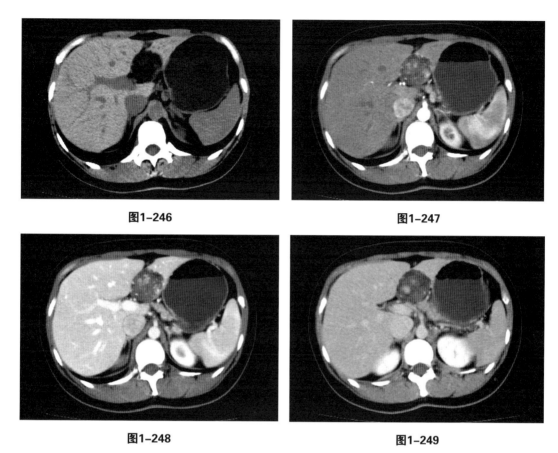

图1-246   **图1-247**

图1-248   **图1-249**

图 1-246~ 图 1-249　平扫（图 1-246）肝 S3 段见一类圆形混杂低密度灶，内见小斑片状稍高密度影，CT 值约 –36~28HU，边界清，直径约 4.2cm。增强扫描动脉期及门脉期呈明显强化（图 1-247、1-248），CT 值约 61~69HU，动脉期见一供血动脉迂曲伸入病灶内，延迟期（图 1-249）稍有减退，CT 值约 32HU

参 考 文 献

1. Deng YF，Iin Q，Zhang SH，et al. Malignant angiomyolipoma in the liver：a case report with pathological and molecular analysis. Pathol Res Pract，2008，204（12）：911-918

2. Low SC，Peh WC，Muttarak M，et al. Imaging features of hepatic angiomyolipoma. J Med Imaging Radiat Oncol，2008，52（2）：118-123

3. Yang B，Chen WH，Li QY，et al. Hepatic angiomyolipoma：dynamic computed tomography features and clinical correlation. World J Gastroenterol，2009，15（27）：3417-3420

七、肝骨髓脂肪瘤
(hepatic myelolipoma)

（一）临床及影像学表现

患者男性，76 岁，因"尿频、尿急、尿痛 2 天"入院。查腹部 B 超提示肝脏弥漫性脂肪浸润，肝右叶后段见直径约 1.2cm 单一回声灶，无血流信号。

CT 平扫肝右叶后段显示一圆形低密度灶，边缘尚清，CT 值约 30HU；增强 CT 动脉期病变轻度强化；静脉期、平衡期仍有轻度强化。MR T1WI 表现为直径约 1.2cm 均匀的低信号结节病灶；T2WI 病灶呈等信号，病灶显示不清；脂肪抑制 T2WI 病灶呈均匀高信号；增强 MRI 动脉早期病变呈不均匀强化；动脉晚期病变仍有强化，且较动脉早期明显。影像诊断：肝右叶囊性病变，肝骨髓脂肪瘤不除外（图 1-250~1-257）。

（二）最后诊断

术后病理诊断：肝骨髓脂肪瘤。

（三）诊断分析

骨髓脂肪瘤（myelolipoma）是一种罕见的、由造血组织和成熟脂肪组织构成，是由间叶组织而来的良性肿瘤样病变，一般发生在肾上腺，也可发生于纵隔、肝脏和胃肠道等部位。该病男女发病率相近，发病高峰约 40~79 岁。肝骨髓脂肪瘤（hepatic myelolipoma）患者临床多数无任何症状和体征，肿瘤过大主要向肝外突出生长，可出现腹部包块，一般多以腹部其他检查时偶然发现。CT 平扫肿瘤表现为圆形或类圆形低密度肿块或结节，边界清楚，内部密度均匀，大部分病灶内存在脂肪密度，CT 值 <0，少数肿瘤内不含或含有极少量的脂肪组织、致病灶密度比较均匀，CT 值约 30~35HU。动态增强 CT 动脉期肿瘤内见有轻度强化，密度不均匀，仍以低密度为主，静脉期及延迟期肿瘤呈持续性不均匀轻度强化，密度几乎等同于周围的肝实质。MRI T1WI 骨髓脂肪瘤为低信号，T2WI 肿瘤多为稍高 ~ 高信号，有时脂肪成分少可表现为等信号，肿瘤内的脂肪组织表现为更高信号，脂肪抑制 T2WI 肿瘤内的脂肪信号明显减低可确定为脂肪组织，若脂肪含量少的病灶则表现为均匀的高信号，增强 MRI 的表现同 CT，动脉期可表现为不均匀强化，静脉期及延迟期仍有轻度持续性强化，呈稍高 ~ 高信号。肝骨髓脂肪瘤需与含脂肪变性的肝细胞癌、肝脏局灶性增生和肝炎性假瘤等相鉴别。

（戴　懿　王成林）

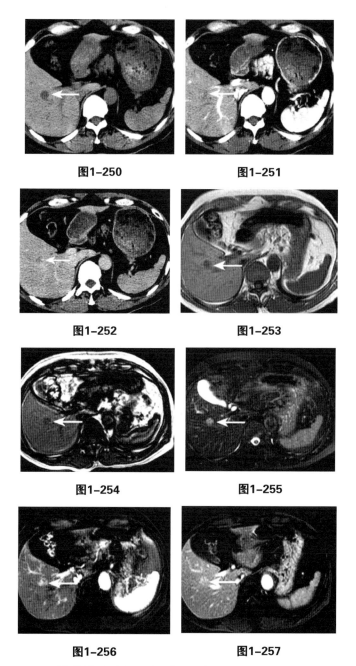

图1-250   图1-251

图1-252   图1-253

图1-254   图1-255

图1-256   图1-257

图 1-250~ 图 1-257　CT 平扫肝右叶后段显示一类圆形低密度灶，边缘尚清，CT 值约 30HU（图 1-250）；增强 CT 动脉期（图 1-251）病变轻度强化；静脉期、延迟期（图 1-252）仍有轻度强化。MR T1WI（图 1-253）表现为直径约 1.2cm 均匀的低信号结节病灶；T2WI（图 1-254）病灶呈等信号，病灶显示不清；脂肪抑制 T2WI（图 1-255）病灶呈均匀高信号；增强 MRI 动脉早期（图 1-256）病变呈不均匀强化；动脉晚期（图 1-257）病变仍有强化，且较动脉早期明显

参 考 文 献

Savoye-Collet C，Goria O, Scotte M，et al.MR imaging of hepatic myelolipoma. AJR Am J Roentgenol，2000，174：574-575

八、肝脏副神经节瘤
(hepatic paraganglioma)

（一）临床及影像学表现

患者男性，66岁，以"体检发现左肝占位10余天"入院，检查，ALT 18U/L，AST 19 U/L；AFP 0.746ng/ml，CEA 2.92 ng/ml，乙肝 HbsAb（＋），Anti-HBc（＋）。

CT 示左肝外叶见一类圆形低密度影，境界尚清，范围约为 6.2cm×7.1cm，密度欠均，平扫 CT 值为 44~53HU，增强动脉期 CT 值为 50~56HU，肝动脉受推挤，门脉期强化不均匀，CT 值为 81~104HU，实质期 CT 值为 77~96HU，原动脉期、门脉期未强化区域出现明显增强，延迟 5 分钟扫描，CT 值为 71~95HU，与周围正常肝实质分界清晰，可见环形包膜样强化；肝内外胆管未见扩张。影像诊断：肝癌可能（图 1-258~1-263）。

（二）最后诊断

术后病理诊断：肝脏副神经节瘤。

（三）诊断分析

副神经节瘤（paraganglioma）是一种临床上少见的病变，它起源于胚胎神经嵴细胞，是一种神经内分泌肿瘤，凡是有副神经节分布的区域均可发生，多在自颅底至盆腔的中轴线附近，以腹膜后较为常见，临床症状主要是功能性副神经节瘤过多的分泌儿茶酚胺类物质引起的，表现为阵发性或持续性高血压、头晕、头痛、心悸、多汗及偶发的胃肠功能紊乱。副神经节瘤的 CT 表现为位于中轴线附近的类圆形实性或囊实性病灶，边缘清楚、锐利，密度均匀或不均匀（可伴有坏死、囊变），副神经节瘤为富血供肿瘤，故 CT 增强扫描多表现为高血供，囊变区不强化。肝脏副神经节瘤（hepatic paraganlioma）极为罕见，回顾性分析本例 CT 表现，肿块位于肝左外叶，平扫为边界清楚的低密度病灶，动脉期肿块轻度强化，门静脉肿块呈不均匀斑片状强化，实质期及延迟扫描示病灶中心部分低密度区强化最明显，瘤体周围有时可见粗大扭曲的供血动脉，与常见部位的副神经节细胞瘤有一定的相似之处，但又不完全符合，因此今后工作中肝脏类似的病灶应考虑到肝脏副神经节细胞瘤的可能。本病需与原发性肝癌、FNH 及肝血管瘤相鉴别。

（汪　兵　刘龙平　王成林）

参 考 文 献

1. Chang H, Xu L, Mu Q. Primary functioning hepatic paraganglioma：a case report .Adv Ther, 2006, 23（5）：817-820

2. Lee HS, Lee HG, You DD, et al. A Case of Primary Hepatic Malignant Paraganglioma without Hypertension. Korean J Hepatobiliary Pancreat Surg, 2009, 13（1）：60-64

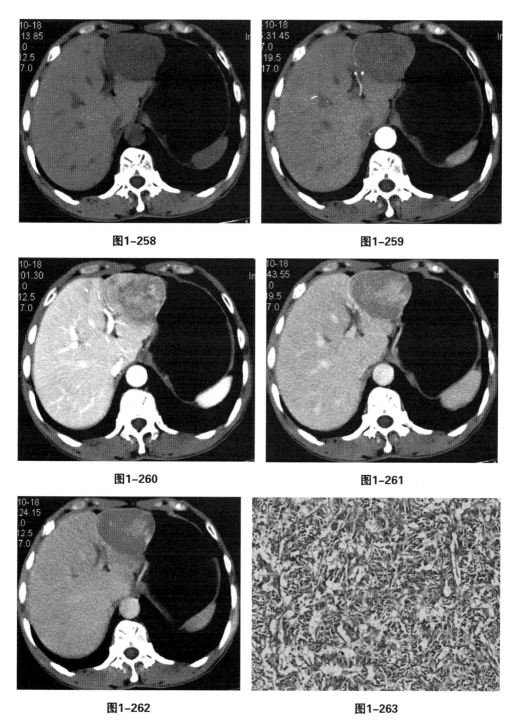

图1-258

图1-259

图1-260

图1-261

图1-262

图1-263

图1-258~图1-263　CT平扫（图1-258）示左肝外叶类圆形低密度灶，范围约6.2cm×7.1cm，边界清晰，CT值为50~56HU，中心区密度更低；增强动脉期（图1-259）强化不明显，CT值为50~56HU，周围见受推挤的略增粗的肝动脉；门脉期（图1-260）病灶明显不均匀强化，CT值为81~104HU；实质期中心部分强化更明显（图1-261），周围呈相对低密度，CT值为77~96HU；延迟5分钟扫描（图1-262），CT值为71~95HU，与周围正常肝实质分界清晰，可见环形包膜样强化，中心偏左侧部分强化最明显，呈相对高密度。图1-263：术后病理组织切片示瘤细胞呈片状、巢状排列，胞体呈圆形、多边形，间质可见丰富的血管

第八节　肝原发性恶性肿瘤

一、肝细胞癌
(hepatocelluler carcinoma)

（一）临床及影像学表现

患者男性，43 岁，有乙肝病史 9 年。患者偶有右上腹不适，消瘦不明显。肝功能正常，AFP 升高。体检 B 超发现肝内实质性占位。CT 检查时发现肝右叶内缘实性占位。

肝右叶内缘见一等低密度影，边界欠清，大小约 2.5cm×2.3cm，CT 值约 42HU，增强后动脉早期病灶呈团片状强化，CT 值约 80HU，静脉期病灶密度相对较正常肝实质略低，延时后呈低密度。影像诊断：肝右叶占位性病灶，考虑原发性肝癌（图 1-264~1-269）。

（二）最后诊断

术后病理诊断：（肝右叶）肝细胞性肝癌（中分化）。

（三）诊断分析

肝细胞癌（hepatocelluler carcinoma）通常亦称原发性肝癌或肝癌，好发于 30~60 岁，男性多见。发病与乙型肝炎和肝硬化密切相关。50%~90% 的肝细胞癌合并肝硬化，30%~50% 肝硬化合并肝细胞癌。临床症状多出现在中晚期，表现为肝区疼痛，消瘦乏力，腹部包块。60%~90% 肝细胞性肝癌 AFP 阳性。肝癌 CT 分型为结节型、巨块型和弥漫型三种，较大的肝癌常合并门脉癌栓形成，或胆道系统侵犯而使胆管扩张等。肝癌的 CT 平扫绝大多数表现为低密度，也可为等密度或混合密度，高密度者很少，常伴有脂肪肝，病灶合并坏死、出血及钙化时可呈混杂密度；肿瘤呈膨胀性生长，边缘可有假包膜。CT 增强扫描动脉期病灶快速明显强化，门脉期强化快速减退，即造影剂快进快出，这与肝癌的病理和血流动力学特点有关。正常肝组织门静脉供血约占 75%，肝动脉供血约占 25%，而肝癌的血供与之相反，肝动脉供血占 75% 以上，门静脉供血占 25% 以下，因此病灶由于肝动脉供血而在动脉早期呈明显不均匀强化，门静脉期缺乏静脉供血而强化程度相对于正常肝实质减低，呈混杂密度、等密度甚或低密度影，延迟期病灶相对于正常肝实质呈低密度；这一强化特点对肝癌的诊断具有较大的意义。肝细胞癌应与肝硬化结节、转移瘤、血管瘤、肝腺瘤等相鉴别。

（聂伟霞　王成林）

参 考 文 献

1. 白人驹. 医学影像诊断学. 第 2 版. 北京：人民卫生出版社，2009

2. Tanikake M，Shimizu T，Narabayashi I，et al. Three-dimensional CT angiography of the hepatic artery：use of multi-detector row helical CT and a contrast agent. Radiology，2003，227（3）：883-889

3. Byun J H，Kim T K，Lee S S，et al. Evaluation of the hepatic artery in potential donors for living donor liver transplantation by computed tomography angiography using multidetector-row computed tomography：comparison of volume rendering and maximum intensity projection techniques. Comput Assist Tomogr，2003，27（2）：125-131

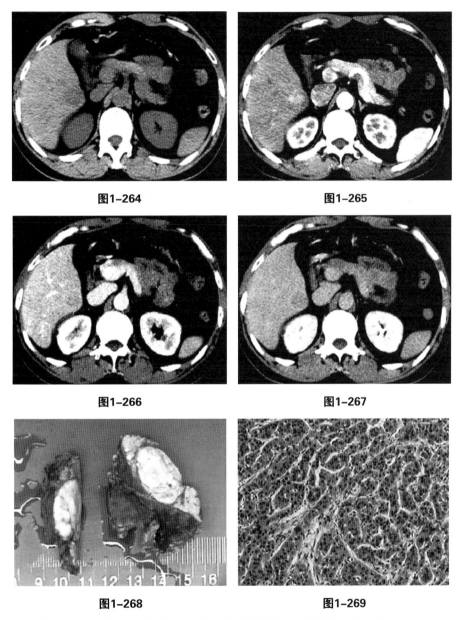

图1-264

图1-265

图1-266

图1-267

图1-268

图1-269

图 1-264~ 图 1-269　CT 平扫是肝右叶内缘见一等低密度影，边界欠清，大小约 2.5cm×2.3cm，CT 值约 42HU（图 1-264）；增强后动脉早期病灶呈团片状强化，CT 值约 80HU（图 1-265）；静脉期病灶密度相对较正常肝实质略低（图 1-266）；延迟期强化减退呈低密度（图 1-267）。肝脏病灶大体标本（图 1-268）示肿块大小约 3cm×3cm×2cm，切开可见中间为白色鱼肉状，并有出血坏死灶。肝脏病灶内镜检（图 1-269）显示肿物内肿瘤细胞巢团状或条索状分布，异型性明显，核分裂象可见，胞质丰富。周边肝细胞浊肿，部分脂肪样变性

二、纤维板层样肝癌
(fibrolamellar carcinoma of liver)

（一）临床及影像学表现

患者男，28 岁，无明显诱因上腹不适 1 年半，上腹部可触及包块影，超声肝右叶巨大占位，实验室检查 AFP 未见异常，无乙肝、丙肝病史。

MRI T2WI 病灶的周边部呈稍高信号，而中心部为低信号。MRI T1WI 肝左叶病灶呈低信号，内部存在更低信号区；增强 CT 动脉期见肝左叶病灶边缘部明显强化，其中心夹有无强化的纤维化隔壁；静脉期病灶仍持续强化，中心仍存在不强化的低密度区。影像诊断：肝巨大占位，考虑纤维板层样肝癌（图 1-270~1-275）。

（二）最后诊断

术后病理诊断：纤维板层样肝癌。

（三）诊断分析

纤维板层样肝癌是一种少见的肝细胞肿瘤，是肝癌的一种特殊组织学类型，好发于青少年，肿瘤生长缓慢，多无肝脏的基础病变，AFP 不高。纤维板层样肝癌中心有与 FNH 类似的瘢痕组织，推测有可能发生于 FNH 的发展过程中。影像学的检查 CT 平扫肿瘤多为低密度单发分叶状肿块，瘢痕显示率约 35%~75%，瘤内钙化是其特点，钙化发生率 25%~55%。典型的钙化位于中央瘢痕处，呈点状、结节状或星状；CT 增强肿瘤实质非瘢痕区动脉期明显强化，中央瘢痕呈低密度，延迟期中央瘢痕强化明显，这种强化方式与 FNH 的强化类似；肝门淋巴结转移率高于一般肝癌，可见到多发的肝门增大淋巴结，肿瘤的坏死囊变也较普通型肝癌要高。在 MRI T1WI 图像上，肿瘤呈不均匀低信号，T2WI 上呈不均匀高信号，由于中央的瘢痕组织主要为致密的纤维成分，在 T1 与 T2 上均为低信号；MR 增强扫描除中央瘢痕外的肿瘤组织明显强化。本病需与普通型肝细胞癌、胆管细胞癌、FNH 及肝腺瘤等相鉴别。

（谢 晨 王成林）

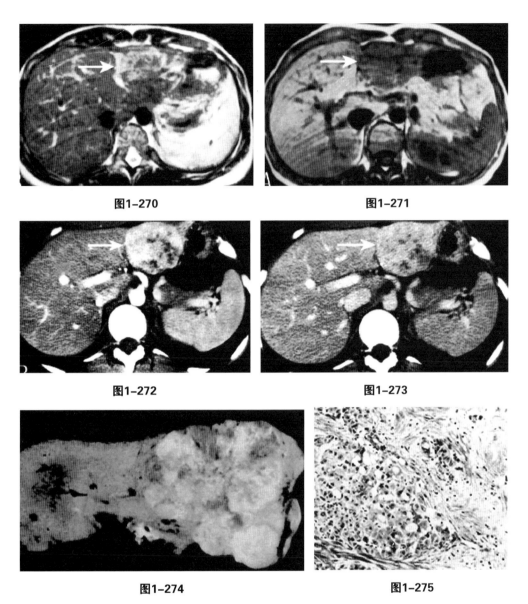

图1-270　　　　　　　　　　　图1-271

图1-272　　　　　　　　　　　图1-273

图1-274　　　　　　　　　　　图1-275

图 1-270~ 图 1-275　MRI T2WI（图 1-270）病灶的周边部呈稍高信号，而中心部为低信号。MRI T1WI（图 1-271）肝左叶外侧段病灶呈低信号，内部存在更低信号区；增强 CT 动脉期（图 1-272）见肝左叶外侧段病灶边缘部明显强化，其中心夹有无强化的纤维化隔壁；静脉期（图 1-273）病灶仍持续强化，中心仍存在不强化的低密度区。手术标本（图 1-274）为单发分叶状肿块，有假包膜，剖开瘤体可见分隔状致密瘢痕。镜下（图 1-275）表现为瘤细胞呈多角形，胞质丰富，内含大量深染的嗜酸性颗粒；癌巢间有宽窄不一、呈板层排列的胶原纤维带

参 考 文 献

1. Lildballe D L，Ngnyen K Q T，Ponlsen SS，et al. Haptocorrin as warker of disease progression in fibrolamellar hepatocellular carcinoma. Eur J Surg Oncol，2011，37（1）：7209-7210

2. Siegelman ES，Outwater E. Magnetic resonance imaging of focal and diffuse hepatic disease. Seminars Ultrasound CT MRI，1998，19：2-34

三、外生性肝癌
(pedunculated hepatocellular carcinoma)

（一）临床及影像学表现

患者男，67 岁，剑突下隐痛 2 年。外院上腹部 CT 检查提示：肝左叶巨大恶性肿瘤。肿瘤五项：CA12-5>1000.0 U/ml；CA15-3 17.50 U/ml，CA199 2.54 U/ml，AFP 2.72 ng/ml，CEA 2.12 g/m。

CT 可见肝左叶巨大软组织肿块影，边缘清楚，呈浅分叶状改变，与肝左外叶宽基底相接，大小约为 10cm×8.7cm，CT 值约为 28~34HU，增强扫描动脉期不均匀强化，静脉期及延迟期可见延迟强化，但强化程度低于肝实质，病灶周围环绕肝动脉。影像诊断：肝 S2 段外生性肝癌可能性大（图 1-276~1-279）。

（二）最后诊断

术后病理诊断：肝细胞癌（腹腔肝胃间隙）。

（三）诊断分析

外生性肝癌是指肿瘤主要向肝外生长，几乎不累及或极少累及肝实质的特殊类型原发性肝癌，约占原发性肝癌的 0.2%~4.2%。外生性肝癌是原发性肝癌的一种特殊类型，肿瘤以蒂带与肝相连或直接贴附于肝脏表面，多见于肝右叶及肝膈面，可能是先天性畸形肝叶、肝副叶、异位肝组织及超出肝脏范围的肝硬化结节发生癌变。患者早期常无任何症状，至有症状时瘤体已较大，腹痛和包块是其主要表现，极少出现腹水，较晚出现恶病质、黄疸等终末期表现。外生性肝癌患者 AFP 正常或轻度增高，可能与外生性肝癌病理类型多为高分化肝细胞肝癌有关。外生性肝癌 CT 表现特点是肿块一般较大，边缘清楚，多数密度不均，内部常可见斑点状、裂隙状及片状更低密度区，为组织坏死、囊变或脂肪变所致，伴出血时常可见高密度影；少数病灶边缘可出现斑点状钙化影；增强扫描肿块明显不均匀强化，常可见完整包膜，动脉期多数瘤内可见明显强化的不规则迂曲的肿瘤血管影，提示肝动脉供血，门静脉期及实质期肿瘤强化减退，呈现"快进快出"的特点。外生性肝癌需与相应位置的淋巴瘤、胃肠道间质瘤相鉴别。

（何冠勇　王成林）

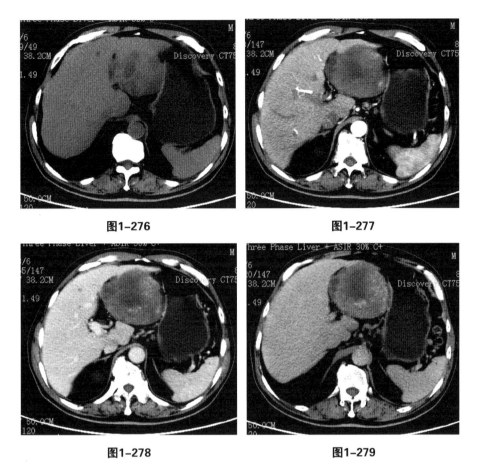

图1-276

图1-277

图1-278

图1-279

图 1-276~ 图 1-279　平扫肝左叶后方见一巨大低密度肿块。密度不均匀，边缘尚规则。胃小弯受压（图 1-276）；动脉期肿块明显不均匀强化，边缘见增粗的强化肿瘤血管影（图 1-277）；门静脉期肿块实质强化减退，低于正常肝实质，边界清楚，内见斑片状无强化低密度影（图 1-278）；延迟期强化程度仍低于正常肝实质（图 1-279）

参 考 文 献

1. Yeh C N，Lee WC，J eng LB，et al. Pedunculated hepatocellular carcinoma：clinicopathologic study of 18 surgically resected cases. World J Surg，2002，26：1133-1138

2. Kim HJ，Lee DH，Lim JW，et al. Exophytic benign and malignant hepatic tumors：CT imaging feature . Korean J Radiol，2008，51：746-751

四、肝内胆管细胞癌
(intrahepatic cholangiocarcinoma)

（一）临床及影像学表现

患者男，46岁，全身乏力4个月余，腰背疼痛10天。未伴有畏寒、寒战、尿黄、心悸、无胸闷气促，无尿频尿急，无伴恶心、呕吐。AFP（－）。

肝右叶见类圆形稍低密度团块，边缘欠清晰，其内密度不均匀，CT值约16~34HU，增强扫描动脉期肿块边缘呈花边样强化，最大径约8.0cm×8.5cm，其内见少许分隔样强化，并可见肝动脉分支向瘤内分布，静脉期、延迟期边缘强化范围略有增大，其内低密度区强化不明显。门静脉期肝右叶肿块周围灌注明显减低，门静脉右支分支见截断状改变，远段见充盈缺损改变。肝内外胆管未见明显扩张。腹膜后未见肿大淋巴结影。影像诊断：肝右叶巨大占位性病变，鉴别于胆管细胞癌与肝脓肿（图1-280~1-286）。

（二）最后诊断

术后病理诊断："肝"胆管细胞癌，中－低分化。

（三）诊断分析

肝内胆管细胞癌是肝脏第二高发原发恶性肿瘤，仅次于原发性肝细胞癌，占肝内原发恶性肿瘤的10%~20%，多发于50~70岁老年人，临床起病隐匿，以无痛性、进行性加重的黄疸为特征，可伴有全身瘙痒、陶土样便，并发症有胆管炎、胆汁性肝硬化及门静脉高压等。本病发生多与慢性胆系炎症、肝内囊性病变及寄生虫等相关。CT平扫表现为类圆形混杂低密度或稍低密度肿物，边缘不规则，与周围分界不清，部分含有结石或钙化；因易引起胆管阻塞、破坏，肿物周围常伴有胆管扩张；肿瘤内纤维间质成分丰富，浸润性生长牵拉可引起局限性肝包膜凹陷；血流不畅或胆汁性肝硬化可引起肝叶萎缩。增强扫描早期仅表现为周边轻－中度薄环状强化，随时间延迟，中央部逐渐开始强化，强化表现与肿瘤内纤维组织成分有关；因肝内胆管细胞癌为少血供肿瘤，可见中央无强化液化坏死区。MRI肝内胆管细胞癌在T1WI上通常低于肝实质信号，T2WI上则高于肝实质信号；T2WI信号强度与肿瘤内纤维成分、黏液及坏死成分相关，纤维成分较多T2WI呈稍高信号，黏液及坏死成分较多则信号高于前者。胆管细胞癌应与肝细胞癌、肝脓肿及较大的海绵状血管瘤相鉴别。

（梁德志　王成林）

参 考 文 献

1. Albiin N. MRI of focal liver lesions. Curr Med Imaging Rev，2012，8（2）：107-116

2. Maetani Y, Itoh K, Watanabe. C, et al. MR imaging of intrahepatic cholangiocarcinoma with pathologic correlation. AJR Am J Roentgenol，2001，176：1499-1507

3. Ben Ariff, Claire R Lloyd, Sameer Khan, et al. Imaging of liver cancer. World J Gastroenterol, 2009, 15 （11）：1289–1300

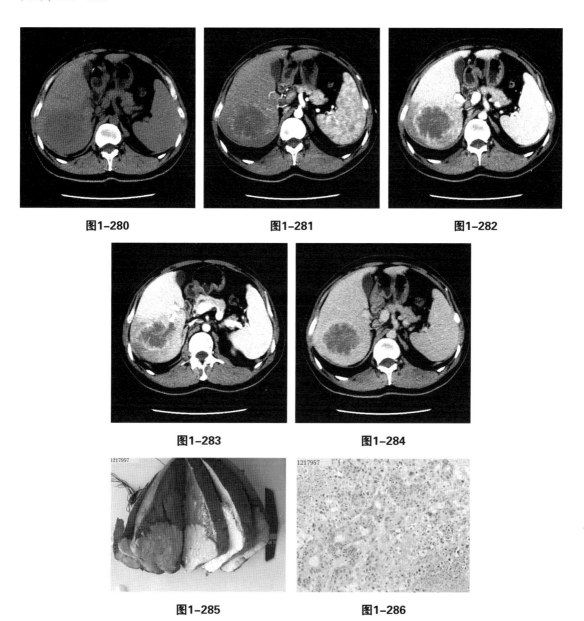

图1–280　　　　　　　　图1–281　　　　　　　　图1–282

图1–283　　　　　　　　图1–284

图1–285　　　　　　　　图1–286

图 1–280~ 图 1–284　CT 平扫见肝右叶巨大类圆形低密度灶，边缘模糊，直径约 8cm（图 1–280）；动态增强扫描动脉期病灶边缘呈花边样强化，其内见少许分隔样强化（图 1–281），并可见肝动脉分支向瘤内分布；静脉期边缘强化范围略有增大，其内低密度区强化不明显，门静脉期肝右叶肿块周围灌注明显减低（图 1–282），门静脉右支分支见截断状改变，远段见充盈缺损改变（图 1–283）；延迟期病灶边缘仍呈花边样强化（图 1–284）

图 1–285~ 图 1–286：送检肝组织切面见灰白色结节，8.6cm×9cm×16cm，切面似有坏死，其余肝组织见细小结节形成（图 1–285）；肿物内肿瘤心包巢团状或条索状分布，异型性明显，核分裂象可见，胞质丰富，血窦样结构丰富，周边肝细胞浊肿，部分脂肪样变性（图 1–286）；肝细胞坏死，结缔组织增生，肝细胞再生，肝小叶结构破坏，假小叶和增生的结缔组织取代了正常的肝结构

五、肝原发性类癌
(*primary hepatic carcinoid*)

(一)临床及影像学表现

女性，45 岁，右上腹不适，B 超提示低回声占位，无肝炎病史。

CT 平扫示肝右叶前段约 3cm×4cm 大小低密度肿块，边缘不清。动脉及静脉期肿瘤的边缘部呈中度强化，中心可见不规则形低密度区，肿瘤边缘欠清楚。平衡期肿瘤显示完全不清，边缘部呈等~相对低密度，中心仍可见斑片状低密度区，但范围较动脉期缩小呈延迟强化。影像诊断：原发性肝癌（图 1-287~1-290）。

(二)最后诊断

术后病理诊断：原发性肝类癌。

(三)诊断分析

肝类癌（hepatic carcinoid）可分为原发性和继发性，多发生于消化系统或呼吸系统，其中大约 54% 的类癌发生于消化道，而且易转移至肝脏。原发性肝类癌少见，约占各种类癌的 1%。原发性肝类癌因在结构和生化等方面显示有神经内分泌功能，故又称神经内分泌肿瘤，女性多见，属低度恶性肝肿瘤，预后较原发性肝细胞癌为好。肿瘤可单发或多发，直径在 1.0~18.0cm 不等，有包膜，与周围肝组织界限清晰，可发生肝内转移。该病早期可无症状，肿瘤较大时出现肝区胀痛、腹胀等，上腹部可触及肿块，部分患者有神经内分泌症状，很少合并肝硬化，肝功能常在正常范围，AFP、CEA 多为阴性。CT 平扫多表现为肝脏内边界清晰、密度不均匀肿块，内常有小坏死液化区，肿瘤广泛出血坏死时则形成巨大囊实性肿块，动态增强后动脉期表现为边缘厚壁强化，内壁不规则，静脉期病变厚壁进一步强化，延迟后肿瘤逐步转变为等密度及低密度。MRI 表现为 T1WI 不均匀低信号，T2WI 不均匀高信号，其中可有片状更高信号的坏死囊变区对诊断有帮助，增强扫描强化方式同 CT。患者同时具备肝脏占位性病变及神经内分泌紊乱表现时，应考虑本病的可能。本病需与肝内胆管细胞癌、肝细胞癌、血管瘤、肝脓肿等相鉴别。

（张重明　王成林）

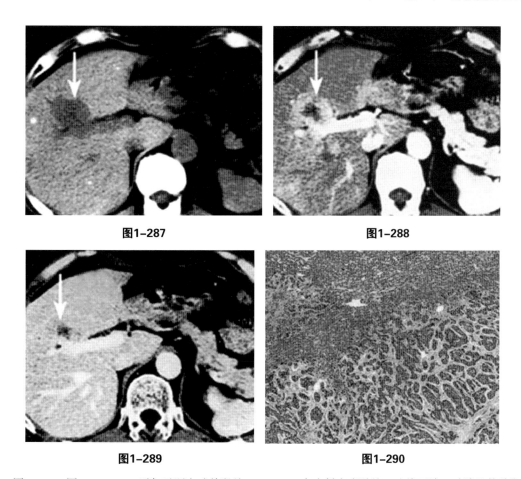

图1-287   图1-288

图1-289   图1-290

图 1-287~ 图 1-289　CT 平扫示肝右叶前段约 3cm×4cm 大小低密度肿块，边缘不清。动脉及静脉期肿瘤的边缘部呈中度强化，中心可见不规则形低密度区，肿瘤边缘欠清楚。平衡期肿瘤显示完全不清，边缘部呈等~相对低密度，中心仍可见斑片状低密度区，但范围较动脉期缩小呈延迟强化

图 1-290　中等大小的肿瘤细胞呈巢片状排列，间质富于血管，部分间质可见透明变性的小梁状结构。瘤细胞含中等量嗜酸性胞质，细胞核圆形或卵圆形，染色质呈细颗粒状，可见小核仁，偶见核分裂象

参 考 文 献

1. Luigi Maria Fenoglio. Primary hepatic carcinoid：a case report and literature review. World J Gastroenterol，2009，15（19）：2418-2422

2. Gabriela Rascarachi. Primary liver carcinoid tumour with a Zollinger Ellison syndrome – an unusual diagnosis：a case report. Cases J，2009，2：6346

六、肝脏血管周上皮样肿瘤
(liver perivascular epithelioid tumor)

（一）临床及影像学表现

患者男性，37 岁。因体检发现肝占位 5 天。实验室检查：AFP 2.1ng/ml（<20），ALT 453 U/L（0~40），AST 375 U/L（0~37），乙肝表面抗体阳性。CT：肝右叶可见巨块状低密度肿物影，大小约为 7cm×9cm×9.5cm，周围见低密度包膜影；动脉期呈明显强化，强化欠均匀；门静脉期快速呈相对低密度，病灶边缘见低密度晕环征，内部见液化坏死区及强化间隔影。肝中静脉受侵，肝右静脉受压后移；门脉左右支及主干显影尚清（病例 1，图 1-291，1-292）。

MRI 病例：患者 女性，41 岁。因上腹部饱胀感 3 年余，体检发现肝左叶占位 3 天。体格检查：体温 36.1℃，脉搏 92 次/分，呼吸 18 次/分，血压 10.9/8.2kPa，无特殊病容。实验室检查：AFP 2.76ng/ml（<20），两对半阴性。MRI：肝左叶见异常信号肿物影，大小约 2.4cm×3.0cm，T1WI 上呈低信号；T2WI 及压脂序列呈稍高信号。动态增强扫描动脉期病灶明显强化，门静脉期呈等信号，边缘隐约可见低信号环。（病例 2）诊断：肝脏肿物，考虑为低度恶性肿物可能性大（图 1-293~1-296）。

（二）最后诊断

病理诊断：肝血管周上皮样细胞肿瘤。

（三）病例分析

血管周上皮样细胞肿瘤是指由组织学和免疫组化上有独特表现的血管周上皮样细胞构成的间叶性肿瘤。该类肿瘤的起源尚不明确，普遍推测起源于一个原始的间质细胞，可以分别向平滑肌瘤样及脂肪瘤样分化并伴有黑色素生成，此类肿瘤的上皮性标记物为阴性。该类肿瘤大多数发生于女性子宫，其次是肾脏，发生于肝脏的血管周上皮样细胞肿瘤十分少见，并无特异性临床表现，多因体检发现肝脏肿物，偶有肝区不适，该肿瘤诊断主要靠病理。Parfitt 等总结出肝脏血管周上皮样细胞瘤具有女性多发，好发年龄 40~50 岁，好发于右肝，多为单发且易误诊为肝细胞癌，少数具有恶性行为特点。CT 和 MRI 表现平扫为低密度/信号，动脉期明显强化，门脉期仍持续强化呈等密度，边缘尚光整，难以与肝细胞癌及其他恶性病变鉴别，肝脏血管周上皮样细胞瘤尚需与血管瘤、FNH、神经内分泌肿瘤、淋巴瘤和转移性肿瘤等鉴别。本病例临床表现及影像学特征尚不典型，本例表现为：①中年男性，肝功能异常，AFP 不高，无乙肝病史；②CT 和 MRI 动脉期明显强化，门脉期呈等密度/信号，未见明显减退表现，可见假包膜影。

（康　巍　苏丹柯）

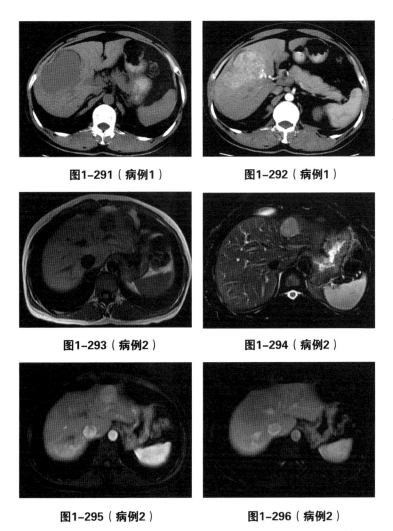

图1-291（病例1）　　　　　图1-292（病例1）

图1-293（病例2）　　　　　图1-294（病例2）

图1-295（病例2）　　　　　图1-296（病例2）

图 1-291~ 图 1-296　CT 平扫（图 1-291）肝右叶可见巨块状低密度肿物影，周围见低密度包膜影；CT 增强（图 1-292）肿物呈明显强化，强化欠均匀，病灶边缘见低密度晕环征，内部见液化坏死区及强化间隔影，肿物由肝动脉供血。另一病例 MRI T1WI（图 1-293）肝左外叶见一低信号结节；T2WI 及 T2WI 压脂序列（图 1-294）呈稍高信号；冠状位 T2WI 示肿物呈高信号；动态增强扫描动脉早期病灶呈不均匀强化；动脉晚期（图 1-295）病灶明显强化；门静脉期（图 1-296）肿物呈等信号，边缘隐约可见低信号环

参 考 文 献

1. Hornick J L，Eletcher C D M.PEComa：what do we know sofar.Histopathology，2006，48（1）：75-82

2. Rouquie D，Eggenspieler P，Algayres JP，e al.Malignant-like angiomyolipoma of the liver：report of one case and review of the literature.Arm Chir，2006，131：338-341

3. Parfitt JR，Bella AJ，Izawa JI，et al.Malignant neoplasm of perivascular apithelioid cells of the liver. Arch Pathol Lab Med，2006，130（8）：1219-1222

4. 李淑英，方松华.肝脏血管周上皮样细胞瘤 2 例.医学影像学杂志，2007，17（9）：1009-1010

七、肝成骨肉瘤
(osteosarcoma of Liver)

(一)临床及影像学表现

患者男，56岁，因"腹胀2个月、突发腹痛1天"入院。查体：上腹部膨隆，腹壁见曲张静脉，上腹部触及大小约15cm×10cm包块，质硬，活动度差，压痛（+）。实验室检查：血常规、肝功能正常；乙肝表面抗原（+），核心抗体（+），表面抗体（+），AFP（-）。

CT平扫显示上腹部巨大块状混杂密度影、部分与肝左叶相连，病灶边缘呈多发突起，表面欠光整，内见大范围液化坏死区及斑片状、散在斑点状钙化，病灶大小约16.2cm×11.0cm×12.6cm，CT值约22~144 HU。门脉左支和主干增宽，内见稍低密度影填充；脾脏体积明显增大，腹膜不均匀增厚，腹腔内见多发小结节状、条状等密度影。增强扫描动脉期病灶边缘实性部分明显强化，延迟期进一步强化，病灶内液性区及钙化部分始终未见强化，门脉左支和主干内稍低密度灶随着扫描时间进展逐渐强化；增厚的腹膜及腹腔内小结节明显强化。影像诊断：上腹部巨大占位，考虑肝成骨肉瘤或恶性畸胎瘤可能性大（图1-297~1-302）。

(二)最后诊断

术后病理诊断：肝成骨肉瘤。

(三)病例分析

骨外成骨肉瘤（extraskeletal osteosarcoma，ESO；extraosseous osteosarcoa，EOO）是原发于软组织、不累及骨和骨膜，但能生成骨样、骨性、软骨样物质的恶性肿瘤，极罕见，在软组织肉瘤中所占比例<1%，占成骨肉瘤2%~4%。ESO常见于大腿、上肢的软组织，发生于腹膜后及脏器已见报道的有乳腺、甲状腺、子宫、心脏、肺，发生于肝脏的成骨肉瘤国内外文献仅8例报道，绝大部分为60岁以上老年人，男女比例约1.9：1。临床常表现为可触性软组织肿物、进行性增大，伴或不伴疼痛。与肝细胞癌不同，肝成骨肉瘤患者常无肝炎、肝硬化病史。实验室检查可有乳酸脱氢酶、碱性磷酸酶升高。综合文献，肝脏成骨肉瘤影像学特点有：①肿块巨大，直径常>9cm；②密度不均匀，有斑点状、片状钙化；③肿瘤边缘不规则、与周围组织分界不清。本病发病率极低，影像学特征未明，术前定性诊断困难、最终诊断依赖病理组织学检查。肝脏成骨肉瘤是高度恶性肿瘤，预后极差，已报道的8例患者中，7例在诊断后8周内死亡，本例患者3个月后死亡。目前认为唯一改善预后的方法是早期诊断、早期手术、术后综合治疗。本病需与恶性畸胎瘤、平滑肌肉瘤、癌肉瘤等鉴别。

（谢婷婷 王成林）

参 考 文 献

1. Hatori M, Hosaka M, Watanabe M, et al. Osteosarcoma in a patient with neurofibromatosis type 1 : a case report and review of the literature. Tohoku J Exp Med，2006，208（4）：343-348

2. Atta Nawabi，Sidhartha Rath，Nicholas Nissen，et al. Primary Hepatic Osteosarcoma. J Gastrointest Surg，2009，13（8）：1550-1553

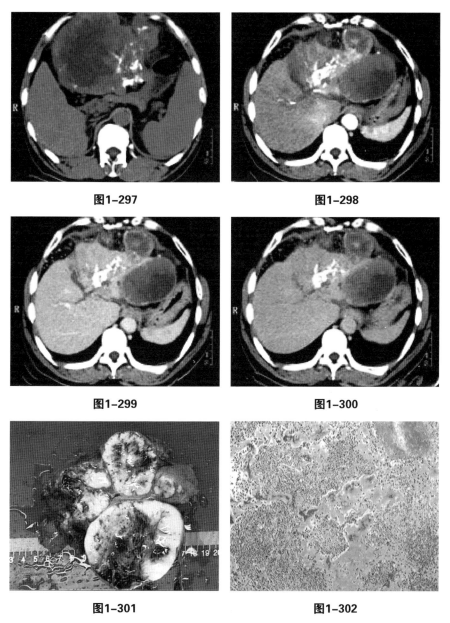

图1-297　　　　　　　　　　　　　　　　图1-298

图1-299　　　　　　　　　　　　　　　　图1-300

图1-301　　　　　　　　　　　　　　　　图1-302

图 1-297~ 图 1-300　　肝脏成骨肉瘤 CT 平扫（图 1-297）上腹部见巨大团块状混杂密度影、部分与肝左叶相连，病灶边缘呈多发突起，表面欠光整，内见大范围液化坏死区及团片斑片状、散在斑点状钙化，病灶最大层面范围约 16.2cm×11.0cm×12.6cm，CT 值约 22~144 HU。门脉左支和主干增宽，内见稍低密度影填充；脾脏体积明显增大，腹膜不均匀增厚，腹腔内见多发小结节状、条状等密度影。动脉期（图 1-298）病灶边缘实性部分明显强化，静脉期及延迟期（图 1-299、图 1-300）进一步强化，病灶内液性区及钙化部分始终未见强化；门脉左支和主干内稍低密度灶随着扫描时间进展逐渐强化；增厚的腹膜及腹腔内小结节明显强化

图 1-301~ 图 1-302　　肝脏成骨肉瘤大体标本（图 1-301），切面囊实性，实性区呈灰白至暗红，囊腔内见暗红胶冻样物，实性区内见钙化。病理切片 HE 染色显微镜下图像（图 1-302），瘤组织由梭形细胞及骨样组织、软骨样细胞构成，异型明显，可见坏死。结合免疫组化，考虑"左肝"成骨肉瘤

八、肝血管肉瘤
(hepatic angiosarcoma)

（一）临床及影像学表现

患者女，36 岁。主诉：反复右上腹疼痛 1 个月。查体：腹软，右上腹压痛，无反跳痛。实验室检查：AFP（－），CEA（－）。乙肝 5 项：乙肝表面抗原（＋），核心抗体（＋），表面抗体（＋）。肝功能及血常规均正常范围。ESR 67mm/h 明显升高。

CT 平扫示肝内散在、多发大小不等结节状、斑片状密度减低影，密度不均匀，边界模糊，较大者位于肝右后叶，大小约 5.9cm×4.5cm，CT 值约 34~45HU，边界欠清；增强扫描动脉期部分病灶内见索条状轻度强化，病灶边缘可见斑片状强化且随扫描时间逐渐向中心填充，延迟期部分病灶呈等密度影、部分病灶中心仍呈低密度影。影像诊断：肝脏多发占位性病变，考虑肝脏恶性病变，鉴别于肝脏肉瘤与原发性肝癌（图 1–303~1–307）。

（二）最后诊断

术后病理诊断：肝脏血管肉瘤。

（三）诊断分析

肝脏血管肉瘤（primary hepatic angiosarcoma，PHA）是源自血窦内皮细胞罕见的肝脏恶性肿瘤，占原发性肝恶性肿瘤的 0.1%~2.0%。本病多见于 50~70 岁老年人，男性较女性稍多见，男女比例约 3：1。临床上无特异性症状和体征，常表现为腹痛，体重下降，脾轻度增大，黄疸，贫血等，约 15% 由于肿瘤破裂出血发生急腹症而就诊，9% 以远处转移为首发症状。实验室检查肝功能正常或肝酶轻度增高，AFP 正常。典型的血管肉瘤呈多中心性生长，多发性结节，边界不清，可以伴出血、坏死、囊性变、纤维化或钙化。CT 平扫中，其肿瘤内可见部分呈岛屿状的密度增高影，为瘤内出血所致，病灶增强扫描动脉期显示病灶中心及周边可见明显不均匀强化，形态不规则，周边强化常呈花边状，病灶内部强化形态多呈粗条小团状，强化程度高于肝实质而低于腹主动脉，门静脉期及延迟期可见强化区域不断增大，向病灶中心充填，但充填的速度较慢；血管肉瘤表现为弥漫多结节型时，动脉期呈不规则局灶性强化，部分结节可见周缘不完整的环形强化。MRI T1WI 上可见点状、斑片状高信号区，提示存在出血，T2WI 上病灶呈血管瘤样明显高信号，但其信号并不均匀，内部见分隔状、斑片状低信号区，呈"镶嵌征"，高信号区为肿瘤成分、坏死区或新鲜出血，而低信号区反映了纤维化、含铁血黄素沉着或者陈旧出血；T2WI 显示液 – 液平面是瘤内出血的特异性征象；在 MRI 的动态增强表现与 CT 相仿。该病需与血管瘤、肝细胞癌及转移性血管肉瘤相鉴别。

（丁贺宇　王成林）

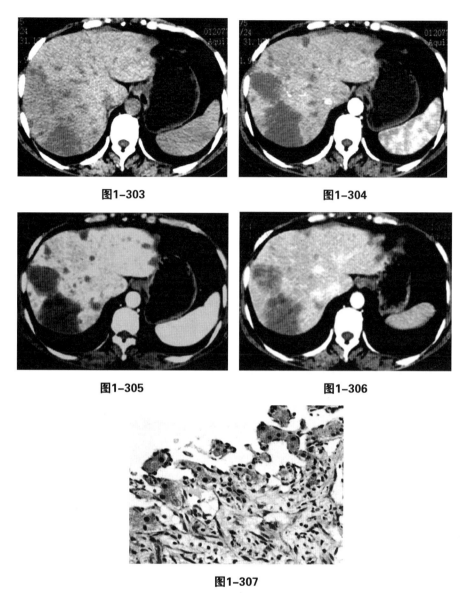

图1-303　　　　　　　　　　　　　图1-304

图1-305　　　　　　　　　　　　　图1-306

图1-307

图 1-303~ 图 1-306　依次为肝脏血管肉瘤 CT 平扫、增强扫描动脉期、静脉期、延迟期图像。肝内散在、多发大小不等结节状、斑片状密度减低影，密度不均匀，边界模糊，较大者位于肝右后叶，大小约5.9cm×4.5cm，CT 值约 34~45HU，边界欠清，增强扫描动脉期部分病灶内见索条状轻度强化，病灶边缘可见斑片状强化且随扫描时间逐渐向中心填充，延迟期部分病灶呈等密度影、部分病灶中心仍呈低密度影

图 1-307　示肝血管肉瘤病理组织学由海绵样、血窦样和肿瘤实质三种成分构成，其间夹杂萎缩的肝细胞束

参 考 文 献

1. Van Kampen RJ, Erdkamp FL, Peters FP. Thorium dioxide related hamangiosareoma of the liver. Neth J Med, 2007, 65：279-282

2. PetersonMS, BaronRL, RankinSC, et al. Hepatic angiosarcoma：findingsonmultiphasiccontrast-enhancedhelical CTdo not mimic hepatichemangioma. AJR, 2000, 175：165

3. Koyama TK, Fletcher JG, Johnson CD, et al. Primary hepaticangiosarcoma：findings at CT and MR imaging. Radiology, 2002, 222：667-673

九、肝脏淋巴瘤
(hepatic lymphoma)

（一）临床及影像学表现

患者男，65岁，因"便秘2个月余伴偶发右侧腹股沟疼痛"就诊。该患者曾于30余年前行腹股沟疝修补术。体检无阳性发现，实验室检查，血红蛋白及白细胞正常，AFP及CEA（－）。CT及MR腹部扫描示肝脏占位。

CT腹部平扫示肝右叶一巨大低密度肿块自肝右叶延伸至肝左内叶，病灶中心见更低密度区；增强扫描动脉早期示病灶为乏血供肿块；门脉期示肿块轻度强化，肝脏整体形态如常，未见明显门脉血栓。MR压脂序列平扫示肝右叶巨大团块状占位并中心局灶性小囊变；Gd–DTPA增强扫描压脂序列示病灶不均匀强化。影像诊断：肝右叶巨大实性乏血供占位，局部侵犯肝左内叶，考虑肝淋巴瘤可能（图1–308~1–313）。

（二）最后诊断

术后病理诊断：肝原发非霍奇金淋巴瘤。

（三）诊断分析

肝脏淋巴瘤（lymphoma of the liver，LL）较少见，分为原发性及继发性两类，其中原发性肝脏淋巴瘤发病率占肝脏恶性肿瘤的0.1%，占结外淋巴瘤的0.4%。原发性肝脏淋巴瘤以50岁左右男性多见，病灶可单发亦可多发，患者的骨髓象检查一般无特殊异常，而继发性肝脏淋巴瘤以肝脏的弥漫浸润为主。肝淋巴瘤CT表现大致可分为3种：①弥漫型：多表现为肝脏弥漫性肿大，密度普遍减低，病灶不清楚，无明确结节和肿块形成，部分可见粟粒样小结节低密度灶，增强后整个肝实质仅呈轻度均匀强化；②多发结节型：亦表现为肝大并见多发结节性病灶，直径大多<3cm，边界清晰，多为类圆形，少数可呈浅分叶或不规则型，增强后边缘轻度强化；③孤立型：为肝内类圆形均匀低密度灶，直径大多>3cm，边界清，增强可有边缘轻度强化，直径较大的结节病灶中心常有坏死表现为更低密度区，少数可见钙化。MRI肿块或结节型大致呈长T1长T2信号改变，边缘清楚，呈圆形或分叶状，中心可见更长T2信号或无信号区，而弥漫型主要表现为肝实质信号于T1WI上减低和T2WI上增高。单发肿块或结节型肝原发性恶性淋巴瘤需与原发性肝细胞癌尤其是少血供型肝细胞癌相鉴别，多发结节型肝原发性恶性淋巴瘤需与肝转移癌相鉴别。

（戴　懿　王成林）

参　考　文　献

1. Vanita N, Nelofar QS, J. Antonio O, et al. Primary non–Hodgkin's lymphoma of the liver. Critical Reviews in Oncology.Hematology, 2005, 53：199–207

2. Masood A, Kairouz S, Hudhud KH, et al. Primary non-Hodgkin lymphoma of the liver. Current Oncology, 2009, 16：74-77

3. Page RD, Romaguera JE, Osborne B, et al. Primary hepatic lymphoma：favorable outcome after combination chemotherapy. Cancer, 2001, 92：2023-2029

4. Eom DW, Huh JR, Kang YK, et al. Clinicopathological features of eight Korean cases of primary hepatic lymphoma. Pathol Int, 2004, 54：830-836

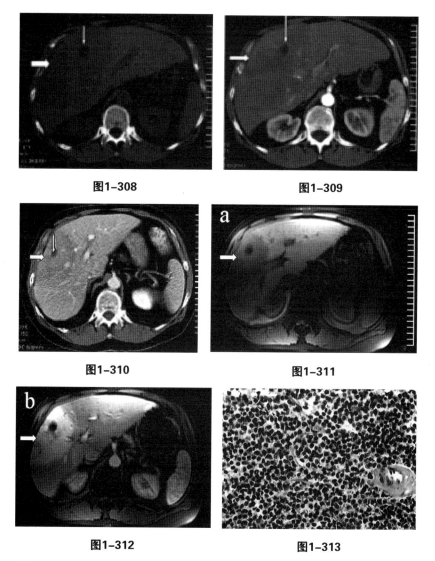

图1-308　　　　　　　　　　　图1-309

图1-310　　　　　　　　　　　图1-311

图1-312　　　　　　　　　　　图1-313

　　图 1-308~ 图 1-312　CT 腹部平扫（图 1-308）示肝右叶一巨大低密度肿块自肝右叶延伸至肝左内叶（宽白箭头），病灶中心见更低密度区（窄白箭头）；增强扫描动脉早期（图 1-309）示病灶为乏血供肿块；门脉期（图 1-310）示肿块轻度强化，肝脏整体形态如常，未见明显门脉血栓。MR SPGR 压脂序列平扫示肝右叶巨大团块状占位并中心局灶性小囊变（图 1-311）；Gd-DTPA 增强扫描 SPGR 压脂序列示病灶不均匀强化（图 1-312）

　　图 1-313　病理活检镜下呈单一形态的小淋巴细胞代替了正常的肝实质，淋巴细胞拥有少量胞质及大量聚集核染色质及细胞核

十、肝胚胎性肉瘤
(embryonal sarcoma of liver)

（一）临床及影像学表现

患者男性，16 岁。因上腹部疼痛 7 天，CT 发现肝占位 1 天。体格检查：体温 36.6℃，脉搏 82 次 / 分，呼吸 19 次 / 分，血压 11.5/6.7kPa。实验室检查：AFP 阴性；乙肝表面抗原、乙肝 e 抗原、乙肝核心抗体（1、3、5）阳性。

MRI：肝肾隐窝可见一异常信号灶，T1WI 呈高、低混杂信号，T2WI 亦呈混杂信号，以高信号为主；MR 动态扫描：动脉期肿块旁可见结节样强化，静脉期肿块强化明显，呈"渐进性"强化。肿块压迫肝右叶，并与门静脉右支关系密切，肿块与右肾关系密切，相应水平肾皮质不光整。余肝实质未见异常信号灶。脾脏、胰腺和左肾未见异常。肝门区、腹主动脉旁淋巴结未见明确肿大和信号异常。双侧少量胸水。诊断：肝脏恶性肿瘤可能性大（图 1-314~1-319）。

（二）最后诊断

病理报告：肝胚胎性肉瘤（又名未分化肉瘤或间叶细胞肉瘤）。

（三）病例分析

肝胚胎性肉瘤发生于肝原始间叶组织，为罕见的高度恶性肿瘤，此病多见于大龄儿童，约占儿童肝恶性肿瘤的 13%，发生率无性别差异。该病临床无特异表现，主要为腹痛、腹部包块等。肿瘤多位于肝右叶，单发，瘤体可很大，常有出血、坏死及囊性变。肿瘤生长迅速，可侵犯毗邻器官。其发生与肝炎无关，故一般不合并肝硬化，肝脏功能多正常，血清 AFP 不高。影像学表现为多房、囊实性，囊性为主（略高于水密度），有时可见高密度出血区，中间可有多个高密度、厚薄不等的分隔，增强后囊壁下软组织及分隔可见强化。肿瘤周边有假包膜。肝动脉造影可显示供血动脉的异常移位，肿瘤区血管减少，甚至无血管。本例主要特点：肿物呈多房囊实性肿物，并侵犯邻近结构。

（康　巍　苏丹柯）

参 考 文 献

1. 马海军，祁延芳. 肝脏未分化胚胎肉瘤一例. 中华放射学杂志，2005，39（8）：889-890

2. Noguchi K，Yokoo H，Nakanishi K，et al. A long-term survival case of adult undifferentiated embryonal sarcoma of liver. World J Surg Oncol，2012，10：65

3. Tan Y，Xiao EH. Rare hepatic malignant tumors：dynamic CT，MRI，and clinicopathologic features：with analysis of 54 cases and review of the literature. Abdom Imaging，2013，38（3）：511-526

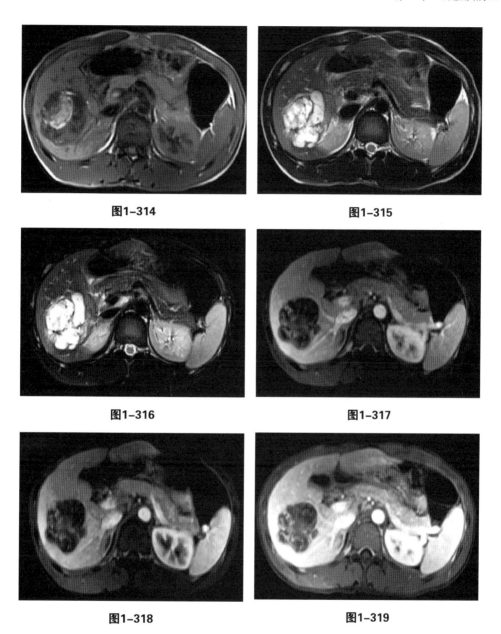

图1-314

图1-315

图1-316

图1-317

图1-318

图1-319

图 1-314~ 图 1-319　肝肾隐窝可见一异常信号灶，T1WI（图 1-314）示肿物呈高、低混杂信号；T2WI（图 1-315）、T2WI 压脂（图 1-316）肿物亦呈混杂信号，以高信号为主；MR 动态增强＋脂肪抑制（图 1-317~1-319）：动脉期肿块旁可见结节样强化，静脉期肿块强化明显，呈"渐进性"强化。肿块压迫肝右叶，并与门静脉右支关系密切

第九节　肝脏转移瘤

一、肺癌肝转移
(hepatic metastasis of lung cancer)

（一）临床及影像学表现

患者于 2011 年 5 月份无明显诱因开始出现咳嗽、咳痰，给予抗感染治疗 2 周后症状无明显改善。

CT 平扫示左肺下叶见不规则团块状高密度影。肝 S7 段各见一个低密度影，病灶增强扫描动脉期病灶轻度强化，门脉期及延迟期病灶周边强化，中央低密度区无强化，呈牛眼征。影像学诊断：左肺癌（射频术后改变）；肝 S7 段转移瘤（图 1–320~1–325）。

（二）最后诊断

肺非小细胞肺癌肝转移。

（三）诊断分析

肝转移是肺癌血行转移最多见部位，多经肝动脉转移。肺癌肝转移病灶常多发，病灶形态极不规则，呈大小不一、分叶状低密度肿块，且边界清晰，病灶中心常存在更低密度区，提示有液化坏死；典型肺癌肝转移瘤 CT 平扫呈相对低密度，增强扫描动脉期病灶边缘明显强化，中心呈相对低密度，液化坏死区无强化，病灶外周又因水肿而呈低密度，病灶边缘稍低密度带内可见较小的结节样强化；静脉期可表现出典型的"牛眼征"；延迟期病灶呈相对低密度。肺癌肝转移多见，结合临床资料诊断不困难，但有时需与肝脓肿、原发性肝癌及肝囊肿等鉴别。

（黎永滨　王成林）

参 考 文 献

1. Craig JR，Peter RL，Edmondson HA．Tumors of the liver and intrahepatic bile ducts．Washington，D.C.：Armed Forces Institute of Pathology，1989

2. Karhunen PJ. Benign hepatic tumors and tumor like conditions in men．J Clin Pathol，1986，39：183–188

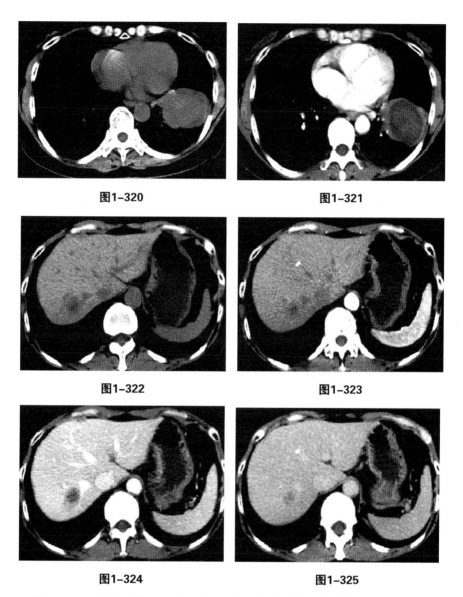

图1-320   图1-321

图1-322   图1-323

图1-324   图1-325

图 1-320~ 图 1-325 　T 平扫（图 1-320）示左肺下叶见不规则团块状高密度影，前缘止于斜裂，其内密度不均，平扫 CT 值约 47HU，增强扫描（图 1-321）见边缘明显强化，其内低密度区无强化。肝 S7 段见一个低密度影（图 1-322），病灶增强扫描动脉期（图 1-323）病灶轻度强化，门脉期及延迟期（图 1-324、图 1-325）病灶周边强化，中央低密度区无强化，呈牛眼征

二、乳腺癌肝转移
(hepatic metastasis of breast cancer)

（一）临床及影像学表现

患者女，42岁，主诉："左乳腺癌术后7年"，发现肝内占位1个月。

肝脏CT平扫示肝脏体积增大，肝右叶内见多发团块状低密度影，部分融合，边界不清，范围较大者约106mm×137mm，增强扫描动脉期病灶不均匀强化，边缘强化明显，相对于周围肝实质呈环形强化，内见无强化的低密度区，病灶边缘见多条粗大的血管影，静脉期病灶边缘强化迅速减退，相对于周围肝实质呈略低密度，延迟期病灶大部分呈相对等低密度。影像诊断：肝脏占位性病变，结合病史符合乳腺癌肝转移表现，伴腹膜后及膈上淋巴结转移（图1-326~1-331）。

（二）最后诊断

乳腺癌肝转移。

（三）诊断分析

乳腺癌肝转移的特点是发生早、发现晚，文献报道平均为术后25个月。乳腺癌术后定期做B超检查时及早发现转移灶是既经济又方便的方法。乳腺癌是否转移及转移早晚与乳腺癌的生物学特性、病理分期、组织类型相关。乳腺恶性病变的微血管分布明显多于良性病变，且周围分布明显高于中心分布，其比值明显高于良性病变。乳腺良恶性病变动态增强磁共振成像（MRI）表现特征和微血管密度的相关性研究，发现乳腺恶性病变增强后信号有快速明显增高且快速减低的倾向，大多病灶中央强化不显著并非中央坏死而致，而是微血管分布周围高于中心。乳腺癌的肝转移灶顺延了其原发癌的特点。本病例也证明了这一特点，表现为动脉期快速明显的环状强化，静脉期快速降低，直至延迟期与肝实质密度一致。典型乳腺癌CT表现为动脉期快速明显增强且呈外周强化高于中心强化的环状，静脉期和平衡期快速降低，表现为中心、周边肝实质强化一致的等密度结节。通过结合病史及其CT表现特点诊断乳腺癌的肝转移并不困难，但值得注意的是，个别来自其他部位血供丰富的转移瘤也有此特点，故原发瘤的诊断最为关键。乳腺癌肝转移需与原发性肝癌、肝脓肿及其他肿瘤的转移癌相鉴别。

（丁贺宇　袁知东　王成林）

参 考 文 献

Matsumoto J, Minami T, Takami M, et al. A case resectable hepatic metastases of breast cancer following intrahepatic arterial chemotherapy. Gan To Kagaku Ryoho（Japanese），1996, 23：1542-1545

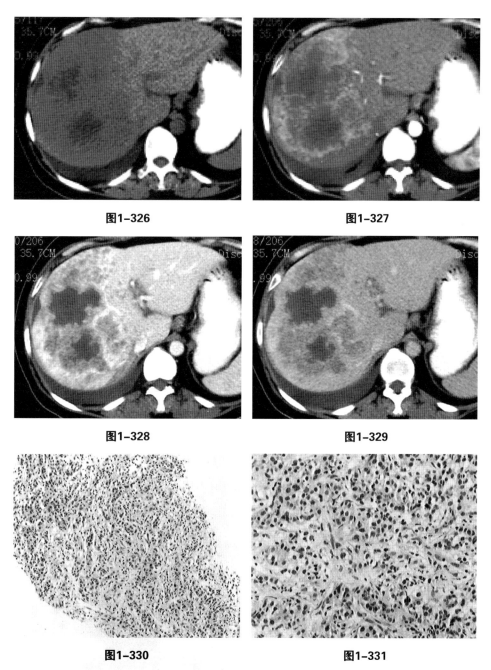

图1-326

图1-327

图1-328

图1-329

图1-330

图1-331

图 1-326~ 图 1-329　肝脏 CT 平扫示肝脏体积增大，肝右叶内见多发团块状低密度影，部分融合，边界不清，范围较大者约 106mm × 137mm（图 1-326），增强扫描动脉期病灶不均匀强化，边缘强化明显，相对于周围肝实质呈环形强化，内见无强化的低密度区，病灶边缘见多条粗大的血管影（图 1-327），静脉期病灶边缘强化迅速减退，相对于周围肝实质呈略低密度（图 1-328），延迟期病灶大部分呈相对等低密度（图 1-329）

图 1-330~ 图 1-331　正常肝组织中可见不规则腺管样、梁索状、巢团状瘤组织浸润，瘤细胞胞界不清，分布紊乱，胞质淡红色，细胞核呈圆形、卵圆形或不规则形，可见核分裂象；瘤细胞巢间未见血窦组织

三、胰腺癌肝转移
(hepatic metastasis of pancreatic cancer)

（一）临床及影像学表现

患者男，58 岁，1 年半前查 B 超示胰腺癌，行胰腺十二指肠切除术，术后病理提示胰腺钩突部中低分化腺癌，侵及胰腺导管及胆总管管壁，伴胰腺外神经受累，淋巴结可见癌转移（胰腺周 3/6，胰腺上缘 1/1）。近 1 个月来出现腹胀腹痛，查腹部 X 线示不全性肠梗阻。CA199 20 000U/L。

CT 平扫肝内可见多发类圆形低密度影，CT 值约 13~26HU，边界欠清，大小不等，肝脾周围见大片腹腔积液；增强扫描动脉期肝内部分病灶有不均匀环状强化，呈 "牛眼征"，脾内见片状低密度灶出现，胰头明显增大，与周围分界不清，部分包绕腹腔干；静脉期肝内病灶因正常肝实质的强化而明显显示，呈相对低密度，此期较易发现肠系膜及腹膜后肿大淋巴结；延迟期肝内转移灶中心始终未见强化。影像诊断：肝、脾、腹膜及淋巴结多发转移（图 1-332~1-337）。

（二）最后诊断

胰腺癌肝转移。

（三）诊断分析

胰腺癌转移主要通过以下途径：血行转移、淋巴结转移、邻近脏器侵犯及种植性转移，其中由于肝脏血供 75% 来自门静脉系统，故血行转移是胰腺癌肝转移的常见途径，另外由于胰腺毗邻肝脏，亦容易向外蔓延侵犯。CT 平扫上典型的肝脏转移瘤表现为多发、大小不等的圆形、类圆形或片状低密度影，大部分边缘较淡、边界不清，且低密度病灶内存在更低密度区域，形成双重轮廓；MR 平扫转移瘤相对肝实质 T1WI 上呈低 - 中等信号；T2WI 上呈中等 - 高信号，灶周常有明显水肿表现为 "晕征"，胰岛细胞瘤转移灶因富血供在 T2WI 上信号较高，而胰腺囊腺癌转移灶因可产生黏液性物质亦可在 T2WI 上呈较高信号。此类肿瘤多为富血供性病灶，故 CT 及 MRI 增强扫描上典型表现为动脉期轻 - 高度环形强化，呈典型的 "牛眼征"，静脉期正常肝实质明显强化，则肿瘤密度 / 信号相对较低；延迟扫描病灶中心较边缘强化较明显，呈 "边缘廓清征"，提示病灶边缘血供丰富而中央纤维间质成分较多，此外胰腺癌转移瘤因周围炎性反应及血管增生，其强化范围可超出平扫所见边缘。除胰腺原发性病灶及肝脏上转移瘤的直接征象外，尚可合并胰胆管扩张、门静脉瘤栓等间接征象。本病主要与原发性肝癌、血源性肝脓肿相鉴别。胰腺癌肝转移需与多灶性肝脓肿及其他肿瘤的转移瘤相鉴别。

（梁德志　王成林）

参 考 文 献

1. Soto JA，Barish MA，Yucel EK，et al. Pancreatic duct：MR cholangiopancreatography with a three-dimensional

fast spin-echo technique. Radiology, 1995, 196：459-464

2. Semelka RC, Hussain SM, Marcos HB, et al. Perilesional enhancement of hepatic metastases：correlation between MR imaging and histopathologic findings-initial observations. Radiology, 2000, 215：89-94

3. Hidaka T, Hirohashi S, Uchida H, et al. Annular pancreas diagnosed by single-shot MR cholangiopancreatography. Magn Reson Imaging, 1998, 16：441-444

4. Zhang XM, Mitchell DG, Dohke M, et al. Pancreatic cysts：Depiction on single-shot fast spin-echo MR images. Radiology, 2002, 223：547-553

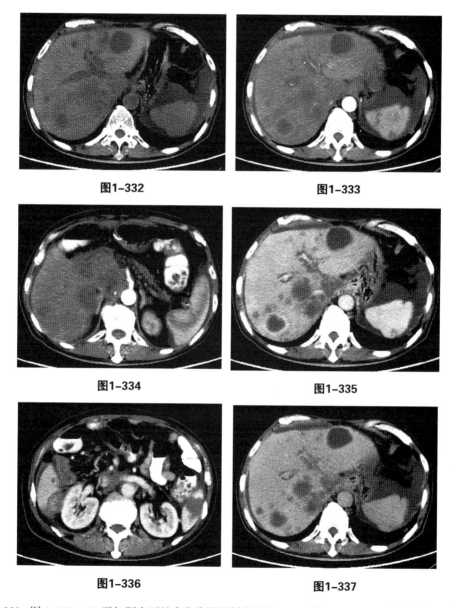

图1-332　　　　　　　　图1-333

图1-334　　　　　　　　图1-335

图1-336　　　　　　　　图1-337

　　图 1-332~ 图 1-337　CT 平扫肝内可见多发类圆形低密度影，CT 值约 13~26HU，边界欠清，大小不等，肝脾周围见大片腹腔积液（图 1-332）；动态增强扫描动脉期肝内部分病灶有不均匀环状强化，呈"牛眼征"，脾内见片状低密度灶出现（图 1-333），胰头明显增大，与周围分界不清，部分包绕腹腔干（图 1-334）；静脉期肝内病灶因正常肝实质的强化而明显显示，呈相对低密度（图 1-335），此期较易发现肠系膜及腹膜后肿大淋巴结（图 1-336）；延迟期肝内转移灶中心始终未见强化（图 1-337）

四、胃癌肝转移
(hepatic metastasis of gastric cancer)

（一）临床及影像学表现

患者男性，68 岁，腹部不适、腹胀、早饱、食欲缺乏就诊，体重 2 个月内减轻 5kg。

CT 平扫示肝脏大小不等低密度占位，边界欠清。CT 增强扫描动脉期病灶边缘强化，中央低强化；胃壁明显增厚，有强化。门脉期病灶边缘环形强化，边界变清楚，中央呈低强化。影像诊断：胃癌肝转移（图 1-338~1-343）。

（二）最后诊断

胃癌肝转移瘤。

（三）诊断分析

肝脏是仅次于淋巴结的肿瘤转移好发器官，肝转移瘤的原发肿瘤最常见于胃肠道恶性肿瘤，胃癌所占比例仅次于结肠癌。肝转移瘤患者其症状主要有右上腹不适、肝大、黄疸、腹水等；25%~50% 患者肝功能可正常。胃癌肝转移的典型 CT 表现为肝脏内单发或多发类圆形低密度占位，多发者大小不一，肝脏内散在分布，增强扫描表现为肿瘤边缘环形强化，中央呈低强化，形成"牛眼征"或"靶环征"。肿瘤内可有低密度坏死区或高密度钙化（多见于胃黏液腺癌肝转移）。MR 多表现为肝脏内长 T1 长 T2 信号占位，如转移瘤内有坏死、黏液成分、出血、钙化，可表现出相应不同信号；增强扫描与 CT 增强方式相同。本例应与多灶性肝细胞肝癌、肝内胆管癌及多灶性肝脓肿鉴别。

（张重明　王成林）

参 考 文 献

1. Jemal A，et al. Global cancer statistics. CA Cancer J Clin, 2011，61：69-90

2. Joon Seok Lim，et al.CT and PET in Stomach Cancer：Preoperative Staging and Monitoring of Response to Therapy. Radiographics，2006，26（1）：143-156

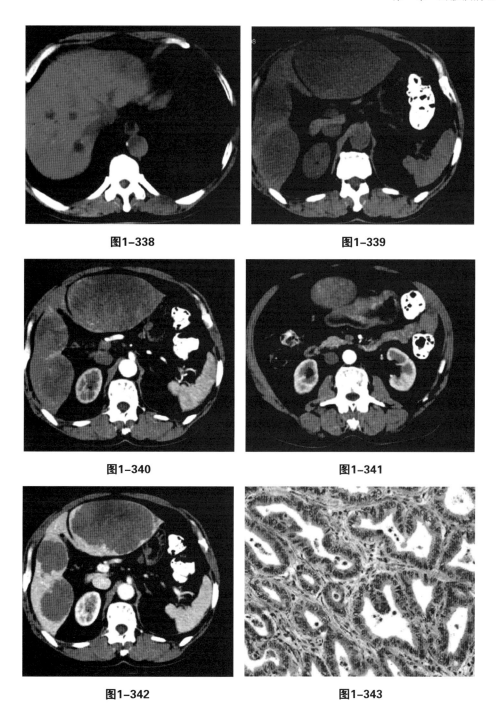

图1-338　　　　　　　　　　　　　　图1-339

图1-340　　　　　　　　　　　　　　图1-341

图1-342　　　　　　　　　　　　　　图1-343

图 1-338~ 图 1-342　CT 平扫示肝脏大小不等低密度占位（图 1-338），边界欠清。CT 增强扫描动脉期病灶边缘强化，中央低强化；胃壁明显增厚，有强化（图 1-339）。动脉期（图 1-340、图 1-341）病灶边缘轻度强化，门脉期（图 1-342）病灶边缘环形强化，边界变清楚，中央呈低强化

图 1-343　病理图片示转移性低分化腺癌，见明显核分裂象和大量异型细胞

五、胃肠道间质瘤肝转移
(hepatic metastasis of gastrointestinal stromal tumor)

（一）临床及影像学表现

患者男，56 岁，胃间质瘤术后复发一年余，近期上腹部感不适。

CT 平扫可见肝内多发大小不一类圆形低密度占位影，边界尚清，密度均匀，较大者大小约为 33mm×28mm 增强扫描动脉期可见病灶边缘明显强化，以环形强化为主，静脉期及延迟期病灶显示较清。影像诊断：结合病史考虑肝内多发转移瘤（图 1-344~1-347）。

（二）最后诊断

胃肠道间质瘤肝转移。

（三）诊断分析

胃肠道间质瘤（gastrointestinal stromal tumors，GIST）是胃肠道最常见的间叶性肿瘤，也可以原发于胃肠道外，如大网膜和肠系膜等处。肝转移是最常见的转移途径之一，临床主要症状有腹部包块、疼痛、食欲缺乏、消瘦等，CT 检查发现肝脏占位，临床表现和影像学检查往往无特异性。GIST 肝转移 CT 表现主要有 2 种形式：①肝内单发病变一般较大，可为厚壁囊性或实性；②肝内多发病变表现散在或弥漫分布的结节，部分病灶内见坏死液化区。GIST 肝转移 CT 平扫均为低密度，单发的转移结节大多数病灶包膜完整，与周围正常肝实质分界清楚，这与多数其他肿瘤的肝转移不同；GIST 肝转移瘤增强扫描动脉期较具特征性，表现为环状或线样、斑点状及断续的片絮状强化，强化 CT 值较高，部分线条状强化影与血管影相似，这在其他胃肠道癌肝转移中较为少见；门静脉期上述强化影变淡消退，病灶实质强化较前明显且面积增大，提示 GIST 肝转移为双重供血的富血供特征，由于病灶中心坏死及液化，部分病灶呈牛眼征，这与一般胃肠道癌肝转移不易鉴别。GIST 确诊时恶性占 10%~30%，潜在恶性占 70%~90%，并随着时间的推移都有恶变的可能，GIST 术后肝脏转移常见。单发的转移结节需与其他肝内富血供病灶相鉴别，多发的转移瘤需与多灶性肝脓肿及其他肿瘤的转移灶相鉴别。

（何冠勇　王成林）

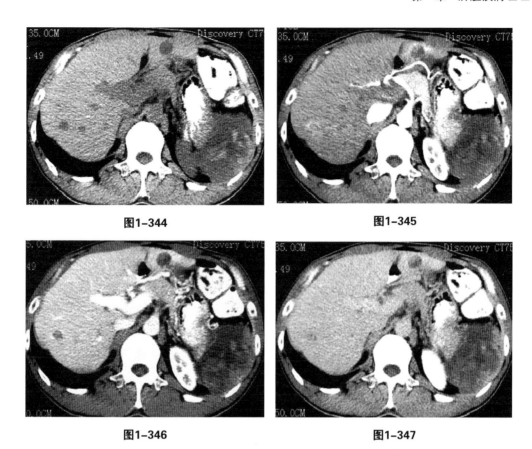

图1-344

图1-345

图1-346

图1-347

　　图1-344~图1-347　肝内可见多发大小不一类圆形低密度占位影（图1-344），边界尚清，密度均匀，较大者大小约为33mm×28mm，增强扫描动脉期（图1-345）可见病灶边缘明显强化，以环形强化为主，静脉期及延迟期（图1-346、图1-347）病灶显示较清

参 考 文 献

1. Burkill G J C，Badran M，Al-Muderis O，et al. Malignant gastrointestinal stromal tumor：distribution，imaging features，and pattern of metastatic spread1. Radiology，2003，226（2）：527-532

2. Dematteo RP，Heinrich MC，EI-Rifai WM，et al. Clinical management of gastrointestinal stromal tumors：beforeand after STI-571. Hum Patho I，2002，33（5）：466-477

六、直肠类癌肝转移
(hepatic metastasis of rectal carcinoid)

（一）临床及影像学表现

患者男，67 岁，以上腹部不适一年余入院。患者无明显诱因上腹部不适一年余，伴大便性状改变半年多，大便带血，直肠指征未见明显异常，肝脏彩超示肝内多发低回声结节，考虑转移瘤可能。

CT 平扫示肝内多发低密度影，大小不等，范围约 1~5cm，最大者约 5cm×3cm×4cm，位于 S8 段，平扫 CT 值约 42HU，密度稍不均匀，CT 增强扫描呈典型的"牛眼征"，肝内血管走行自然，门脉未见充盈缺损。影像诊断：考虑肝脏转移瘤可能性大（图 1–348~1–353）。

（二）最后诊断

肝脏穿刺物活检病理报告：直肠类癌肝转移。

（三）诊断分析

类癌（carcinoid）又称类癌瘤（carcinoid tumor），是一组发生于胃肠道和其他器官嗜铬细胞的能合成和分泌多种肽类及胺类介质的神经内分泌肿瘤，属于 APUD（amine precursor uptake and decarboxylation）肿瘤家族中的一种，90% 以上的类癌瘤发生于胃肠道，结直肠类癌占胃肠道肿瘤的 0.4%~1.8%，我国大肠类癌中以直肠居首，约占消化道类癌的 17%~25%，是一种少见的低度恶性肿瘤，多呈局部性浸润性生长而少有转移，并能分泌 5–HT，从而引起"类癌综合征"。直肠类癌可以发生肝脏转移瘤时，肝内肝动脉的血供会有增多表现，来源一般为血行转移，在 CT 上可见多发大小不等的类圆形低密度肿块，多在低密度病变内存在更低密度区域，从而显示为同心圆状或等高线状双重轮廓为其特征，增强扫描动脉期轻度不均匀强化，静脉期可表现出典型的"牛眼征"。MRI 对较小的转移癌也比较敏感，T1WI 多呈低信号，T2WI 多表现为稍高信号，增强扫描也可呈"牛眼征"。肝脏转移瘤表现特殊，结合原发病史，一般诊断不难。本例应与多灶性肝细胞肝癌及多灶性肝脓肿相鉴别。

（谢　晨　王成林）

参 考 文 献

Ariff B, Lloyd CR, Khan S, et al. Imaging of liver cancer. World J Gasstroenterol, 2009, 15（11）：1289

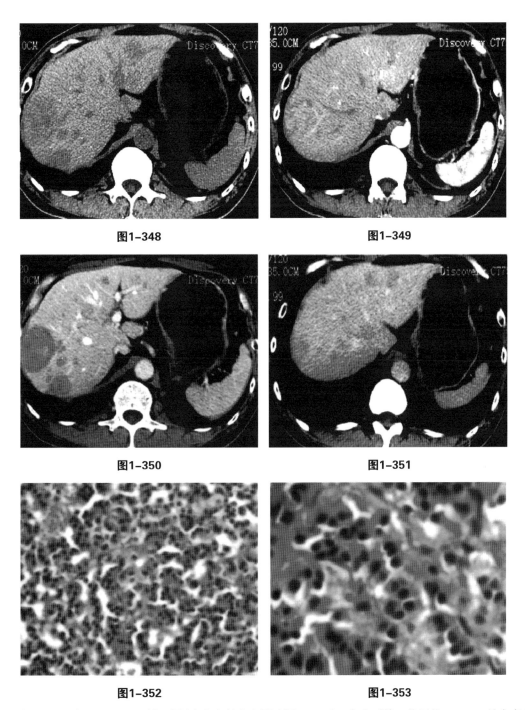

图1-348

图1-349

图1-350

图1-351

图1-352

图1-353

图 1-348~图 1-351　CT 平扫示肝内多发低密度影（图 1-348），大小不等，范围约 1~5cm，最大者约 5cm×3cm×4cm，位于 S8 段，平扫 CT 值约 42HU，密度稍不均匀，CT 增强扫描呈典型的"牛眼征"（图 1-349~1-351），肝内血管走行自然，门脉未见充盈缺损，腹腔未见积液影

图 1-352~图 1-353　HE 染色符合转移性直肠类癌表现，肿瘤细胞呈卵圆形、圆形，大小较一致，胞质少，核小圆形，部分细胞核较大有轻度异型及少量核分裂象；瘤细胞呈条索、巢状排列，由细狭的纤维分隔，部分呈腺样排列

七、恶性黑色素瘤肝转移
(*hepatic metastasis of malignant melanoma*)

（一）临床及影像学表现

患者男，45 岁，后背部皮肤恶性黑色素瘤 2 年余，体检见后背部一黑色菜花状肿物，约 4cm×5cm，表面不规则，质硬，边界欠清；左侧腹股沟区扪及 5cm×3cm 肿块，质韧，活动度差。2007 年外院诊断为恶性黑色素瘤。2008 年因后背部肿物溃疡出血，不能仰卧。

CT 平扫肝内多发转移灶，呈高密度影，增强后不均匀强化。MRI T1WI 平扫肝内多发病灶及椎体转移灶呈高信号；T2WI 肝内病灶呈明显低信号。影像诊断：后背部恶性黑色素瘤，肝脏多发转移（图 1-354~1-361）。

（二）最后诊断

恶性黑色素瘤肝脏多发转移。

（三）诊断分析

恶性黑色素瘤（malignant melanoma）是一类起源于神经脊黑色素细胞的恶性肿瘤，多发生于皮肤，原发恶性黑色素瘤占全身癌症的 1%~2%。含黑色素的黑色素瘤 MRI 表现为特征性的 T1WI 高信号、T2WI 低信号影；而不含黑色素的黑色素瘤 MRI 表现不具备特征性。黑色素瘤肝脏转移的 CT 表现具有一定的特征性，表现为肝内多发占位性病变，特征性表现为"花环"征，肿块密度不均、周围呈环状不规则密度增高，部分病灶中心低密度区为肿瘤中心的缺血坏死所致，增强扫描病灶不均匀强化，有利于病灶的检出，但临床上能给出明确诊断的不多。MRI 表现为肝内多发占位性病变，多为结节状、团块状，也可有点状或斑片状，多数黑色素瘤在 T1WI 图像中表现为特征性的短 T1 短 T2 信号，但病灶易出血、坏死及囊变，信号表现形式多不典型。本病需与原发性肝癌、肝囊肿、肝脓肿等鉴别。

（汪　兵　王成林）

参 考 文 献

1. Kamel IR，Kruskal JB，Gramm HF. Imaging of abdominal manifestations of melanoma. CritRev Diagn Imaging，1998，39（6）：447-486

2. Feinstein EG，Marr BP，WinstonCB. Hepatic abnormalities identified on abdominal computed tomography at diagnosis of uveal melanoma. Arch Ophthalmol，2010，128（3）：319-323

3. Shaw H，Thompson J，Mccarthy W.Ultra-late recurrence of cutaneous melanoma. Cancer，1998，82（9）：1799-1800

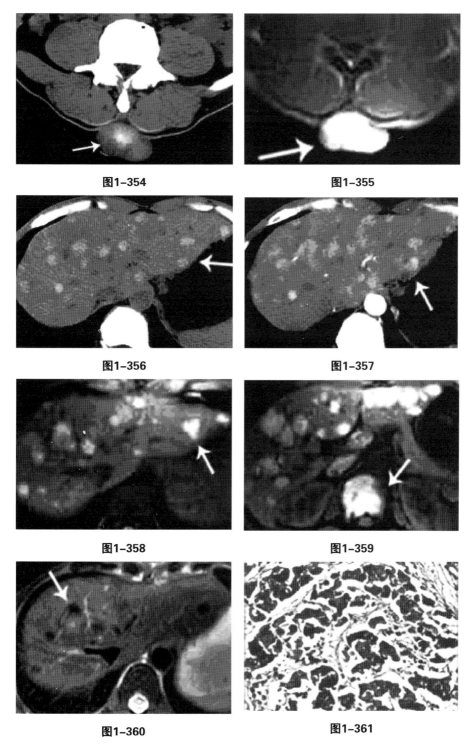

图1-354　　　　　　　　　　　　　图1-355

图1-356　　　　　　　　　　　　　图1-357

图1-358　　　　　　　　　　　　　图1-359

图1-360　　　　　　　　　　　　　图1-361

图 1-354~ 图 1-360　CT 平扫（图 1-354）显示后背部原发病灶，合并出血；MRI T1WI（图 1-355）原发病灶因含黑色素呈大片高信号，部分是因出血所致；CT 平扫（图 1-356、图 1-357）内多发转移灶，呈高密度影，增强后不均匀强化；MRI T1WI 平扫（图 1-358~ 图 1-360）肝内多发病灶及椎体转移灶呈高信号；T2WI 肝内病灶呈明显低信号

图 1-361　病理显示肿瘤以上皮样细胞为主，间杂梭形细胞，有坏死出血及溃疡形成；淋巴管内有瘤栓，诊断为皮肤结节性恶性黑色素瘤

第十节　肝脏其他病变

一、肝脏异位妊娠
(ectopic pregnancy in the liver)

(一)临床及影像学表现

患者女性，28岁，因急性腹痛伴阴道流血14天，加重半天入院，主诉停经49天，无早孕反应。腹部平坦稍硬，全腹压痛以左上腹部为著，反跳痛明显。妇科检查无明显异常，仅宫体及附件轻度压痛。实验室检查：白细胞总数10.17×10^9/L，粒细胞87.6%。血清HCG 8988 mIU/ml。子宫、输卵管及盆腔内US检查未见孕囊。

CT平扫显示肝S4段稍高密度影，边缘光整清楚，周边多为稍高密度，而中心密度减低，增强CT动脉期和静脉期病灶均无强化，与正常肝实质分界清楚。MRI T1WI表现为低信号囊性病变，边缘可见环状厚薄不一的高信号囊壁，部分不连续，T2WI病变呈明显的高信号，形态不规则、边缘部信号不均匀，边界不清。增强MRI病灶内部仅见轻微强化，呈稍高不均匀信号，部分边缘显示轻~中度强化，冠状位显示胃小弯明显受压和移位。影像诊断：肝S4段囊性病变并出血，不除外异位妊娠可能（图1-362~1-367）。

(二)最后诊断

术后病理诊断：肝左叶异位妊娠。

(三)病例分析

腹部异位妊娠较少见，约占全部异位妊娠的1%，而发生在肝脏的异位妊娠极为罕见，发病于育龄期妇女，主要表现为持续性上腹痛，可出现不规则阴道流血，一旦孕囊破裂则表现为剧烈腹痛、反跳痛及右上腹部压痛等急腹症、腹腔内出血、血压下降和休克等。实验室检查有红细胞和血红蛋白下降，部分hCG升高。有关本病的病因比较复杂，可能与子宫节育手术和输卵管炎症等多种因素有关。病变多发生在肝右叶的下缘，贴近胆囊及十二指肠，很少发生在肝右叶的上缘，未见发生肝左叶的报道，由于临床主要表现为急腹症和腹腔内出血，所以很容易误诊为急性胆囊炎胆石症和胃十二指肠病变，术前诊断比较困难。肝脏异位妊娠CT平扫可见肝内不规则形稍高密度影，边缘光整清楚，增强扫描病灶无明显强化，呈相对稍低密度。MRI平扫T1WI显示肝内不规则低信号肿块，边缘可有连续环状高信号壁，T2WI病变呈明显高信号，增强病灶内无明显强化，边缘可见轻度强化。当病例有以下特征时，提示该病的诊断：①年轻女性、停经、hCG升高；②超声子宫及盆腔内未见孕囊；③CT及MRI提示病变位于肝右叶边缘，呈混杂信号并出血，增强后病灶内无明显强化等。本病需与肝内畸胎瘤、肝血管平滑肌脂肪瘤及肝包虫病相鉴别。

（谢　晨　王成林）

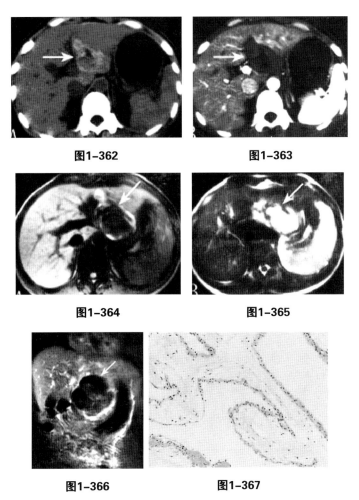

图1-362　　　　　　　　　图1-363

图1-364　　　　　　　　　图1-365

图1-366　　　　　　　　　图1-367

图 1-362~ 图 1-366　CT 平扫（图 1-362）显示肝右叶近肝门区一三角形稍高密度影，边缘光整清楚，其中心可见不规则形低密度区；增强 CT 动脉期（图 1-363）病灶无强化，边缘光整、清楚，中心可见更低密度区。MRT1 WI（图 1-364）显示肝左叶后缘与胃小弯之间可见一类圆形低信号病灶，约 3cm×4.5cm 大小，大部分边缘清楚；T2 WI（图 1-365）病变呈明显的高信号，大部分信号均匀；静脉期（图 1-366）病灶内显示轻微强化，前右侧缘边缘部可见少许环状强化

图 1-367　（HE×100）镜下可见绒毛组织结构

参 考 文 献

1. Schlatter MG, DePree B, VanderKolk KJ. Hepatic abdominal pregnancy. *J Reprod Med*, 1998, 33：921-924

2. Eric Delabrousse, Olivier Site, Arlette Le MoueI, et al. Intrahepatic Pregnancy：Sonography and CT Findings. AJR, 1999, 173：1377-1378

3. Cormio G, Santamato S, Vimercati A, et al. Primary splenic pregnancy. A case report. J Reprod Med, 2003, 48（6）：479-481

4. Chenglin Wang, Lin Cheng, Ziqin Zhang, et al. Imaging diagnosis hepatic ectopic pregnancy：A report of one case. IRDR, 2012, 1（1）：40-44

二、肝脏周围炎
(*Fitz-Hugh-Curtis syndrome*)

（一）临床及影像学表现

患者，女，56岁，7个月前确诊肺癌，3个月前CT诊断肺癌并肺内多发转移。数天前诉右下腹痛，呈隐痛，并随深呼吸时加重。查血常规提示白细胞总数升高。

CT：肝右后叶包膜见弧形稍低密度影。增强扫描动脉期强化较明显，边缘模糊。肝门静脉期及延迟期，此时呈等密度而未见显示。诊断：肝周围炎。患者经过应用敏感抗生素后复查血常规正常，复查上腹部CT示肝右叶包膜下弧形稍低密度影消失（图1-368~1-373）。

（二）最后诊断

肝脏周围炎。

（三）诊断分析

1930年Curtis在给淋菌感染性盆腔炎患者行腹部手术时，发现患者肝脏表面和腹膜之间存在粘连，1934年Fitz-Hugh最早报告了女性右季肋部急性淋菌性腹膜炎，此后肝周围炎（Fitz-Hugh-Curtis syndrome，FHCS）病名一直沿用至今。所谓肝周围炎是指盆腔感染源经右结肠旁沟到肝脏膈面引起肝包膜的炎症，同时伴有右上腹部疼痛综合征。本病多见于20~30岁女性，因炎症累及肝包膜和腹膜，故主要表现为右上腹疼痛、并随呼吸运动加剧，临床易误诊为急性胆囊炎胆石症和胸膜炎。

肝脏周围炎患者，CT平扫肝脏的外形、大小及密度无异常，合并腹腔积液时可显示肝包膜下线形或带状低密度影，但只能提示腹腔的少量积液。增强CT具有特征性，动脉期可见肝包膜明显增厚，及不同程度的均匀性强化，多见于肝右叶的外侧及腹侧，其次位于肝左叶的腹侧，呈线条或带状样均匀或不均匀高密度影，这是由于右侧肝脏膈面易通过右结肠旁沟与盆腔相交通的缘故；当病变累及肝实质时，局部肝实质也可见斑片状或楔状强化。门脉期及延迟期肝包膜呈等密度。MRI表现与CT相近，T1WI增厚的肝包膜呈等信号，T2WI呈稍高信号，肝包膜下积液和受累的肝实质T2WI呈高信号，增强后动脉期可见线状、宽带状增厚的肝包膜和斑片状受累肝实质强化。增强CT和MRI可同时发现盆腔炎症的改变，增厚的脾包膜、胆囊壁的动脉期强化，这些征象对诊断的帮助较大。

值得注意的是在严重脂肪肝的患者中，增强CT和MRI有时横膈也可表现为线样强化，切勿误诊为本病。另外，本病还要注意与有上腹痛的急性胆囊炎、胸膜炎、胃十二指肠溃疡穿孔、膈下脓肿等相鉴别。

（黎永滨　王成林）

参 考 文 献

1. Di Rocco G，Giannotti D，Collalti M，et al. Acute abdominal pain in a 24-year-old woman：Fitz-Hugh-Curtis

syndrome associated with pyelonephritis.Clinics（Sao Paulo），2012，67（12）：1493-1495

2. Cho HJ，Kim HK，Suh JH，et al. Fitz-Hugh-Curtis syndrome：CT findings of three cases.Emerg Radiol，2008，15（1）：43-46

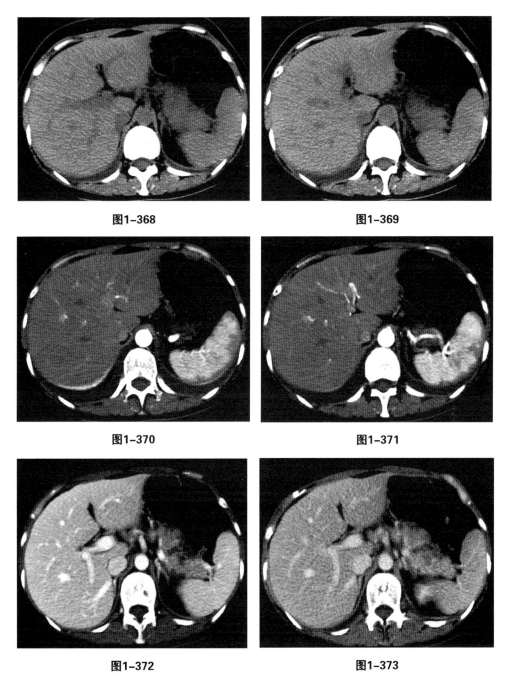

图1-368　　　　　　　　　　　　　　　图1-369

图1-370　　　　　　　　　　　　　　　图1-371

图1-372　　　　　　　　　　　　　　　图1-373

图 1-368~ 图 1-373　肝脏 CT 平扫示肝右后叶包膜见弧形稍低密度影，并见两侧胸腔少量积液（图 1-368、图 1-369）。增强扫描动脉期见原弧形稍低密度影强化较明显，边缘模糊（图 1-370、图 1-371）。肝门静脉期（图 1-372）及延迟期（图 1-373），此时呈等密度而未见显示

三、肝射频治疗后表现
(manifestations of liver after radiofrequency catheter ablation)

(一)临床及影像学表现

患者男，53 岁，发现肝硬化 1 年，黑便 2 天。既往有长期嗜酒史、有高血压、糖尿病病史，现未服药治疗。入院查体：可见肝掌及蜘蛛痣。实验室检查：血氨 $[NH_3]$，33.0μmol/L，肝功：ALT 91.5U/L，AST 83.1U/L。

CT 示肝 S6 段包膜下增强后动脉早期病灶呈结节状强化，边界欠清，约 17mm×24mm；静脉期及延迟期病灶密度相对较正常肝实质强化程度稍低，首先考虑小肝癌；肝穿刺病理结果符合该诊断，遂在 B 超引导性射频消融（图 1-374~1-379）。

(二)最后诊断

肝癌射频消融后表现。

(三)诊断分析

肝癌射频消融治疗（radiofrequency catheter ablation，RFA）是采用影像学作导向，通过热效应引起肝癌组织凝固性坏死而达到消除肿瘤的目的。它为不能手术的原发性和继发性肝肿瘤提供了一种有效的治疗手段。利用影像学技术进行定期的随访复查，是肝癌射频消融治疗技术的一个不可缺少的环节。RFA 治疗后，消融部位周围的肝实质内产生充血炎性反应，CT 检查表现为消融区域周围环绕的一层高密度环，一般持续 1 个月，过早的 CT 复查给判断肿瘤消融完全与否带来一定的困难，因此，射频消融后 1 个月开始首次 CT 复查为佳，如 1 个月后仍见周围充血带则应考虑肿瘤残留。射频消融后，肿瘤完全凝固性坏死的 CT 扫描征象为消融区没有强化，仅边缘可有轻微的强化，在随后的 CT 复查中，消融区始终不强化且范围增大。无强化低密度区范围的大小与凝固性坏死区域的大小相对应，可作为射频消融术后近期疗效评价的指标。肿瘤残留或原位复发的 CT 表现为消融区失去锐利的边缘，周围出现晕圈征，增强呈带状或结节状的强化。异位复发表现为肝脏消融区以外的其他区域出现单个或多个低密度结节影，增强有明显强化。MRI 上，如肿瘤完全凝固性坏死，肿瘤区域在 T1WI 像上表现为等或高信号，在 T2WI 像上则由术前的相对高信号转变为均匀一致的等或低信号，动态增强的动脉期、门静脉期和延迟期扫描均无异常强化。如有病灶残留或复发，在 T1WI 像上呈不均匀的等低混杂信号，在 T2WI 像上呈相对高信号，动态增强扫描呈"快进快出"的强化表现。肝癌射频消融治疗后表现应与局部肿瘤残留及原位复发相鉴别。

（聂伟霞 王成林）

参 考 文 献

Ming-AY，Ping LG，Xiao LY，et al. Liver abscess as a complication of microwave ablation for liver metastatic cholangiocarcinoma after bilioenteric anastomosis. Int J Hyperthermia ，2011, 27（5）: 503-509

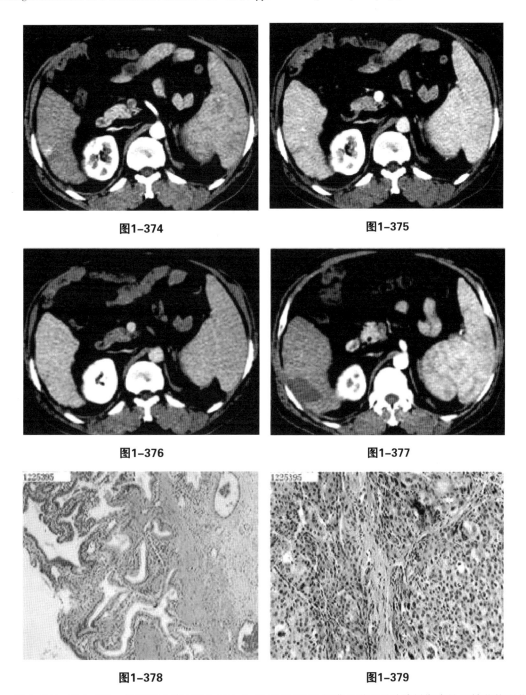

图1-374

图1-375

图1-376

图1-377

图1-378

图1-379

图 1-374~ 图 1-377　射频消融前（图 1-374~1-376）肝 S6 段包膜下增强后动脉早期病灶呈结节状强化，边界欠清，约 1.7cm×2.4cm；静脉期及延迟期病灶密度相对较正常肝实质强化程度稍低。射频消融后（图 1-377）肝右叶后下段近包膜处可见一椭圆形低密度影，大小约 5.1cm×2.9cm，边缘尚清，增强扫描强化未见明显强化

图 1-378~ 图 1-379　射频消融前肝穿刺肿物内肿瘤细胞巢团状或条索状分布，异型性明显，核分裂象可见，胞质丰富，血窦样结构丰富。周边肝细胞浊肿，部分脂肪肝变性

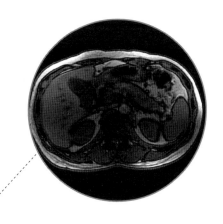

第二章　胆囊胆道疾病

第一节　胆囊胆道先天性异常

一、异位胆囊
(ectopic gallbladder)

（一）临床及影像学表现

患者男，49岁。上腹痛10年，肝内胆管结石病史。查体Murphy征（－）。

上腹部MR平扫显示肝脏形态失常，左右叶比例失调，左叶肥大，右叶变小，肝左叶膈下及右叶肝内胆管明显扩张，并见多发斑块状低信号影，边界清；胆囊位置异常，位于肝右叶右后下方，右肾前方，胆囊颈及胆囊管近端扭曲扩张；胆囊体积增大，胆囊底部见卵圆形低信号影，边界清；胆囊管远端、肝总管及二者汇合处显影不清，胆总管近端线样狭窄、远端扩张；肝周及胆囊窝液性信号影（图2-1~2-4）。

（二）最后诊断

异位胆囊并胆囊炎、胆囊结石；肝内胆管结石；肝脏发育异常。

（三）诊断分析

异位胆囊临床少见，主要类型包括：①肝内胆囊，胆囊全部或部分位于肝实质内，胆囊管位于肝外，汇入肝总管或右肝管，也可在肝内开口于肝内胆管；②胆囊位于肝右叶的后下方、右肾前方，其胆囊管的长度比正常长度延长，可合并肝脏形态学改变，主要为肝右后叶发育不良、体积明显缩小；③胆囊位于肝左叶的下面（例如全内脏转位），胆囊管从左外行向右内，与其右侧的肝总管汇合而成胆总管；④胆囊横位；⑤胆囊位于肝圆韧带裂内；⑥系膜胆囊。除系膜胆囊外，各变异类型都在不同程度上导致胆囊管与胆总管、肝总管的关系异常，给手术操作及术中解剖关系的判断带来困难。本例患者异位胆囊于肝右叶的后下方、右肾前方，胆囊管长度较长，合并肝右叶体积缩小。异位胆囊易合并胆囊炎、胆囊结石，异位于肝右叶后下方者由于合并肝脏发育不良，常合并肝内胆管结石。本例患者合并异位胆囊炎、胆囊结石及肝内胆管结石。异位胆囊患者由于常合并胆道解剖异常致手术困难，容易误伤胆道系统。术前发现异位胆囊并了解胆道走行可以帮助决定术式，超声、CT、MRI、MRCP、口服胆囊造影、静脉胆道造影或内镜下逆行性胰胆管造影术可以帮助诊断。了解胆囊异位的常见类型及解剖特点，无疑对降低胆囊切除手术并发症，尤其是术中胆管损伤有重要意义。如果术中发现异位胆囊或找不到胆囊位置，可行术中超声或术中胆道造影帮助诊断。异位胆囊易被误诊为其他部位的囊肿，但只要观察到囊性肿块一端逐渐狭窄延续至第一肝门或肝内外胆管，即观察到胆囊管的走行，则易于诊断。异位胆囊可以并发胆囊癌、胆囊炎、胆囊结石，所以发现异位胆囊时，要注意有无并发症，以免漏诊。此外，异位胆囊还要与肝包膜下积液相鉴别。

（金　斌）

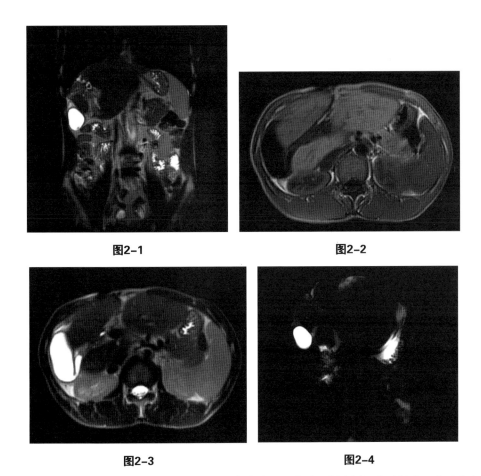

图2-1～图2-4　上腹部 MR 平扫显示，肝脏形态失常，左右叶比例失调，左叶肥大，右叶变小。胆囊体积增大，胆囊底部见卵圆形低信号影，边界清。肝内胆管局部扩张（图 2-1 T2-HASTE 冠状位）。胆囊位置异常，位于肝右叶右后下方，胆囊体积增大，胆囊颈及胆囊管扭曲。胆囊管近端扩张，胆囊管远端、肝总管及二者汇合处显影不清（图 2-2，图 2-3，T1/T2-HASTE 横断位）；MRCP 显示胆囊管近端扩张，胆囊管远端及肝总管显示不清，胆总管近端线样狭窄、远端扩张；肝左右叶肝内胆管明显扩张，并见多发斑块状低信号影，边界清（图 2-4）

参 考 文 献

1. 毛静熙，陈训如，罗丁，等. 胆囊的腹腔镜胆囊切除术. 中华肝胆外科杂志，2000，6（3）：165

2. 刘倚河，张蓉，郑玉凤，等. 彩超诊断胆囊并胆总管结石 1 例. 中华超声医学杂志，2003，19（3）：225

3. 张培建. 临床畸形与变异解剖学. 西宁：青海人民出版社，1998

二、双胆囊
(double gallbladder)

（一）临床及影像学表现

患者男，34岁。2周余前无明显诱因出现上腹痛，为持续性疼痛阵发性加重，伴有右肩背部放射痛，伴恶心、呕吐，呕吐物为胃内容物。查体：T 37.1℃，皮肤、巩膜轻度黄染，腹平，腹肌软，上腹部压痛，无反跳痛及肌紧张，腹部未及明显包块，肝、脾肋下未及，墨菲征（－），肝区叩击痛（＋）。

CT及MRI均显示胆囊窝内可见大小不一的两个相邻胆囊，胆囊壁可见不同程度均匀增厚，其中一个胆囊内CT见斑点状高密度结石。胆囊窝内未见明显积液征象。MRCP显示两个胆囊只有一个胆囊管，肝内外胆管无明显扩张。

CT和MRI诊断：双胆囊，合并胆囊炎、胆囊结石（图2-5~2-8）。

（二）最后诊断

手术结果：双胆囊，共同胆囊管；胆囊炎、胆囊结石。

（三）诊断分析

双胆囊（double gallbladder）也称胆囊重复畸形，是一种非常罕见的胆系先天性畸形，发病率约0.02%~0.03%。双胆囊的形成是在胚胎发育的第4周，肠管内胚层增生突入，形成一囊，称为肝憩室，肝憩室向腹侧生长，突入原始横膈，并分出头尾两支，肝憩室的基部伸长分化成胆总管，尾支即形成胆囊，但肝憩室如果只分出两个尾支，就形成双胆囊。

临床上一般无症状，常常偶然体检发现，或因继发结石或胆囊炎就医而检出。主要症状有食欲缺乏，恶心，呕吐和上腹部疼痛。MRCP显示双胆囊与胆管树的关系要比超声和CT有更大的优势。

按照Boyden分型可分为：①胆囊分裂畸形：是指胆囊底部和体部分离，而有一共同的胆囊颈部；②胆囊重复畸形，两个胆囊各有一胆囊管，有可分为：Y型，是指两个胆囊管在进入胆总管之前汇合成一共同胆囊管；H型，是指两个胆囊管分别进入胆总管。本例属Y型。

Harlaftis等按照形态学和胚胎学将其分为两个大类和一个混合型。前者表现为只有一个胆囊管进入胆总管（1型，即原基分裂型）；2型，即副胆囊型，有两个胆囊管分别开口于胆管；3型，即混合型，不能完全归类于前两种类型。

双胆囊的胆囊管一般非常细小，一旦发生炎症或结石极易引起梗阻，因此出现症状时宜尽早切除。术中操作关键是仔细解剖肝门部结构防止误伤和遗漏。如行腹腔镜手术极易出现误诊并形成胆汁漏以及小胆囊颈管保留过长等问题。因此，术前充分了解双胆囊的存在及其类型对确保手术的成功和避免术后并发症具有重大意义。MRCP由于无创、操作简便且能完整清晰显示胆系结构及其相互关系等优点，目前已成为双胆囊术前诊断的首选检查方法。

双胆囊应与肝外胆管囊状扩张、胆囊折叠相鉴别。

（郭学军）

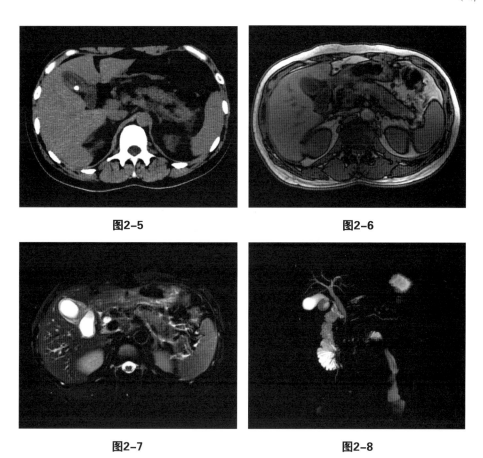

图2-5　　　　　　　　　　　　　　　　图2-6

图2-7　　　　　　　　　　　　　　　　图2-8

图 2-5~ 图 2-8　CT 平扫（图 2-5）显示胆囊窝内见两个胆囊结构，其中一个胆囊壁较厚，内见斑点状高密度结石，另一个胆囊壁较薄。MRI 平扫（图 2-6，图 2-7）及 MRCP（图 2-8）显示双胆囊结构，只有一个胆囊管，双胆囊壁均增厚

参 考 文 献

1. Desolneux G, Mucci S, Lebigot J, et al. Duplication of the Gallbladder. A Case Report. Gastroenterol Res Pract, 2009, 2009：483473

2. Kawanishi M, Kuwada Y, Mitsuoka Y, et al. A case of double gallbladder with adenocarcinoma arising from the left hepatic duct：a case report and review of the literature. Gastroenterol Res Pract, 2010, pii：721946

3. Gocmen R, Yesilkaya Y. Imaging findings of gallbladder duplication due to two cases：case report and review of literature. Med Ultrason, 2012, 14（4）：358-360

三、胆囊管异位开口
(ectopic abouchement of cytic duct)

（一）临床及影像学表现

患者女性，50 岁，反复上腹隐痛不适 2 周余，CT 提示肝内外胆管扩张。MRCP 见肝内胆管轻度扩张，左肝管、胆总管内见充盈缺损影，胆囊管较长，迂曲绕行肝总管后方并下行汇入肝总管左侧壁（图 2-9~2-11）。

（二）最后诊断

①肝内胆管、胆总管多发结石；②胆囊管异位开口（C 型）。

（三）诊断分析

胆囊管是肝外胆管及胆囊三角区的重要组成部分。正常情况下，胆囊管通常在肝外胆道全长的上 1/3、距左右肝管分叉部约 1~2cm 处汇入肝总管右侧。胆囊管汇入部位变异是较常见的一种解剖变异，其发生的原因不明，可能与遗传、胚胎发育等因素有关。胆囊管汇入部位变异可达 14%~40.4%。Kwon 等根据胆囊管走行及开口位置将胆囊管异位开口分为 5 型，即：A 型，胆囊管汇入右肝管；B 型，胆囊管较长，在肝外胆道右下方汇入肝总管，即胆囊管低位汇合；C 型，胆囊管绕过肝总管后方汇入其左侧；D 型，胆囊管绕过肝总管前方汇入其左侧；E 型，其他特殊型，如双胆囊管、胆囊管汇入右侧副肝管等，尚有报道胆囊管汇入胃窦部。本例属典型 C 型。

过长的胆囊管或开口位置异常造成胆囊管的走行方向发生转变，无论是在 oddi 括约肌近侧还是在胆囊汇入之前，该折曲都会不同程度影响胆汁和胆泥微石的排出。胆囊管长度越长，胆汁的排空速度越慢，从而导致管腔内胆固醇沉积，胆泥微石形成，久而久之形成胆囊炎、胆管炎、胆结石等。胆囊管变异使局部的解剖关系混乱、经腹胆囊切除的难度加大，术前如不能很好地了解其变异情况，容易导致术中胆管及胆囊动脉的损伤。在胆囊管开口无变异的情况下，胆管医源性损伤的发生率为 0.28%，而在有变异的情况下则高达 6.2%。可见，提高对胆囊管异位开口的认识，对预防胆道损伤有重要意义。胆囊管异位开口术前最有效的诊断手段是 ERCP 和 MRCP，但由于 ERCP 易导致急性胆管炎、胰腺炎等并发症，现已不能作为一项常规的术前检查；而 MRCP 不仅能清晰显示肝内外胆管和异位开口的胆囊管，而且无并发症，是术前确诊胆囊管异位开口的首选检查方法。

（石　桥　郭学军）

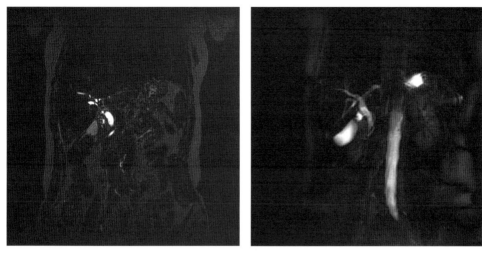

图2-9　　　　　　　　　　　图2-10

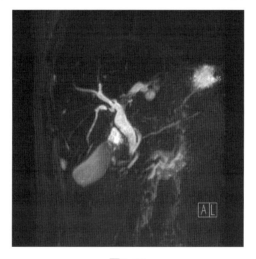

图2-11

图 2-9~ 图 2-11　MRCP 显示胆囊管冗长、走行迂曲，胆囊管迂曲绕行于肝总管后方并下行汇入肝总管左侧壁

参 考 文 献

1.黄志强 . 黄志强胆道外科手术学 . 北京：人民军医出版社，1995：15

2. Kwon AH，Uetsuji S，Ogura T，et al. Spiral computed tomography scanning after intravenous infusion cholangiography for biliary duct anomalies. Am J Surg, 1997, 174：396-401

四、先天性胆道闭锁
(congenital biliary atresia)

（一）临床及影像学表现

患者男性，2 个月。因出生后身目黄染进行性加重 3 天入院。体格检查：体温 37.1℃，脉搏 110 次 / 分，呼吸 28 次 / 分，血压 13.1/5.6kPa，全身皮肤、巩膜中至重度黄染。实验室检查：ALT 150U/L，AST 362U/L，TBIL 170.9μmol/L，IBIL 142.0μmol/L，DBIL 28.9μmol/L，ALP 476 U/L。

肝右叶增大，肝右叶见少许细小胆管影，余肝内未见明显胆管影显示。肝总管、胆总管及胆囊未见显示。肝门区见团片状长 T1 长 T2 信号影，边界欠清，增强扫描无明显强化。MRCP 示肝内外胆管显示不清（图 2-12~2-17）。

（二）最后诊断

MRI 诊断：先天性胆管闭锁。

手术见肝脏体积增大，以肝右叶增大明显，肝脏呈淤胆改变，表面光滑，变钝，无明显肝硬化，肝门部见纤维组织块，胆囊稍充盈，发育较差，胆囊管、肝总管、胆总管呈索状结构。切除肝门部纤维组织块，行肝门 – 空肠 Roux-Y 吻合术。

（三）诊断分析

先天性胆道闭锁是指妊娠末期、出生时或出生后肝外胆管的一部分或全部发生闭塞，胆汁不能向肠道排泄，以黄疸为主要表现的一种疾病，死亡率很高。其病因可能是：①肝门部胆管板重塑不全及间质对胎儿胆管支持不足；②围生期肝门部胆管板重塑不全，导致胆汁外渗，引起炎症，造成闭锁；③肝外胆管形态发育缺陷（胚胎型），与 Kartagener 基因和 X 染色体某基因突变有关，常伴内脏反位、多脾脏等畸形；④妊娠期接触有毒物质等。

核素肝胆显像曾被认为在诊断胆道闭锁时具有一定的优越性。单纯 ^{99m}Tc 肝胆显像对先天性胆道闭锁的诊断灵敏度较高，为 97%，但特异性低，假阳性率高。

磁共振胰胆管成像（MRCP）利用胆管内含有处于相对静止状态的液体显著长于周围组织的 T_2 弛豫时间的特点，利用重 T_2 加权脉冲序列突出显示液体信号，而实质性器官呈低信号，故能获得类似内镜逆行胰胆管造影（ERCP）的图像，清楚显示胆囊、胆总管、肝总管、左右肝管和肝内胆管。MRCP 多方位观察均见不到明显的肝外胆道或能见到肝外胆道，但不连续，这是胆道闭锁的直接征象。如肝外胆道能完整显示，则可排除胆道闭锁。

有学者认为先天性胆道闭锁患者常在肝门区门静脉周围形成增厚的软组织影，T2WI 呈高信号，这种异常信号组织学上证实为被疏松的黏液样基质和板状残留的胚胎期胆管包绕的囊状或裂隙状破坏区。并提出早期胆道闭锁的胆总管消失，门静脉周围局限的异常高信号是诊断的关键征象。本例除肝右叶见少许细小胆管外，其余肝内外胆管均未见明确显示，且肝门区可见团片状长 T1 长 T2 信号影，符合先天性胆管闭锁的特征性表现。

（周　雯　郭学军）

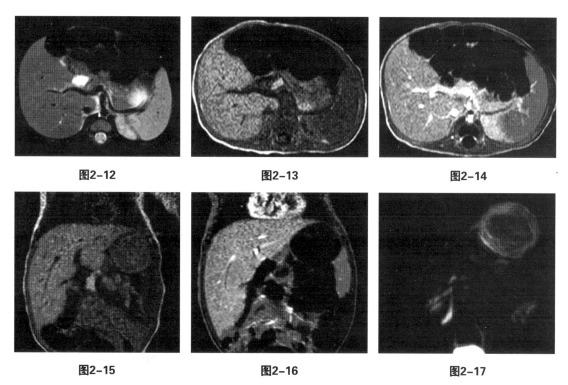

<table>
<tr><td>图2-12</td><td>图2-13</td><td>图2-14</td></tr>
<tr><td>图2-15</td><td>图2-16</td><td>图2-17</td></tr>
</table>

图 2-12~ 图 2-17 MR 平扫显示肝门区见团片状长 T1 长 T2 信号影，边界欠清（图 2-12、图 2-13），增强扫描未见异常强化（图 2-14），肝内血管显示清晰。肝右叶体积明显增大，肝右叶见少许细小胆管影，余肝内未见明显胆管影显示（图 2-12~ 图 2-16）。MRCP 肝内胆管未见扩张，肝总管、胆总管及胆囊未见显示（图 2-17）

参 考 文 献

1. 刘禄明，姜辉，孙百胜，等 . MRCP 诊断先天性胆道闭锁的临床应用 . 中国中西医结合影像学杂志，2013，4（11）：382-384

2. Esmaili J，Izadyar S，Karegar I，et al. Biliary atresia in infants with prolonged cholestatic jaundice：diagnostic accuracy of hepatobiliary scintigraphy. Abdom Imaging，2007，32（2）：243-247

3. 楼海燕，漆剑频，黄志华，等 . 磁共振在先天性胆道闭锁的诊断及鉴别中的应用评价 . 中华小儿外科杂志，2005，3（26）：159-161

五、胆总管囊肿
(choledochal cyst)

（一）临床及影像学表现

患者女，44 岁，反复上腹部疼痛 9 年。皮肤巩膜无黄染，腹部无压痛、无反跳痛，墨菲征阴性，肝脾未触及明显肿大，肝区轻叩痛。肝功能各项指标正常，AFP（－）。

MR T1WI、T2WI 及 MRCP 均显示胆总管中上段显著囊状扩张，囊状扩张的胆总管下段不均匀狭窄，其下方小囊状扩张的胆总管内见一结节状充盈缺损、提示胆管结石。胆囊不大，但胆囊管扩张。胰管未见扩张。大体标本示胆总管、胆囊管明显扩张，胆总管下端明显变窄，与 MR 检查一致。

MRI 诊断：①胆总管中上段及胆囊管囊状扩张，考虑先天性胆道畸形；胆总管下段结石。②胆囊炎，胆囊周围少量积液。

镜下病理示胆囊黏膜下慢性炎性细胞浸润，胆囊间质泡沫细胞聚集，"胆总管"囊壁组织内衬柱状上皮，局灶间质出血，慢性炎性细胞浸润（图 2-18~2-23）。

（二）最后诊断

病理报告：①慢性胆囊炎，伴胆固醇性息肉。②符合"胆总管"囊肿。

（三）诊断分析

大多数胆管囊肿属于先天性异常，Todani 根据 Alonso-Lej 分型标准作出修改，分为五型：Ⅰ型囊肿为胆总管囊性、局部节段性和梭形扩张；Ⅱ型囊肿为胆总管真性憩室；Ⅲ型表现胆总管远端囊性扩张并疝入至十二指肠；Ⅳ型为肝内、外胆管囊状扩张；Ⅴ型为肝内多发胆管囊状扩张，亦称为 Caroli 病。本例表现为Ⅰ型囊肿。胆总管囊肿的典型临床表现是黄疸、腹痛、肿块，但并非所有患者均同时具有 3 种主要症状，临床上往往只出现 1 种或 2 种症状。胆总管囊肿并发症有胆囊结石、胆管结石、胰腺炎、胆汁性肝硬化、肝纤维化等，一部分患者并发胆道恶性肿瘤。本例合并了胆囊炎、胆总管结石。

超声、ERCP、CT、MRI 不但可对胆总管囊肿做出准确诊断和分型，还能发现胆总管囊肿的并发症，指导临床治疗。由于胆总管囊肿内为液性物质，影像学典型表现为扩张的液性结构与正常胆管相连。MRCP 检查能够无创、直观地显示囊状扩张的胆管和与之相连的正常胆管，是胆总管囊肿检查的首选方法。

根据影像学表现和临床特点，绝大多数胆总管囊肿诊断不难。少数情况下，胆总管囊肿需与胆总管恶性肿瘤鉴别。当扩张胆总管下端出现软组织结节突向管腔，胆总管壁增厚并出现不完整强化时，往往提示胆总管恶性肿瘤。另外胆总管恶性肿瘤同时合并肝内外胆管扩张，而胆总管囊肿除了Ⅳ型外，一般不会同时合并肝内外胆管扩张。

（江锦赵　郭学军）

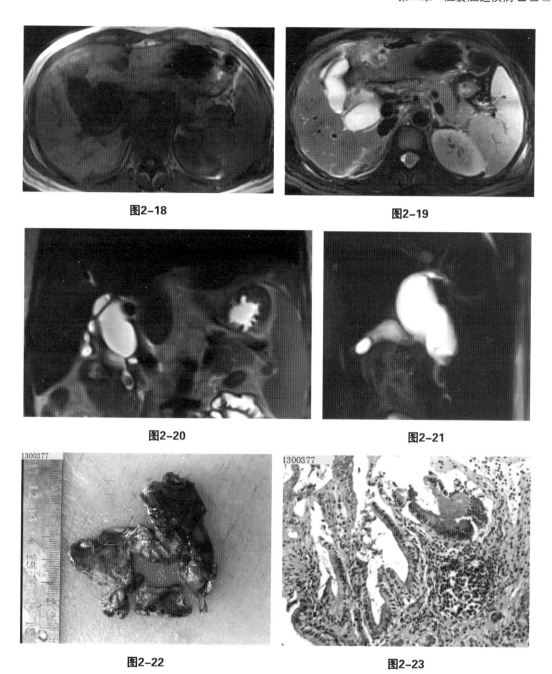

图2-18

图2-19

图2-20

图2-21

图2-22

图2-23

图2-18~图2-23　MRI平扫显示胆囊不大，胆囊管扩张（图2-18、图2-19）。胆总管中上段显著囊状扩张，最大直径约4.2cm，胆总管下段不均匀狭窄，狭窄处管径约0.2cm；其下方呈小囊状扩张，直径约1.1cm，其内见一0.6cm×0.4cm充盈缺损（图2-18~图2-21）。手术标本显示胆总管、胆囊管明显扩张，胆总管下端明显变窄（图2-22）。镜下示（HE×100）：胆囊黏膜下慢性炎性细胞浸润，胆囊间质泡沫细胞聚集（图2-23）

参 考 文 献

1. Kimura W.Congenital dilatation of the common bile duct and pancreaticobiliary maljunction：clinical implications. Langenbecks Arch Surg，2009，394（2）：209-213

2. Kim OH，Chung HJ，Choi BG.Imaging of the choledochal cyst. Radiographics，1995，15（1）：69-88

六、胰胆管汇合异常
(pancreaticobiliary maljunction)

（一）临床及影像学表现

图 2-24~ 图 2-27 为不同病例 MRCP 偶然发现的胰胆管不同汇合类型。其中图 2-24 为胰胆管正常汇合型，表现为胰胆管在十二指肠壁外汇合，共同管小于 8mm。而图 2-25、图 2-27 分别为 P-B 型和 B-P 型胰胆管汇合异常，前者表现为主胰管开口于胆总管，后者表现为胆总管开口于主胰管，其共同管的长度超过 1cm。而图 2-26 为分别开口型，表现为主胰管与胆总管不汇合，分别开口于十二指肠壁。

（二）诊断分析

胰管与胆管汇合异常早在 20 世纪初便有记载，直到 1969 年 Babbitt 才正式将其命名为 "anomalous pancreaticobiliary ducal union，APBDU"，也称为胰胆管汇合异常（pancreaticobiliary maljunction，PBM）。是指胆总管与主胰管在十二指肠壁外汇合，伴有 Oddi 括约肌功能紊乱，从而导致了胰液和胆汁反流，不少学者认为这可能是导致胰胆系疾病的最主要的原因。

目前，关于 PBM 的定义尚不统一。1977 年 Kimura 等根据胆道造影的大体形态，将 PBM 分为 I 型，胰管开口于胆管型或锐角型，即 P-B 型；II 型，胆管开口于胰管型或直角型，即 B-P 型；1990 年 Warshaw 等对上述分型进行了修订并提出 I ~ III 型分类法，I 、II 型同上，III 型为不能归入前两者的复杂型；1991 年古味基于此前分类法结合 50 例尸体解剖分析，对 PBM 进行了比较完整和细致的分型论述，即 I 、II 型不变，III 型为复杂型并细分为 a、b、c 三个亚型，a 型无共同管和副胰管扩张，b 型有共同管和副胰管扩张，c 型根据有无共同管、副胰管、交通支增粗再分成三组，这种分型一直引用至今。

同时，由于胆总管与主胰管在十二指肠壁外汇合所导致的共同管过长目前定义也不一致。Misra 等认为共同管长度 >8mm 即属异常。Kimura 和 Ono 等人的标准分别为 >15mm 和 >6mm；日本 APBDU 研究会认为成人共同管 >10mm，小儿 >4mm 诊断为共同管过长较为确切。目前国内较多学者支持共同管长度 >8mm 为异常。

研究已经表明 PBM 与许多胆、胰腺疾病和肝脏损伤（如先天性胆总管囊肿、胆石症、胆囊炎、胆囊癌、胰腺炎、胰腺癌、肝硬化等）密切相关，明显高于正常胰胆管汇合的人群。因此早期诊断 PBM 对预防相关疾病的发生至关重要。既往 ERCP 作为诊断 PBM 的金标准，但为有创性检查，且易导致相关并发症。近年来快速发展的 MRCP 由于其无创性，操作简便，且可多方位清楚显示胰胆管解剖结构，在诊断 PBM 及相关疾病中的价值获得了临床的广泛认可，现已成为诊断 PBM 的首选检查方法。

（程 琳 郭学军）

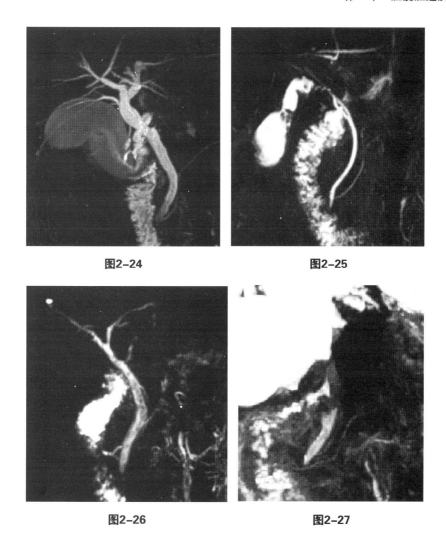

图2-24 图2-25

图2-26 图2-27

图 2-24~图 2-27 MRCP 冠状位显示胰胆管不同汇合类型。图 2-24 为胰胆管正常汇合型。图 2-25 为 P-B 型汇合异常合并胆囊结石，表现为主胰管开口于胆总管。图 2-26 为分别开口型，表现为主胰管与胆总管不汇合，分别开口于十二指肠壁。图 2-27 为 B-P 型汇合异常，表现为胆总管开口于主胰管，测得共同管的长度超过 1cm。同时可见胆囊体积异常增大；胆总管中段结石，显示为低信号充盈缺损

参 考 文 献

1. Kimura K，Ohto M，Sai sho U，et al. Association of gall bladder carcinoma and anomalous pancreaticobilliary duct union. Gastroenterology，1985，89（6）：1258-1265

2. Warshaw AL，Simeone JF，Schapiro RH，et al. Evaluation and treatment of the dominant dorsal duct syndrome．Am J Surg，1990，159（1）：59-67

3. 古味信彦. 胰脆管合流异常屋史、分颊、发生机序．消化器画像，2003，5（2）：163-167

4. Mi sra SP，Gulati P，Thorat VK，et al. Pancreatico bi1iary ductal union in billiary diseases. An endoscopic retrograde cho1angiopancreaticographic study. Gastroenterology，1989，96（3）：907-912

5. 程琳，张子钦，王成林，等. 胰胆管汇合异常病理解剖与胰胆系疾病关系研究．中华肝胆外科杂志，2011，17：801-804

第二节　胆囊胆道系损伤性病变

一、胆道出血
(hematobilia)

（一）临床及影像学表现

患者男，31岁。外伤后肝左叶破裂修补术后6天，腹痛伴呕吐1天。实验室检查：ALT 598U/L，AST372U/L，TBIL 75.3 μmol/L，DBIL 54.5 μmol/L，IBIL 20.8 μmol/L。

CT平扫：左外叶见条片状稍低密度影，余肝实质内未见异常密度灶，右肝管、肝总管、胆总管行程见稍高密度影。

CT诊断：①肝左外叶挫裂伤修补术后。②胆道出血。

手术所见：腹腔无积血、积液，左肝外叶约1.5cm裂伤，已缝合，肝表面无异常，胆总管扩张约1.5cm，内见质软异物，切开胆总管，取出血栓铸型200g，并见新鲜血滴出（图2-28~图2-31）。

（二）最后诊断

①肝左外叶挫裂伤修补术后。②胆道出血并血栓形成。

（三）诊断分析

胆道出血是由于各种原因引起的血管与胆道之间病理性沟通，血液由胆道经十二指肠乳头流入十二指肠而发生的上消化道出血，其临床特异性表现为胆绞痛，并可有胆管炎、阻塞性黄疸、黑便和呕血等并发症。胆道出血的原因有炎症、结石、肿瘤、外伤、血管畸形和医源性损伤（手术及各种侵入性操作）等。

胆道出血CT表现为平扫胆道内可见密度增高影（出血）充填，结合反复右上腹部疼痛，黄疸，上消化道出血三联症典型临床表现，确诊并不困难。影像学检查（超声、CT、MR）不仅能够显示胆道出血的直接征象，还能够发现胆道出血的病因及做出定位诊断，如结石、肿瘤、动脉瘤等，这对于临床治疗方案的选择极为重要，但有一些胆道出血的病例应用常规影像学检查方法定位诊断困难，仍需通过血管造影来确定出血部位。血管造影是诊断胆道出血的金标准。本例胆道出血应与其他原因所致的上消化道出血（食管胃底静脉曲张破裂出血，胃十二指肠溃疡）鉴别，本例患者已行消化内镜检查，排除了胃、十二指肠出血的可能，并发现十二指肠Vater壶腹有活动性出血，高度提示上消化道出血来自胆道。

胆道出血是上消化道道出血的少见原因之一，在临床工作中碰到不明原因消化道出血的患者，如无肝硬化门静脉高压或胃十二指肠溃疡病史者，要想到胆道出血的可能性，以免出现漏诊、误诊。

（单慧明　郭学军）

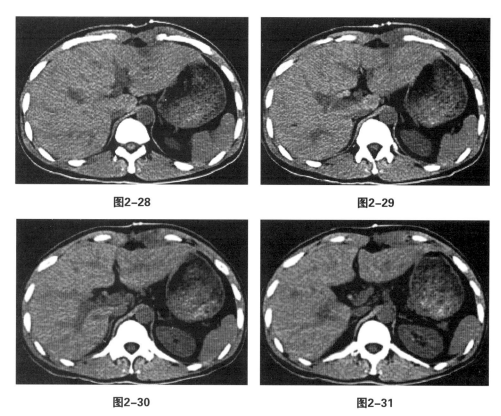

图2-28 图2-29

图2-30 图2-31

图 2-28~ 图 2-31 CT 平扫示肝内外胆管未见明显扩张，右肝管、肝总管、胆总管行程见稍高密度影。左外叶见条片状稍低密度影

参 考 文 献

1. Yoshiaki Kawaguchi, Masami Ogawa, Atsuko Maruno, et al. A Case of Successful Placement of a Fully Covered Metallic Stent for Hemobilia Secondary to Hepatocellular Carcinoma with Bile Duct Invasion . Case Rep Oncol, 2012, 5（3）：682-686

2. Green MHA, Duell RM, Johnson RM, et al. Haemobilia. Br J Surg, 2001, 88：773-786

二、胆囊穿孔
(gallbladder perforation)

（一）临床及影像学表现

女，68岁。1个月前无明显诱因出现右上腹痛，持续性、阵发性加重，伴右肩部放射痛，并有恶心、呕吐。B超提示胆囊结石。实验室检查：白细胞 $16.33 \times 10^9/L$，中性粒细胞百分比 86.6%，胆红素、淀粉酶正常。查体：T：36.6℃，皮肤巩膜未见黄染，腹平，肝脾肋下未及，右上腹部压痛，伴反跳痛，局部肌紧张，墨菲氏征（+），肝区叩击痛（+）。

胆囊体积增大，壁增厚。胆囊内见胆汁分层征象，上部呈长 T1 长 T2 信号，下部呈稍短 T1 短 T2 信号（图 2-33、图 2-34）。胆囊底部见一局限性囊袋状膨出，边缘毛糙，内含胆汁信号，邻近肝实质内见不均匀片状长 T1 长 T2 信号影，边界不清。胆囊周围见片状渗出影（图 2-32~ 图 2-35）。

MRI 诊断：胆囊结石；胆囊憩室并感染。

（二）最后诊断

手术结果：胆囊结石；胆囊巨大穿孔，并邻近肝脏感染。

（三）诊断分析

胆囊穿孔或破裂临床上并不多见，常易危及生命而需紧急手术。胆囊炎合并胆囊结石是其主要原因，无结石的胆囊炎引起胆囊穿孔或破裂非常罕见。据报道大约 5% 的急性胆囊炎的患者可发生胆囊穿孔或破裂，穿孔的好发部位多位于距离供血动脉较远的胆囊底部。Niemeier 等将胆囊穿孔分为 3 型：Ⅰ 型穿孔胆汁漏出进入腹腔，Ⅱ 型穿孔胆汁漏出局限在胆囊窝周围，Ⅲ 型穿孔为胆肠瘘。Ⅰ 型穿孔多见于胆囊底部，Ⅱ 型穿孔多见于胆囊颈部或胆囊管。本例属 Ⅱ 型穿孔。

胆囊穿孔或破裂的主要临床表现为右上腹痛，压痛明显，高热，局部可扪及肿块。由于胆囊穿孔或破裂临床表现无特征性，术前诊断常较困难，因此其死亡率也往往较高。

CT 和 MRI 主要直接征象表现为胆囊壁局部连续性中断，中断边缘的胆囊壁因皱缩可表现为锯齿样凹凸不平，增强扫描显示更为清楚。但当胆囊穿孔或破裂口较小时，CT 和 MRI 往往难以直接显示；而胆汁自穿孔或破裂处漏出，造成胆囊旁积液或邻近脂肪间隙内的少许渗出是胆囊穿孔或破裂的重要间接征象。胆囊壁间的血肿或脓肿也可作为穿孔或破裂的间接征象。另外，胆囊穿孔或破裂后胆汁外漏，可引起胆囊炎和腹膜炎等，表现为胆囊壁增厚、胆囊周围积液、胆囊结石和腹腔积液等。

但是，胆囊穿孔或破裂影像诊断也往往容易漏诊和误诊，其主要原因如下：①胆囊穿孔时胆囊壁的局限性缺损往往细小难以分辨。②胆囊穿孔后并发腹膜炎、腹腔积液及网膜包裹时，使正常解剖结构发生改变，影响穿孔部位的显示。③胆囊穿孔后张力可明显降低，体积缩小，有网膜包裹时，可使胆囊壁中断部位显示不清。④由于并发周围炎症及周围组织包裹使胆囊显示不清。

胆囊穿孔或破裂常需与胆囊炎和胆囊憩室鉴别。胆囊炎表现为胆囊壁增厚，胆囊窝可见渗出，但胆囊壁光滑、连续。胆囊憩室可见胆囊壁局限性突出，但边缘光滑，胆囊周围少有渗出。胆囊慢性穿孔合并局限性包裹积液往往易误认为胆囊憩室。

（郭学军）

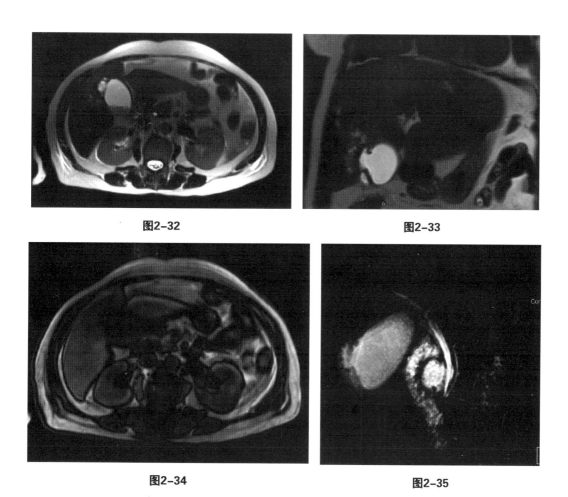

图2-32~图2-35　MRI平扫（图2-32~图2-34）及MRCP（图2-35）示胆囊体积增大，壁增厚，其内胆汁分层。胆囊底部见局限性胆囊壁连续性中断，邻近见片状长T1长T2信号影，边界不清

参 考 文 献

1. Hosaka A，Nagayoshi M，Sugizaki K，et al.Gallbladder perforation associated with carcinoma of the duodenal papilla：a case report. World J Surg Oncol，2010，8：41

2. Chiapponi C，Wirth S，Siebeck M. Acute gallbladder perforation with gallstones spillage in a cirrhotic patient. World J Emerg Surg，2010，5：11

三、胆囊扭转
(torsion of gallbladder)

（一）临床及影像学表现

青年女性，慢性病程。患者于 10 年前无明显诱因下出现上腹部疼痛，性质为持续性胀痛，伴右肩部不适，休息后可稍缓解，无伴恶心呕吐，无皮肤巩膜黄染、尿黄等；2 周前腹痛再发，自觉较前加重。查体右上腹压痛较明显，无反跳痛。肝、脾脏肋下未触及。墨菲征阳性，麦氏点压痛阳性。

胆囊体积明显增大，胆囊底部游离于腹腔。胆囊体部沿胆囊长轴扭转，局部明显狭窄，扭转上下部胆囊腔明显扩张，胆囊壁均匀增厚。胆囊窝内少许积液。肝内胆管轻度扩张，主胰管无明显扩张。

MRI 诊断：胆囊结石；胆囊炎；胆囊扭转（图 2-36~ 图 2-38）。

（二）最后诊断

胆囊结石；胆囊炎；胆囊扭转。

（三）诊断分析

胆囊扭转为一罕见疾病，术前诊断十分困难，临床误诊率极高。胆囊扭转是胆囊在系膜上以胆囊管和胆囊动脉为轴线旋转所致，通常胆囊附着在肝床上，不会发生扭转，只有当存在胆囊解剖变异时才导致胆囊扭转的发生。解剖变异包括胆囊与肝之间无系膜或系膜不完全，使胆囊仅靠胆囊管和胆囊动脉二者间很短的系膜悬吊在腹腔内；另一种是系膜较长，以上解剖变异均可使胆囊游离于腹腔内。本病多见于老年瘦弱女性，原因可能是老年人其组织弹性降低和内脏下垂易发生胆囊扭转，但本例为青年女性，可能为胆囊先天性无系膜或系膜不完全所致。有学者认为胃肠道蠕动、体位的突然变动、胆囊动脉硬化、脊柱后侧凸等因素亦可导致胆囊扭转。

典型胆囊扭转有如下特征性影像学表现：胆囊离开胆囊床，游离于腹腔内，胆囊明显增大，壁增厚、水肿，严重者可出现胆囊壁积气（坏疽）、高密度出血改变。胆囊腔内多数不伴有结石，胆囊管扩张，有时可呈漩涡状。胆囊 180° 扭转时胆囊管位于胆囊的右侧，增强扫描胆囊壁强化不明显，这是由于胆囊扭转累及胆囊动脉所致。有学者认为 MRCP 对于胆囊扭转诊断更为直观，表现为胆囊增大，胆囊颈显示不清，胆总管近胆囊颈段呈受牵拉状。

胆囊扭转主要应与急性胆囊炎鉴别。胆囊增大，胆囊壁增厚，胆囊腔内可伴有结石，增强扫描胆囊壁均匀强化，胆囊周围可见渗出是急性胆囊炎的主要特征；而胆囊离开胆囊床，位于腹腔内，胆囊明显增大，通常大于急性胆囊炎所致胆囊增大，多数不伴有结石，胆囊壁增强扫描强化不明显，胆囊管扩张是胆囊扭转的典型影像学特征。其中胆囊的位置是鉴别诊断的关键。本例是急性右上腹就诊，MRI 扫描胆囊明显增大，胆囊壁增厚，胆囊周围积液，极易误诊为急性胆囊炎，但仔细观察发现胆囊位置异常，且胆囊体部可见明显扭转狭窄，认真分析胆囊与胆囊管的位置关系，从而可做出正确诊断。

（单慧明　郭学军）

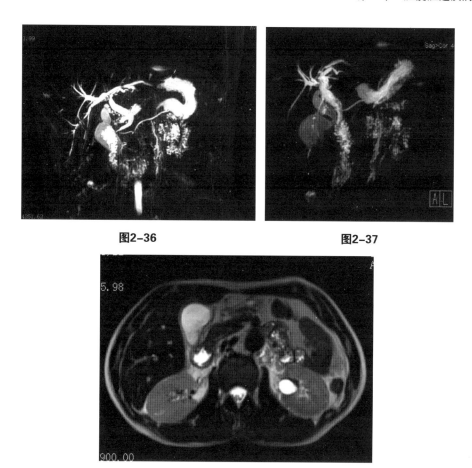

图2-36   图2-37

图2-38

图 2-36~ 图 2-38   MRCP 及 T2WI 矢状位显示胆囊体积明显增大，胆囊底部游离于腹腔，胆囊体部沿胆囊长轴扭转，胆囊壁均匀增厚

参 考 文 献

1. Fukuchi M，Nakazato K，Shoji H，et al. Torsion of the gallbladder diagnosed by magnetic resonance cholangiopancreatography. Int Surg，2012，97：235-238

2. Gupta V，Singh V，Sewkani A，et al. Torsion of gallbladder, a rare entity：a case report and review article. Cases，2009，2：193

3. Janakan G，Ayantunde AA，Hoque H，et al. Acute gallbladder：an unexpected intraoperative finding . World J Emerg Surg，2008，3：9

四、医源性胆道损伤
(iatrogenic bile duct injury)

（一）临床及影像学表现

患者女，55 岁。反复上腹不适 1 年余，饱食后明显，无皮肤巩膜黄染，2 个月前来查 MRCP 示肝左叶病变，手术病理诊断为"肝左外叶高分化胆管腺癌"，术后无明显不适。10 天前再发上腹部不适，伴胃灼热样疼痛。入院查体皮肤巩膜黄染，Murphy 征（－）。实验室检查肝功能：丙氨酸氨基转移酶（ALT）32.6 U/ml，总胆红素（TBIL）127.2 μmol/L 升高；尿常规：胆红素（BIL）++。

上腹部 MR 平扫及 MRCP 显示，肝右叶肝内胆管明显扩张，近肝门部为著，肝门部胆管呈鸟嘴样狭窄；肝右叶可见斑片状稍长 T1 稍长 T2 信号影，信号不均，边缘模糊，T2 压脂仍呈稍高信号；胆囊体积缩小，胆总管管腔逐渐变窄，下段显示不清。肝左叶缺如。术前肝右叶肝内胆管未见扩张，肝门部胆管、胆总管未见狭窄（图 2-39~ 图 2-44）。

（二）最后诊断

肝外胆管医源性胆道损伤，并肝内胆管梗阻性扩张。

（三）诊断分析

医源性胆道损伤是指医源性原因导致的患者胆道受损，医源性胆道损伤是胆道外科治疗难题，如果处理不当往往导致严重并发症。医源性胆道损伤绝大部分发生于胆囊切除术中，其损伤因素主要包括：①解剖因素：肝外胆管系统中的解剖结构及位置变异较多，如胆囊、胆囊管、胆囊管与肝总管汇合部以及胆囊动脉、肝右动脉的解剖变异，容易导致术中发生胆管损伤。②病理因素：由于反复性的炎症发作或急性发作，导致胆囊与邻近组织及器官形成粘连。此外，肥胖患者、门静脉高压症的患者以及既往有上腹部手术史的患者均可增加胆管损伤的机会。③术者因素：术者经验不足、防范意识不强，手术时机及手术方法选择不当，术中操作失误，或者麻醉欠佳。发生胆道损伤后，及时发现损伤并给予相应的处理对其预后至关重要，如果能及时发现并给予合理妥善的处理，大多预后良好。但如果术中未能发现胆道损伤，待患者出现黄疸、发热、腹膜炎等症状后才考虑医源性胆道损伤的诊断，会使胆道损伤的处理更加困难复杂。选择正确的手术时机和合理的手术方式是手术成功的必要条件，也是防止胆道损伤远期并发症的重要因素。结合手术病史及术前、术后影像表现，医源性胆道损伤诊断并不困难。

（金　斌　郭学军）

参 考 文 献

1. Bismuth H，Majino PE.Biliary strictures：classification based on the principles of surgical treatment.World J Surg，2001，25：1241-1244

2. 王建民，姚保民. 医源性胆道损伤的预防、损伤后处理. 吉林医学，2011，32（11）：2204-2205

3. 段建平，廖宣明. 医源性胆道损伤的预防及处理. 中国实用外科杂志，2007，27（7）：546

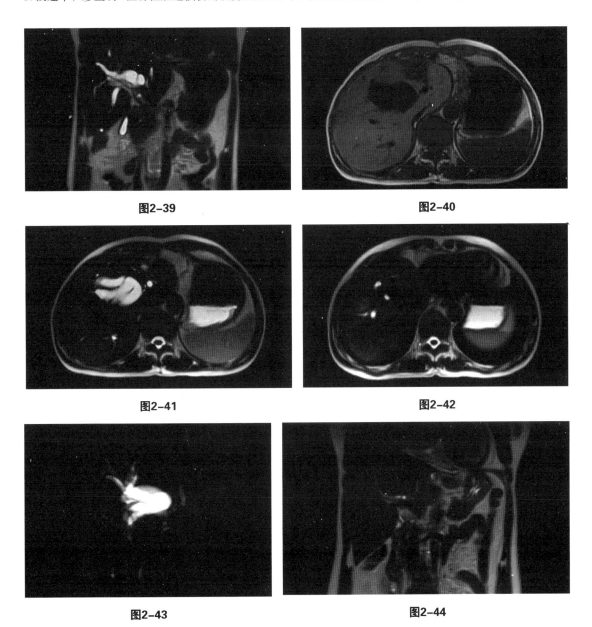

图2-39

图2-40

图2-41

图2-42

图2-43

图2-44

图 2-39~ 图 2-44　上腹部 MR 平扫及 MRCP 显示，T2-HASTE 冠状位图像显示肝右叶肝内胆管明显扩张，近肝门部为著，肝门部胆管呈鸟嘴样狭窄（图 2-39）；T1WI 及 T2-HASTE 轴位图像显示肝右叶肝内胆管明显扩张，肝门部胆管狭窄（图 2-40、图 2-41）；T2-HASTE 轴位图像显示肝右叶见斑片状稍长 T2 信号影，信号不均，边缘模糊（图 2-42）；MRCP 显示胆囊体积缩小，肝右叶肝内胆管扩张，肝门部胆管狭窄，胆总管管腔逐渐变窄，下段显示不清（图 2-43）。术前 T2-HASTE 冠状位图像显示肝右叶肝内胆管未见扩张，肝门部胆管、胆总管未见狭窄（图 2-44）

五、术后胆道狭窄
(postoperative biliary stricture)

（一）临床及影像学表现

男性，46 岁，15 个月前因"慢性胆囊炎、胆囊结石、胆总管多发结石"行"胆囊切除、胆道探查、T 管引流术"。半个月前无明显诱因出现眼黄、尿黄。查体：右上腹肋缘下见手术瘢痕，上腹部压痛，无反跳痛，墨菲征阴性。血常规：白细胞计数 $7.78 \times 10^9/L$。

MR 检查显示肝门区结构紊乱，肝总管、胆总管上段管壁增厚，局部胆管变窄，增强扫描肝门区胆管壁强化。肝内胆管扩张。胆囊未见显示，胰管未见扩张。

MRI 诊断：肝总管、胆总管上段管壁增厚并局部胆管狭窄、肝内胆管扩张（图 2-45~图 2-50）。

（二）最后诊断

胆囊切除术后胆道狭窄。

（三）诊断分析

胆囊切除术后胆管狭窄分为近期和远期狭窄。近期胆管狭窄多数由术中直接损伤引起，远期胆管狭窄与手术造成胆管缺血、瘢痕形成、胆管周围组织粘连、压迫等有关。本例患者属于远期胆管狭窄。其典型临床症状主要为梗阻性黄疸和腹痛。

造成胆囊切除术后胆管狭窄的原因主要有以下几个方面：

（1）主观因素：术者未能熟练掌握肝门部解剖结构和解剖变异，尤其 Calot 三角的解剖极为重要。

（2）解剖因素：① 胆囊位置异常：如肝内胆囊、横位胆囊、胆囊后移位；② 胆囊管变异：如胆囊与肝总管或右肝管平行，甚至与变异的右前叶肝管靠近，并以结缔组织形式并行一段汇入肝总管右壁；③ 胆囊管与肝总管汇合部位异常：如胆囊管斜行跨过胆总管的前方或后方汇入肝总管左壁，或胆囊管汇入肝总管背面；④ 胆囊动脉和肝右动脉异常：如副胆囊动脉、肝右动脉起源异常、毛虫驼背形肝右动脉、肝右动脉或胆囊动脉经过肝总管之前至胆囊。

（3）病理因素：如急性胆囊炎、萎缩性胆囊炎、Mirizzi 综合征等，这些因素造成了胆囊三角的解剖困难，术者强行分离有可能损伤胆管。

术后胆管损伤的早期临床表现为胆汁性腹膜炎、梗阻性黄疸，后期则表现为胆道梗阻、狭窄、反复发作性胆管炎，病情严重者可出现胆汁性肝硬化、门静脉高压综合征、肝肾综合征致多器官功能障碍。

胆囊术后胆管狭窄影像学检查主要有 ERCP 和 MRI，两者均可对胆管狭窄的部位、程度和范围进行准确判断，指导临床治疗。MRI 检查、尤其是 MRCP 由于其无创性，能够同时显示胆道系统解剖和胆道外解剖，除了能够准确判断胆道狭窄外，对胆道狭窄的病因判断亦有一定的帮助，是首选的检查方法。本例患者 MRI 检查除了发现胆管狭窄之外，尚发现胆管管壁增厚及肝门区结构紊乱，可能为胆囊术后、胆道探查导致胆管周围炎性瘢痕、胆管炎所致。

　　胆囊切除术后胆管狭窄、特别是合并胆管炎时，需与胆管恶性肿瘤鉴别。影像学上，两者鉴别比较困难，均可见胆管壁增厚，增强扫描增厚胆管壁强化。此时需要结合临床考虑，前者有胆囊切除病史，肿瘤标志物阴性，而后者往往肿瘤标志物升高。

（江锦赵　郭学军）

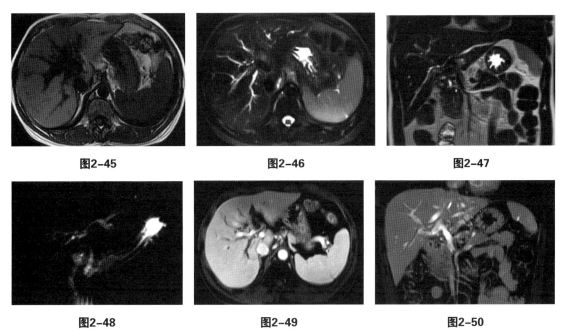

图2-45　　　　　　　　　图2-46　　　　　　　　　图2-47

图2-48　　　　　　　　　图2-49　　　　　　　　　图2-50

　　图 2-45~ 图 2-50　T1WI（图 2-45）、T2WI（图 2-46、图 2-47）肝门区结构紊乱，呈长 T1 长 T2 信号，边界不清，肝总管、胆总管上段管壁增厚，局部管腔变窄。MRCP（图 2-48）显示肝门部胆管明显狭窄，肝内胆管扩张，增强扫描（图 2-49、图 2-50）肝门区胆管壁强化

参 考 文 献

1. Girometti R，Brondani G，Cereser L，et al. Post-cholecystectomy syndrome：spectrum of biliary findings at magnetic resonance cholangiopancreatography.BJR，2010，83（988）：351-361

2. Laurent V，Ayav A，Hoeffel C，et al. Imaging of the postoperative biliary tract. Journal de Radiologie，2009，90：905-917

六、术后残余胆囊管结石
(*residual cystic duct stones*)

(一)临床及影像学表现

患者男，49 岁。胆囊切除术后 5 年余，右上腹痛 2 天，彩超提示残余胆囊管结石。发病前曾进食油腻食物。CT 平扫显示胆囊缺如，胆囊区残余胆囊管内见数个密度增高影，最大者约 6mm×4mm，CT 值约 127HU，肝内外胆管未见明显扩张征象（图 2-51、2-52）。

(二)最后诊断

①胆囊切除术后表现；②符合残余胆囊管结石表现。

(三)诊断分析

残余胆囊管结石的发病率约为 0.4%。其发病原因较多，较为常见的包括：①胆囊炎所致胆囊周围炎性粘连等各种原因导致胆囊管周围手术较困难；②腹腔镜手术胆囊管及肝管分离切除不充分，致使残留胆囊管太长，残留胆囊管结石的发生率远高于开腹胆囊切除；③亦可因胆囊管内胆囊黏膜保留完整，成石因素仍然存在，在梗阻因素未消除的情况下形成小胆囊，继发感染上皮脱落，异物残留形成盲端结石。

残余胆囊管结石患者均有明确的胆囊切除史，患者术后一段时间再度出现同术前类似的临床症状、体征和实验室表现，常提示可能存在残余胆囊管合并结石。随着现代影像学的发展，显著地提高了残余胆囊管结石的诊断准确度。迄今，国内外均将其列为一种独立病症，归属于胆道疾病的范畴进行讨论。残余胆囊管过长可以造成胆囊管综合征（右上腹阵发性疼痛、上消化道症状），或逐渐形成小胆囊或"假胆囊"，导致结石复发，需要再次手术。

各种影像学检查均能明确诊断本病，B 超检查为临床首选。CT 平扫结合三维重组如 MIP（最大密度投影）显示胆囊切除后，残余胆囊管较长、扩张，胆囊管内阳性结石呈高密度影，常伴有胆总管扩张。MRCP 检出阳性率较低，与腹腔镜胆囊切除使用钛夹，产生伪影及胆道周围感染不利于诊断有关。

残余胆囊管结石是胆囊切除术后常见并发症，影像表现较典型，结合临床有明确胆囊切除病史诊断不难。

（石　桥　郭学军）

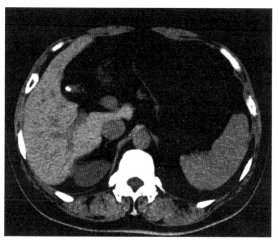
图2-51

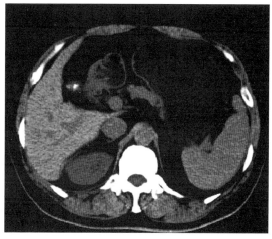
图2-52

图 2-51~ 图 2-52　CT 平扫不同层面显示胆囊缺如，胆囊区残余胆囊管内见数个密度增高影，最大者约 6mm×4mm，CT 值约 127HU，肝内外胆管未见明显扩张征象

参 考 文 献

窦科峰，刘正才.肝胆管结石术后残留结石的原因与对策.腹部外科，2007，20（6）：338-339

第三节　胆囊胆道感染性病变

一、急性胆囊炎
(acute cholecystitis)

（一）临床及影像学表现

患者男，39岁。8个月前无明显诱因间断出现上腹部疼痛，3天前疼痛加重，并向腰背部放射，伴皮肤巩膜黄染、尿黄呈浓茶样。既往慢性浅表性胃炎史，入院查体周身皮肤及巩膜中度黄染，Murphy征（−）。实验室检查 CA19-9 53.49U/ml 升高；肝功能：丙氨酸氨基转移酶 ALT 354.0U/ml、总胆红素 TBIL 196.7μmol/L、直接胆红素 DBIL 112.4μmol/L、总胆汁酸 TBA 119.3μmol/L 明显升高；尿常规：胆红素 BIL+++。

上腹部 MR 平扫及 MRCP 检查，胆囊体积明显增大，胆囊壁增厚，胆囊内可见分层液平面（T1WI 上方低信号下方高信号，T2WI 上方高信号下方等信号），胆囊腔内见数枚类圆形低信号影，直径约0.5cm；肝总管、胆总管扩张，内径约1.0cm；胆总管下端见一类圆形低信号影，直径约0.6cm。

MRI 诊断：胆囊炎，胆囊结石；胆总管下端结石（图 2-53~ 图 2-58）。

（二）最后诊断

病理诊断：符合胆结石伴急性胆囊炎；胆固醇性息肉。

（三）诊断分析

急性胆囊炎在病理表现上分为3种类型：①单纯性急性胆囊炎，表现为胆囊黏膜充血、水肿，胆囊轻度肿胀；②化脓性急性胆囊炎，胆囊壁内弥漫性白细胞浸润形成广泛蜂窝织炎，胆囊肿大，胆囊壁增厚，周围渗出，发生胆囊周围粘连或脓肿；③坏疽性急性胆囊炎，胆囊高度肿大，胆囊壁缺血、坏死、出血、甚至穿孔，引起胆汁性腹膜炎。单纯性急性胆囊炎 MR 影像表现包括：胆石症，胆囊壁增厚（>3mm），胆囊壁水肿，胆囊扩张（横径 > 40mm），胆囊周围积液，肝周积液。胆囊壁水肿增厚，T2WI 上黏膜层多显示为光滑低信号，浆膜层多显示不光滑，有时与囊周积液融为一体，界限不清。胆囊周围的积液及肝周积液的出现在一定程度上反映了急性感染过程向胆囊周围的扩散程度。MRCP 对于增厚水肿的胆囊壁及胆囊周围的积液也可明确显示，但在观察结石方面往往由于胆汁的包埋作用，使一些胆囊内的小结石难以发现。如不及时治疗，40% 的单纯性胆囊炎患者可出现并发症。主要并发症包括化脓性胆囊炎、坏疽性胆囊炎。MR 检查胆囊内出现积脓和发现胆囊颈部嵌顿的结石更有助于急性化脓性胆囊炎的诊断。MR 成像上脓液或脓性胆汁在 T2WI 上表现为低信号强度，与高信号强度的胆汁形成液 - 液层面，在 T1WI 上表现为中等偏高信号强度。坏疽性胆囊炎如胆囊壁发生缺血或坏死加上产气杆菌感染，则形成气肿性胆囊炎，此时于 MR 成像可发现胆囊腔内或壁内气体，MRCP 上胆囊腔上部或肝外胆管上部多发的漂浮状的信号缺失的气泡被认为是管腔内气体的一种特异性表现。胆囊穿孔是急性坏疽性胆囊炎最常见的并发症，好发部位为胆囊底部。MR 成像发现胆囊壁断裂提示胆囊穿孔，当穿孔的胆囊与周围的肠管相通时，肠道内的气体可经瘘管进入胆囊腔，胆囊腔内可见积气征象。本例 MR 表现为胆囊体积增大，胆囊壁增厚，周围未见明显渗出，胆囊内有积脓，合并胆囊结石、胆总管结石。临床上关于急性胆囊炎的诊断并不难，MRI 及 MRCP 的影像学表现既可帮助诊断，又可发现并发症，帮助选择治疗方案。

（全　斌　郭学军）

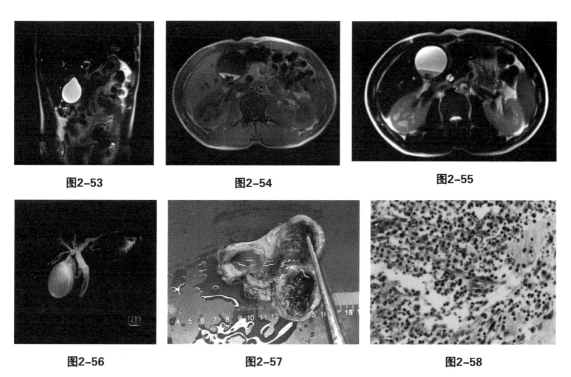

图2-53　　　　　　　　　　图2-54　　　　　　　　　　　图2-55

图2-56　　　　　　　　　　图2-57　　　　　　　　　　　图2-58

图 2-53~图 2-58　上腹部 MR 平扫及 MRCP 检查，T2-HASTE 冠状位显示胆囊体积明显增大（图 2-53）；横断位显示胆囊体积增大，胆囊壁增厚，腔内见数枚类圆形低信号影并可见分层液平面（图 2-54、图 2-55）；MRCP 显示胆囊体积增大，肝总管、胆总管扩张（图 2-56）。病理大体标本示胆囊长 8.5cm，最大径 4.5cm，壁厚 0.5~0.8cm，胆囊壁见一黄色颗粒样物（图 2-57）；镜下示胆囊黏膜部分脱落，见多量中性粒细胞为主的炎性细胞浸润，间质见泡沫样细胞（图 2-58）

参 考 文 献

1. Adusumilli S, Siegelman ES. MR imaging of the gallbladder.Magn Reson Imaging Clin North Am, 2002, 10（1）：165-184

2. 张运波，张静，安伟，等．急性胆囊炎的临床、病理与影像学对照研究（附 39 例报告）.现代医用影像学，2007，16（4）：171

3. 刘长春，靳二虎，赵瑞华，等.MRI 和 MRCP 诊断急性胆囊炎的临床意义.实用放射学杂志，2008，24（7）：998-1000

二、慢性胆囊炎
(chronic cholecystitis)

（一）临床及影像学表现

男性患者，35 岁，反复剑突下胀痛不适 2 个月余。血常规：白细胞计数 $6.60 \times 10^9/L$，中性粒细胞百分率 55.4%；肝功能六项：ALT 59.3U/L，TBIL 15.9μmol/L，DBIL 3.6μmol/L，IBIL 12.3μmol/L，TBA 5.5μmol/L，AST 正常范围。

CT 示胆囊体积缩小，胆囊壁明显增厚并可见蛋壳样钙化，增厚的胆囊壁钙化有一定的特征性表现，增强扫描胆囊壁明显强化，胆囊内见多发大小不等的高密度影，胆囊窝可见液性密度影分布。胆总管稍宽，管径约 0.9cm，其内未见明显异常密度影。MR 示胆囊体积缩小，壁增厚，胆汁呈稍短 T1 稍短 T2 信号，胆囊窝可见长 T1 长 T2 液性信号；肝内胆管未见扩张；胆总管扩张，较宽处约 1.1cm，内未见异常信号。胰管未见明显扩张。病理报告：胆囊黏膜下慢性炎性细胞浸润（图 2-59~ 图 2-64）。

（二）最后诊断

影像诊断：①胆囊结石，慢性胆囊炎。②肝外胆管轻度扩张。
病理报告：慢性胆囊炎伴胆囊结石。

（三）诊断分析

慢性胆囊炎是胆囊受到长期持续性或间断性各种刺激而产生的慢性炎性改变，可以是急性胆囊炎反复发作，有些开始即为慢性过程。受到细菌感染、化学物质和机械刺激作用，胆囊壁明显增厚，胆囊纤维组织增生，胆囊体积缩小，胆囊管阻塞时胆囊亦可见肿大。95% 以上患者合并有胆囊结石。慢性胆囊炎患者症状没有特异性，部分患者可以没有症状，部分常有消化不良、厌油腻和右上腹痛等症状，当发生一过性梗阻时可以出现胆绞痛。

慢性胆囊炎影像学表现：胆囊壁增厚、毛糙，增强扫描增厚胆囊壁明显强化。多数情况下胆囊萎缩，提示胆囊壁纤维增生，但发生胆囊梗阻时胆囊肿大。大多数患者可同时合并胆囊结石。胆囊窝可出现渗出性改变。部分患者增厚胆囊壁可见出现部分性或完全性钙化，在 CT 上很容易识别，临床上称之为瓷胆囊，为慢性胆囊炎典型表现。

大部分慢性胆囊炎诊断不难，少数情况下，慢性胆囊炎需与胆囊癌鉴别。胆囊癌表现为胆囊内肿物，增强扫描明显强化，胆囊癌可侵犯周围肝组织，易与慢性胆囊炎相鉴别。当胆囊癌表现为胆囊壁局限性或弥漫性增厚时，与慢性胆囊炎表现极为相似，鉴别比较困难。有研究发现胆囊癌增强扫描动脉期胆囊内壁强化明显，而慢性胆囊炎则没有这个强化特点，表现为增厚胆囊壁均匀强化。

（江锦赵　郭学军）

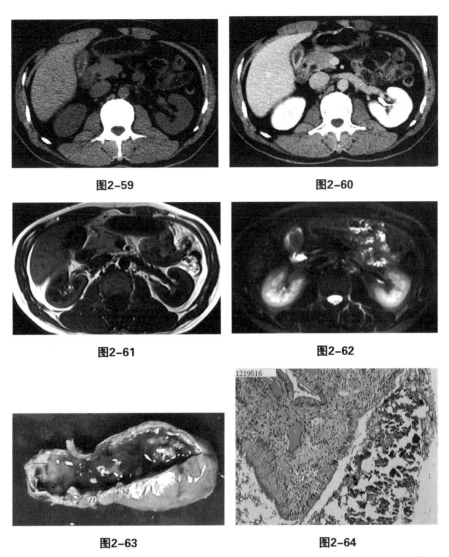

图2-59 图2-60

图2-61 图2-62

图2-63 图2-64

图 2-59~ 图 2-64　CT 平扫及增强扫描显示胆囊体积缩小，胆囊壁明显增厚并可见蛋壳样钙化，增强扫描胆囊壁明显强化；胆囊内见多发大小不等的高密度影，胆囊窝可见液性密度影分布；胆总管稍宽，管径约 0.9cm（图 2-59、图 2-60）。MR 平扫显示胆囊体积缩小，壁增厚，胆汁呈稍短 T1 稍短 T2 信号，胆囊窝可见长 T1 长 T2 液性信号；肝内胆管未见扩张；胆总管扩张，较宽处约 1.1cm，内未见异常信号（图 2-61、图 2-62）。大体病理显示胆囊壁明显增厚（图 2-63）。镜检显示（HE×100）胆囊黏膜下慢性炎性细胞浸润（图 2-64）

参 考 文 献

1. Onofrio A. Catalano, Dushyant V. Sahani, Sanjeeva P. Kalva, et al. Continuing Medical Education： MR Imaging of the Gallbladder：A Pictorial Essay. Radiographics，2008，28（1）：135-155

2. Yun EJ，Cho SG，Park S，et al.Gallbladder carcinoma and chronic cholecystitis：differentiation with two-phase spiral CT. Abdom Imaging，2004，29（1）：102-108

三、萎缩性胆囊炎
(atrophic cholecystitis)

（一）临床及影像学表现

患者男，32 岁，7 年前无明显诱因出现上腹痛，伴有腰背部放射，反复发作，无伴发热，寒战，无恶心、呕吐，发作时不伴周身黄染、尿色加深。既往无肝炎史，肝功能正常。

CT 平扫显示胆囊体积明显缩小，大小约为 37mm×12mm，壁增厚，厚约 7mm，内见多发类圆形低密度影。大体标本见胆囊黏膜毛糙，见 5~6 颗大小约 8mm 黄褐色结石，胆囊壁毛糙，增厚，壁厚 2~7mm。镜检显示胆囊黏膜下慢性炎性细胞浸润（图 2-65~ 图 2-68）。

（二）最后诊断

CT：胆囊多发结石并萎缩性胆囊炎。
病理报告：慢性胆囊炎。

（三）诊断分析

萎缩性胆囊炎患者在临床上并不少见，多数由于胆囊结石所致，萎缩性胆囊炎患者虽然常有反复发作右上腹痛，上腹部不适，食欲缺乏、嗳气、腹胀等症状，而体征常只有右上腹轻压痛，墨菲征由于胆囊缩小则多呈阴性。因其没有特异的症状及体征，诊断常有困难，往往需依据非常详细的临床资料，再结合某些特殊检查才能确诊。

萎缩性胆囊炎病程多较长，且与周围组织的粘连多致密、解剖难辨，常给临床诊断及治疗带来困难。病理特点是慢性炎症浸润、纤维组织增生，以后慢慢形成瘢痕，如此反复发作，胆囊逐渐萎缩，完全失去收缩和浓缩胆汁的功能。

萎缩性胆囊炎实际上是慢性结石性胆囊炎长期发作的结果，是一种特殊类型的结石性胆囊炎。萎缩性胆囊炎典型影像学表现为胆囊体积明显缩小，脂肪餐后胆囊收缩不良或不收缩。胆囊壁增厚、毛糙。目前对胆囊缩小尚无判断标准，国外学者 Guillou 等认为胆囊萎缩应具备以下条件：胆囊体积明显缩小、长轴小于 4cm；胆囊壁明显增厚、厚度大于 3mm。本例患者 CT 扫描示胆囊体积明显缩小，囊壁不规则增厚，囊腔缩小，内充满高密度结石影，几无胆汁存留，影像学表现具备特征性。

萎缩性胆囊炎主要应与胆囊结核相鉴别。两者均可表现为胆囊体积缩小，壁增厚甚至可有钙化，胆囊内常伴结石，但后者常有结核中毒症状，腹腔内其他脏器结核及结核性淋巴结肿大，实验室检查有贫血、红细胞沉降率升高及结核相关实验强阳性。

（单慧明　郭学军）

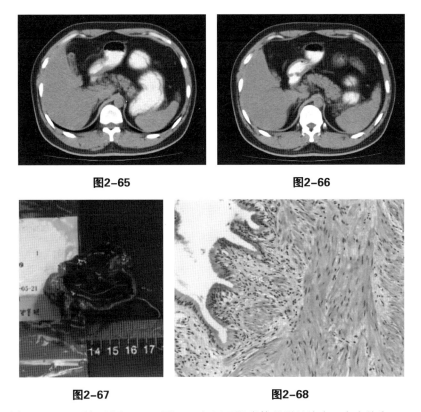

图2-65　　　　　　　　　　　　　图2-66

图2-67　　　　　　　　　　　　　图2-68

图 2-65~ 图 2-68　CT 平扫（图 2-65，图 2-66）显示胆囊体积明显缩小，大小约为 37mm×12mm，壁增厚，厚约 7mm，内见多发类圆形低密度影。大体标本（图 2-67）见胆囊黏膜毛糙，见 5~6 颗大小约 8mm 黄褐色结石，胆囊壁毛糙，增厚，壁厚 2~7mm。镜检（图 2-68）显示胆囊黏膜下慢性炎性细胞浸润

参 考 文 献

Guillou P J，Quirke P，ThorpeH，et al. Short-term endpoints of conventional versus lapareoscopic-assisted surgery. in patients with colorectal cancer（MRC CLASICC trial）：muticentre，randomised controlled trial. Lancet，2005，365（9472）：1718-1726

四、Mirizzi综合征
(Mirizzi syndrome)

（一）临床及影像学表现

患者男，59岁，腹痛2天入院。胆囊管与胆总管汇合处类圆形低信号结石，肝总管及肝内胆管扩张，胆囊明显增大，内见类圆形结石，胆总管下段无明显扩张。肝内外胆管未见明显瘘管形成（图2-69~图2-71）。

（二）诊断

胆囊、胆囊管结石伴急性胆囊炎，肝总管及肝内胆管扩张，符合Mirizzi综合征表现。

（三）诊断分析

Mirizzi综合征是指因胆囊颈或胆囊管结石嵌顿和（或）其他良性病变压迫肝总管，引起梗阻性黄疸、胆绞痛、胆管炎的临床综合征，是慢性胆囊炎、胆石症的少见并发症。因其临床表现无特征性，该综合征术前诊断困难，术中处置不当可致胆道损伤。

Mirizzi综合征的分型还未达成共识，目前应用较多的为Csendes分型，根据有否胆囊胆管瘘及内瘘造成胆管壁损伤的程度划分：Ⅰ型为胆囊管或颈结石嵌顿压迫肝总管，又叫Mirizzi综合征原型；Ⅱ型为胆囊胆管瘘形成，瘘管口径<1/3胆总管周径；Ⅲ型为胆囊胆管瘘形成，瘘管口径>胆总管周径的2/3；Ⅳ型为胆囊胆管瘘完全破坏了胆总管壁。

B超可发现胆囊、胆道结石，特别是发现胆囊颈或胆囊管结石嵌顿。CT主要表现为：胆囊颈增宽；胆囊颈或胆囊管区含钙结石显示为局部高密度影；胰腺段以上胆管梗阻征象。肝门区多囊多管征和肝门区扩张的胆管壁增厚以及肝门区各结构之间的脂肪间隙显示模糊和消失征象，后者是由于胆囊颈或胆囊管嵌顿结石引起胆囊管扩张、扭曲和胆囊周围炎的表现。如CT未显示含钙结石，但有胰上段的胆管扩张、增厚、肝门区脂肪间隙显示不清或消失，也应考虑此综合征的可能。由于CT横断面常不能显示胆囊颈/管结石嵌顿压迫肝总管的直接征象，结合CT三维重组技术如MIP及MPR可多角度立体显示胆系结构。

MRCP能较好显示胆管的外压改变，并可判断是否有瘘管形成。此外，MRCP可除外胆管炎症及其他导致胆管梗阻的原因。MRCP能显示Mirizzi综合征的一些典型征象，包括肝总管的外压性狭窄，胆囊管结石、肝内胆管及肝总管的扩张及正常胆总管。MRCP亦可显示胆囊周围炎性病变的范围并且能避免ERCP的并发症。因此，目前认为MRCP是诊断Mirizzi综合征的最佳检查方法。

Mirizzi综合征的发病率不高，其临床表现无特征性，术前影像疑诊时应提示临床医生，避免由于术中处置不当导致胆道损伤。鉴别诊断包括：①原发性硬化性胆管炎：两者均表现为梗阻性黄疸。但在后者大多伴有肠道炎性疾病。胆道成像可见部分或全部肝外胆管环形狭窄。肝内胆管常受累，其程度比肝外者严重，轻度扩张的胆管呈串珠样。②胆管癌：胆管癌患者全身情况差，黄疸呈进行性加重，不可逆。CT扫描对鉴别有帮助。

（石　桥　王成林）

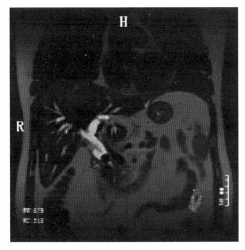

图2-69

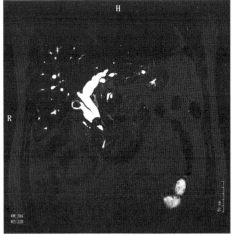

图2-70

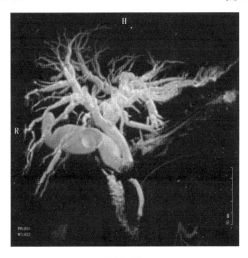

图2-71

图 2-69~ 图 2-71　MR T2WI 冠状位显示胆囊管与胆总管汇合处类圆形低信号结石（图 2-69）；薄层图像显示胆总管受压（图 2-70）；MRCP 显示肝总管及肝内胆管扩张，胆囊明显增大，胆囊内见类圆形充盈缺损影，胆总管下段无明显扩张。肝内外胆管未见明显瘘管形成（图 2-71）

参 考 文 献

Beltrán MA. Mirizzi syndrome：History，current knowledge and proposal of a simplified classification. World J Gastroenterol，2012，18（34）：4639-4650

五、胆 道 结 石
(biliary calculi)

（一）临床及影像学表现

患者女，51 岁。10 余年前无明显诱因下反复出现上腹部疼痛不适，呈持续性闷痛，无伴放射痛，伴畏寒、发热、出汗、尿黄等，多次至当地医院就诊，给予消炎等对症处理后，疼痛缓解，但感疼痛次数逐渐频繁。查体：T 36.5℃，皮肤巩膜无黄染，腹平，上腹部可及压痛，无反跳痛及肌紧张，肝脾肋下未触及，肝肾区无叩击痛。墨菲征阴性。

肝内外胆管广泛扩张，以胆总管和左肝管显著。胆总管内径最宽处约 1.5cm，胰管无明显扩张。左右肝管、肝总管及胆总管内见多发大小不一的异常信号结石影，T1WI 呈高、等或低信号影，T2WI 则呈低信号充盈缺损影。左肝内胆管结石巨大，约 5.0cm × 1.6cm；部分肝管壁水肿、增厚（图 2-72~ 图 2-77）。

（二）最后诊断

肝内外胆管多发结石，并胆管扩张。

（三）诊断分析

胆道内结石临床常见，与胆汁滞留或细菌感染等有关，常多发，也可单发，多发者可呈弥漫或散在分布，也可呈泥沙样，受累胆管因结石梗阻常有不同程度扩张。临床上可无症状，也可有右上腹疼痛，伴肩部放射性疼痛，发热，梗阻性黄疸等。

CT 和 MRI 均可明确诊断；MR 显示胆管内结石有较大优势，T1WI 上含胆固醇成分多的阴性结石往往显示为高信号，而含钙质成分多的阳性结石则显示为低信号（图 2-73），但 T2WI 上两种结石均显示为低信号（图 2-72、图 2-74）。MRCP 可整体直观显示扩张的胆系结构以及其内结石，表现为低信号的充盈缺损（图 2-75）。CT 对含钙的高密度结石较敏感，表现为扩张的胆管内见结节状、颗粒状或环状高密度影，但对等密度结石及泥沙样结石，CT 的检出率则大为降低。本例患者结石多发，大小不一，MRI 平扫及 MRCP 结合显示结石清晰，而 CT 检查对一些含钙质少的结石则显示不清。

目前超声检查仍是胆道结石的首选检查方法，但其易受胃肠道气体干扰，对胆总管下段结石诊断价值不如 MRCP。而 MRCP 作为一种无创性检查方法，对胆道结石的敏感性和特异性已不亚于 ERCP。但单纯 MRCP 显示胆系结构内其他占位性病变（如：肿瘤、癌栓等）均可表现为低信号充盈缺损，因此常规 MRI 平扫不可或缺。同时，胆系结石由于成分不同在 T1WI 信号可表现不一，需密切结合 T2WI 和 MRCP 综合分析，尤其是对于少量细小的高钙质结石又不伴有胆管扩张，往往容易遗漏。

（郭学军）

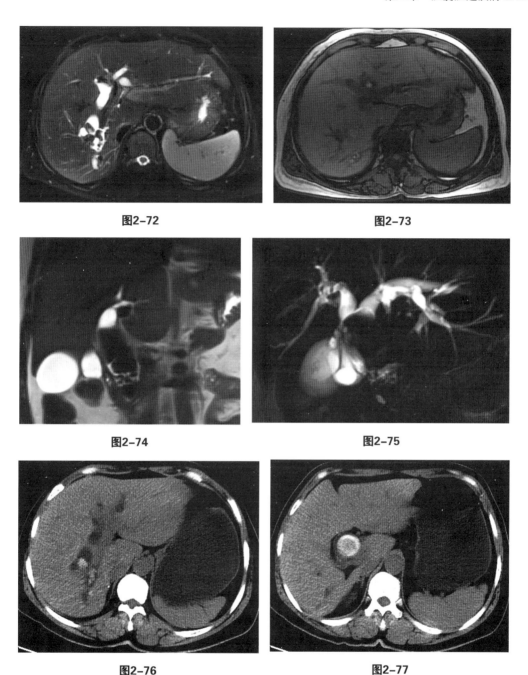

图2-72

图2-73

图2-74

图2-75

图2-76

图2-77

图 2-72~ 图 2-77　MR 平扫（图 2-72，图 2-73）示肝内胆管扩张，内见环状、斑点状短 T1 短 T2 信号结石影；MRCP（图 2-74，图 2-75）示肝内外胆管明显扩张，内见大小不一的低信号充盈缺损结石影，以胆总管为著；CT 平扫（图 2-76，图 2-77）示肝内胆管及胆总管内结石为斑点状、结节状或环状高密度影

六、急性化脓性胆管炎
(acute pyogenic cholangitis)

（一）临床及影像学表现

男性患者，79 岁，反复寒战发热 1 周，体温最高达 40℃，腹痛、精神差 1 天。查体：呼吸急促，HR 173 次 / 分，BP 74/40mmHg。腹软，右上腹压痛明显。墨菲征可疑阳性。双下肢无水肿。血常规：白细胞计数 $22 \times 10^9/L$，中性粒细胞 87.3%。生化检查：胆红素、转氨酶均升高。

CT 示肝总管下段见一类椭圆形高密度影，肝内胆管、肝总管扩张；胆囊不大，壁稍厚。肝门区、胆囊周围脂肪间隙密度增高、并可见条片状阴影分布；肝周见少量水样密度影。CT 诊断：①肝总管下段结石合并肝总管、肝内胆管扩张。②慢性胆囊炎。

MR 示右上腹部可见引流管与肝内胆管相通。胆囊不大，胆囊壁增厚，内未见异常信号影。肝内胆管部分显示不清，肝外胆管未见明显扩张，胆总管下段局限性变细，未见明显充盈缺损。肝门区可见条片状长 T1 长 T2 信号影分布。MR 诊断：PTCD 术后表现。

PTC 示肝内胆管及肝总管扩张。胆总管内可见类圆形充盈缺损，可见造影剂流入十二指肠内。PTC 诊断：胆总管结石并阻塞性黄疸；胆总管置管外引流术后（图 2-78~ 图 2-83 ）。

（二）最后诊断

术后诊断：慢性胆囊炎；胆总管结石并急性化脓性胆管炎。

（三）诊断分析

急性化脓性胆管炎是由阻塞引起的急性化脓性胆道感染，是胆道外科患者死亡最重要、最直接的原因，大多数由胆管结石阻塞所致，部分和胆道蛔虫有关。临床典型症状表现为 Charcot 三联征：腹痛、寒战及发热、黄疸，部分患者可出现神志淡漠、烦躁不安、意识障碍、血压下降等。急性化脓性胆管炎根据临床表现和实验室检查即可诊断，因此较少进行影像学检查。CT 和 MRI 典型表现有：胆管结石、胆管蛔虫并胆管梗阻、扩张；由于胆管壁水肿、增厚和胆管周围渗出，往往表现为肝门区结构紊乱，增强扫描可见增厚胆管壁有强化；CT 检查可发现胆管内胆汁密度增高，胆管积气，部分患者可合并胆源性肝脓肿。PTC 检查除了可以发现胆道梗阻部位外，还可以进行导管引流、取石治疗。本例患者于 CT 检查后紧急实行了 PTCD 治疗缓解病情。

根据临床特点和实验室检查，本病诊断不难，但需与胆管癌相鉴别。两者在影像学上表现非常相似：病变区胆管壁增厚、狭窄并近端胆管扩张，影像学上不易鉴别，往往需要结合临床做出诊断。

（江锦赵　郭学军）

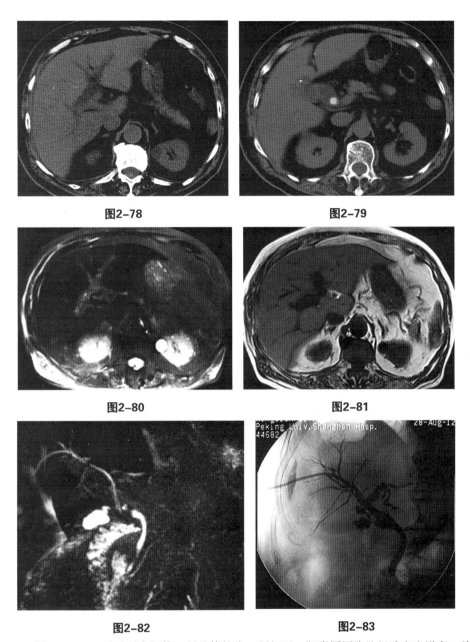

图2-78　　　　　　　　　　　　　图2-79

图2-80　　　　　　　　　　　　　图2-81

图2-82　　　　　　　　　　　　　图2-83

　　图 2-78~ 图 2-83　　CT 显示肝内胆管、肝总管扩张；肝门区、胆囊周围脂肪间隙密度增高、并可见条片状阴影分布（图 2-78、图 2-79）；肝总管下段见一类椭圆形高密度影，胆囊不大，壁稍厚（图 2-79）。MR 显示肝内胆管模糊不清，肝外胆管未见明显扩张，肝门区可见条片状长 T1 长 T2 信号影分布（图 2-80、图 2-81）。胆总管下段局限性变细，未见明显充盈缺损，右上腹部可见引流管与肝内胆管相通（图 2-82）。PTC 显示肝内胆管及肝总管扩张。胆总管内可见类圆形充盈缺损，可见造影剂流入十二指肠内（图 2-83）

参 考 文 献

1. Hong MJ，Kim SW，Kim HC，et al. Comparison of the clinical characteristics and imaging findings of acute cholangitis with and without biliary dilatation. Br J Radiol，2012，85（1020）：e1219-1225

2. Eun HW，Kim JH，Hong SS，et al.Assessment of acute cholangitis by MR imaging.Eur J Radiol，2012，81（10）：2476-2480

七、原发性硬化性胆管炎
(primary sclerosing cholangitis)

（一）临床及影像学表现

男，50岁。慢性病程。上腹部隐痛半年余，伴食欲不佳，无明显恶心呕吐，无反酸、嗳气等不适，有多年饮酒史。全身皮肤及黏膜轻度黄染，胸部、双上臂可见散在蜘蛛痣，巩膜黄染。中上腹部轻度深压痛，无反跳痛，无腹肌紧张，肝脾肋下未及，肝区叩痛阴性。

MRI平扫及MRCP可见肝内外胆管不均匀扩张伴节段性狭窄。肝内胆管走行僵直，远端分支明显闭塞、减少，呈枯枝样改变。肝周可见新月形液性长T1长T2信号积液影（图2-84~图2-87）。

（二）最后诊断

原发性硬化性胆管炎。

（三）诊断分析

原发性硬化性胆管炎（primary sclerosing cholangitis，PSC）最先于1924年由Delbet提出，是一种以肝内外胆管慢性进行性炎症和纤维化，并导致胆管多灶性狭窄为特征的胆汁淤积性自身免疫性肝病。临床表现为慢性进行性梗阻性黄疸，后期可发展为胆汁性肝硬化、门静脉高压及肝功能衰竭。

纤维组织围绕小胆管呈"洋葱皮"样改变是PSC最具特征性的病理表现，但仅见于10%的PSC患者，故组织病理学检查对此病诊断价值有限。

ERCP检查是诊断PSC的金标准。其特征性表现为肝内胆管串珠样改变及肝外胆管不规则憩室样突出。多数表现为胆管枯枝样改变，即胆管纤细、稀疏、僵直，胆管边缘可不光整或呈杂乱毛发状。随着MRCP的广泛应用，ERCP因其有创而在诊断方面的应用有所减少，目前多主张ERCP应用于PSC的治疗。欧洲肝病学会（EASL）建议对疑诊为PSC的患者首先行MRCP检查，不能确诊时再考虑ERCP检查。

MR主要表现为肝内胆管扩张增粗，胆管壁向心性增厚可达3~4mm，在T1WI表现为均匀的环形稍低信号，增强扫描可见增厚的胆管壁明显强化且持续至平衡期。肝硬化期PSC主要表现为肝脏形态学改变，典型者肝脏呈球形改变，实质内信号不均，动态增强MRI可见肝内线状和网格状结构渐进性强化。PSC在MRCP上可表现为多发性节段性胆管狭窄，其间胆管正常或继发性轻度扩张，典型者呈串珠状。小胆管闭塞使肝内胆管分支减少，其余较大胆管狭窄、僵直，称为"剪枝征"，少数患者肝内胆管分支可到达肝脏边缘。

CT诊断PSC的准确性不高，平扫CT对PSC胆管病变显示不满意。

硬化性胆管炎主要需与原发性胆管癌相鉴别：后者表现为胆管壁不规则增厚致管腔狭窄或胆管中断，或胆管内可见软组织肿块影，增强检查轻度或中度强化，边界不清。肝内胆管扩张呈特征性的"软藤"征。

（周　雯　郭学军）

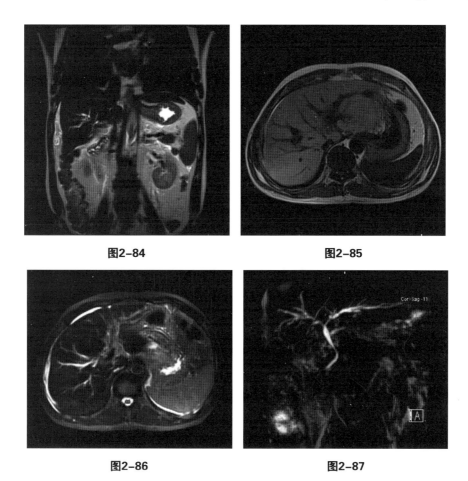

图2-84　　　　　　　　　图2-85

图2-86　　　　　　　　　图2-87

图 2-84~ 图 2-87　MRI 平扫（图 2-84 为 T2WI 冠状位、图 2-85、图 2-86 分别为横断位 T1WI、T2WI）及 MRCP（图 2-87）显示胆总管、肝总管及肝内胆管不均匀扩张，并见节段性狭窄。肝内胆管走行僵直，远端分支明显闭塞、减少，呈"剪枝征"。肝周可见新月形液性长 T1 长 T2 信号积液影

参 考 文 献

1. 吴志勤，王峰，汪磊，等 . 原发性硬化性胆管炎 16 例临床分析 . 肝脏，2010，12（5）：349-350

2. 侯新萌，靳二虎 . 原发性硬化性胆管炎的影像学研究进展 . 国际医学放射学杂志，2012，35（5）：447-449

3. Andraus W，Haddad L，Nacif LS，et al. The best approach for diagnosing primary sclerosing cholangitis. Clinics（Sao Paulo），2011，66：1987-1989

4. lshizaka K，Kudo K，Fujima N，et al. Detection of normal spinal veins by using susceptibility-weighted imaging. Magn Reson Imaging，2010，31：32-38

5. Azizi L，Raynal M，Cazejust J，et al. MR Imaging of sclerosing cholangitis. Clin Res Hepatol Gastroenterol，2012，36：130-138

第四节　胆囊胆道肿瘤样病变

一、胆囊腺肌症
(gallbladder adenomyosis)

（一）临床及影像学表现

患者女性，38 岁。腹痛半天入院。B 超提示慢性胆囊炎，胆囊腺肌症。

CT 平扫胆囊体积缩小，胆囊壁呈弥漫性增厚，黏膜面不规则，见多发大小不等囊腔。增强扫描各期胆囊壁呈明显强化。胆囊窝见大量积液（图 2-88~ 图 2-91）。

（二）最后诊断

①胆囊腺肌症（弥漫型）。②慢性胆囊炎急性发作。

（三）诊断分析

胆囊腺肌症是胆囊的一种增生性疾病，其病变特征是胆囊上皮过度增生、肌层肥厚和壁内憩室形成，增生黏膜可深入肌层，形成 Rokitansky-Ashoff 窦（罗 - 阿窦）。病理显示胆囊壁呈不同程度的弥漫性或局限性增厚，黏膜面不规则；可伴有慢性炎症改变及胆囊结石，切面可见病变胆囊壁内存在大小不等的腔隙或囊腔；腔隙或囊腔内充填胆汁，偶见小结石。胆囊腺肌症的分型略有不同，根据其累及胆囊范围常分为：①弥漫型：病变累及整个胆囊，胆囊壁显著增厚，较少见。②节段型：为发生于胆囊体或体颈交界部的环状管壁增厚及管腔狭窄，胆囊有时被分隔成 2 个相连的较小腔室。③局限型：最常见，为发生在胆囊底部的局限性隆起或硬结，也有将发生于胆囊其他部位的半球形隆起或结节状病变纳入该型。尚有作者将同一胆囊发生上述 2 种不同类型胆囊腺肌症同时发生者定义为混合型。

常规 CT 检查技术诊断胆囊腺肌症的敏感性和特异性均不理想，本病 CT 平扫无特征性表现，增强 CT 扫描可显示胆囊壁内罗 - 阿窦。少数病例由于罗 - 阿窦或壁内憩室区域增生的黏膜上皮强化而周围肥厚的肌层无强化，可显示胆囊壁内特征性的念珠征（rosary sign）。胆囊腺肌症还可表现为浆膜下脂肪组织异常增生。

MRI 在发现和诊断本病方面的具有较大优势。根据病变累及范围不同，MR 可显示局限型或弥漫性胆囊壁增厚。罗 - 阿窦的显示对本病诊断具有重要价值，T2WI 显示胆囊壁内直径约 3~7mm 的高信号囊性病变，T1WI 呈低信号（囊内胆汁信号），增强后不强化，与强化的胆囊壁形成较明显对比，在薄层抑脂序列显示较佳。罗 - 阿窦在 MRCP 像显示为较具特征性的增厚胆囊壁内多个小圆形高信号病灶，称为珍珠项链征（pearl necklace sign）。

胆囊腺肌症作为一种相对常见的胆囊良性病变，发病原因不明，表现为胆囊黏膜上皮增生和肌层肥厚且伴有罗 - 阿窦形成，影像诊断仅可作为临床参考。

鉴别诊断：

胆囊腺肌症常需与胆囊癌鉴别。多数研究显示胆囊癌增强后呈现全程强化，弥漫性胆囊癌增强后以不均匀强化及浆膜强化为主，而胆囊腺肌症则呈黏膜早期强化。但在部分研究显示，70%胆囊腺肌症动脉期强化与胆囊腺癌类似，因此，除了增强强化形式的观察，应密切结合胆囊形态。胆囊腺肌症胆囊壁增厚较均匀，内壁光整，如出现胆囊壁增厚不规则，特别是出现结节状突起时要高度怀疑胆囊癌。

（石　桥　王成林）

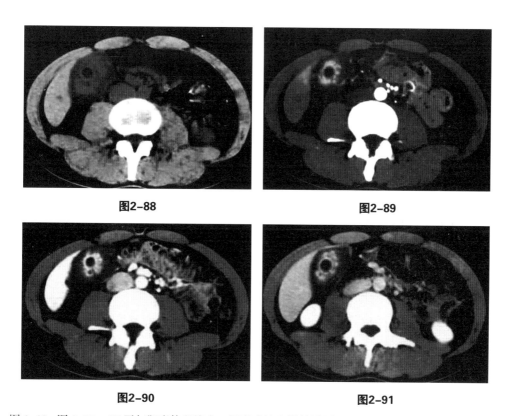

图2-88　　　　　　　　　　　　　　　　图2-89

图2-90　　　　　　　　　　　　　　　　图2-91

图 2-88~ 图 2-91　CT 平扫胆囊体积缩小，胆囊壁呈弥漫性增厚，黏膜见多发大小不等囊腔（图 2-88）。增强扫描各期胆囊壁呈明显强化，内见多发小囊状无强化影。胆囊窝见大量积液（图 2-89~ 图 2-91）

二、胆囊憩室
(gallbladder diverticulum)

(一)临床及影像学表现

女性，75 岁。1 个月前无明显诱因排灰黑色大便，无呕血，伴腹胀、乏力。查体：T：36.4℃，皮肤及巩膜无黄染，肝脾肋下未触及，墨菲征阴性。右上腹部无明显叩击痛及压痛，无反跳痛。移动性浊音可疑阳性。

肝脏体积缩小，肝缘欠光滑，肝裂增宽。胆囊底部见一小囊袋状局限性膨出，膨出部分与正常胆囊腔相通。囊壁光滑，增强扫描可见均匀强化。胆囊壁薄，胆囊窝内未见明显液性渗出。肝周可见带状积液影（图 2-92、图 2-93）。

(二)最后诊断

胆囊憩室；肝硬化；腹水。

(三)诊断分析

胆囊可发生憩室，与正常胆囊壁一样含有三层结构。可单发或多发，多发性憩室称为胆囊憩室病。分为先天性憩室和后天获得性憩室，先天性憩室为真性憩室，是一种罕见的先天性胆囊畸形，相关文献极少报道，其发生率约 0.0008%~0.06%。后天获得性憩室，多为胆石或慢性炎性粘连牵引等所致的憩室，为假性憩室。胆囊憩室好发部位常位于胆囊底或颈部，单纯先天性憩室一般无临床意义，无并发症时多无症状，如并发结石或感染可出现胆石症及胆道感染相应的临床症状。后天性憩室，可有胆石症及胆囊炎症或胆道炎症等病史及相应的临床表现。憩室内如有胆石嵌塞则容易发生溃疡穿孔。

超声、CT、MR 和 MRCP 均能清晰显示胆囊憩室。表现为胆囊不同程度增大，形态较饱满，壁增厚、毛糙，胆囊底、体或近颈部可见向外局限性膨出小囊，大小一般为 0.6~2.0cm。憩室壁厚薄不均，边缘毛糙，可见憩室内口与胆囊相通。憩室口直径大多在 0.2~1.2cm 之间。因憩室内胆汁流通不畅，容易沉淀凝固形成结石，并由此引发炎症、穿孔或其他并发症。

胆囊憩室诊断一般不难，常需与胆囊折叠相鉴别。后者折叠部分体积较大，在断面图像上往往显示一侧壁折叠凹陷，而另一侧壁则光滑连续。若胆囊憩室内存留结石或继发炎症，常导致憩室内密度或信号不均匀，与邻近肠管相邻时，容易造成误诊或漏诊。

（郭学军）

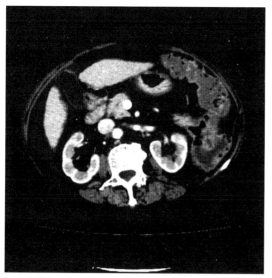 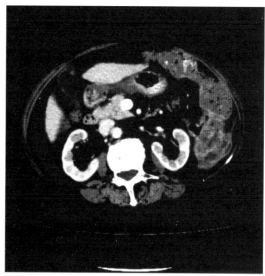

图2-92　　　　　　　　　　　　　　　图2-93

图 2-92~图 2-93　CT 增强扫描（图 2-92，图 2-93）示胆囊底部见一小囊袋状局限性膨出，与正常胆囊壁强化均匀一致。图 2-93 示膨出部分与正常胆囊腔相通。胆囊壁光滑，未见明显增厚。胆囊窝内未见积液征象。肝周可见带状积液影

参 考 文 献

Doganay S，Kocakoc E，Esen M，et al. True diverticulum of the gallbladder. J Ultrasound Med，2010，29（1）：121-123

三、胆囊息肉
(gallbladder polyps)

（一）临床及影像学表现

患者男，45岁，9年前体检超声发现胆囊壁占位性病变。无腹痛、腹胀、恶心、呕吐、反酸嗳气等不适，无皮肤巩膜黄染、尿黄等。既往有乙肝病史。

CT平扫显示胆囊壁近肝缘处隆起性病变，病灶大小约9mm×6mm，增强扫描动脉期病灶明显强化，静脉期病灶进一步强化，延迟期病灶强化减退。邻近胆囊壁无明显增厚，胆囊壁强化较均匀、一致，胆囊周围未见明显渗出影。CT诊断：考虑胆囊肿瘤性病变。

大体标本示胆囊壁可见灰黄颗粒样物，直径2~7mm。镜下病理示胆囊黏膜下慢性炎性细胞浸润，胆囊间质泡沫细胞聚集（图2-94~图2-99）。

（二）最后诊断

病理报告：慢性胆囊炎并胆固醇性息肉。

（三）诊断分析

胆囊息肉是指向胆囊腔内突出或隆起的病变，可分为非肿瘤性息肉（包括胆固醇息肉、炎性息肉、胆囊腺肌增生症等）和肿瘤性息肉（腺瘤、平滑肌瘤等）。临床上最为常见的是胆固醇息肉，其病理学特点是由于胆固醇脂质代谢异常，并大量沉积在胆囊壁固有层的巨噬细胞内，促使黏膜上皮增生而形成息肉。胆囊息肉往往无任何临床症状，大多数胆囊息肉患者由B超检查发现。由于胆囊息肉缺少典型临床表现，单单依靠其临床表现来诊断胆囊息肉比较困难，因此影像学检查是诊断胆囊息肉必不可少的手段。

胆囊息肉样病变CT平扫时因病变与胆汁密度相近。有时较难发现病变，易造成漏诊，增强扫描息肉出现强化，与无强化的胆汁密度差增大而易于显示，表现为胆囊壁隆起性病变呈乳头状、球形突入胆囊腔，部分病例可见有蒂。

胆囊息肉主要应与胆囊结石、胆囊癌鉴别。胆囊结石在胆囊腔内可随体位变动而移动，且无血供，增强扫描无强化，不难鉴别。胆囊癌通常为宽基底附着于胆囊壁，病变通常较大，常大于10mm，形态不规则，邻近胆囊壁局限性增厚，增强扫描通常出现动脉期早期强化，静脉期进一步强化。

（单慧明　王成林）

参 考 文 献

1. Ito H, Hann LE, D'Angelica M, et al. Polypoid lesions of the gallbladder：diagnosis and follow-up. Am Coll Surg, 2009, 208：570-575

2. Michael T. Corwin, Bettina Siewert, Robert G. Sheiman, et al. Incidentally Detected Gallbladder Polyps：Is Follow-up Necessary？ -Long-term Clinical and US Analysis of 346 Patients. Radiology, 2011, 258：277-281

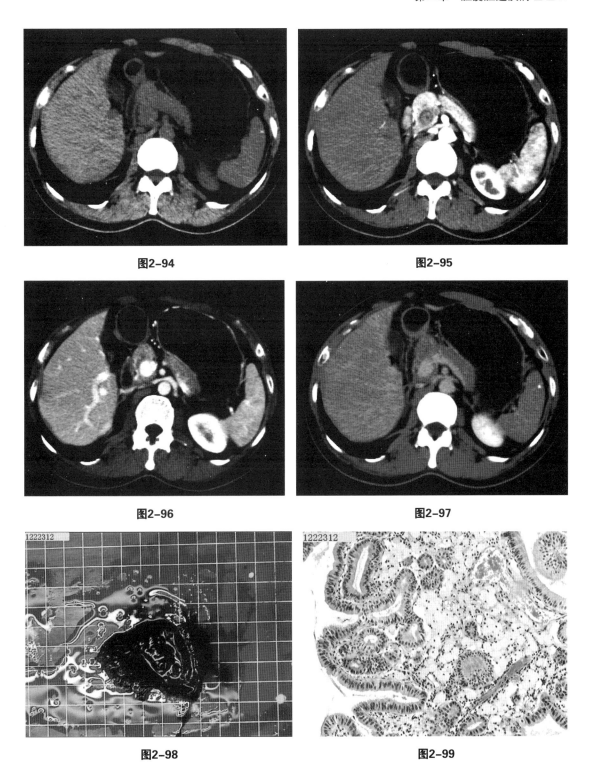

图2-94

图2-95

图2-96

图2-97

图2-98

图2-99

　　图 2-94~ 图 2-99　CT 平扫（图 2-94）显示胆囊壁近肝缘处隆起性病变，病灶大小约 9mm×6mm；增强 CT 动脉期（图 2-95）病灶明显强化；静脉期（图 2-96）病灶进一步强化。延迟期（图 2-97）显示病灶强化减退。大体标本（图 2-98）胆囊壁可见灰黄颗粒样物，直径 2~7mm。镜下病理（图 2-99）示胆囊黏膜下慢性炎性细胞浸润，胆囊间质泡沫细胞聚集

第五节　胆囊胆道肿瘤

一、胆囊腺瘤
(gallbladder adenoma)

（一）临床及影像学表现

患者男，33岁，慢性病程。10年前体检超声发现胆囊息肉，无发热、恶心、呕吐、腹痛、腹泻等不适，无皮肤巩膜黄染、尿黄，近10年来外院体检超声发现息肉逐渐增大。既往体健，入院查体（－），Murphy征（－），血常规（－），尿常规（－），肝功能各项指标正常。

CT平扫显示胆囊体积不大，胆囊底部两个结节样稍高密度影，形态规整；其中一个突出腔外，局部与肝脏分界欠清；另一个突向腔内者较大，大小约为17mm×11mm；密度较均匀，边缘较光整，平扫CT值约为30HU；增强扫描明显强化，强化较均匀，动脉期CT值约为72HU；门脉期CT值约为80HU；平衡期CT值约为60HU。

影像诊断：胆囊底部结节，多考虑良性肿瘤性病变（图2-100~图2-105）。

（二）最后诊断

病理诊断：慢性胆囊炎伴管状腺瘤，部分上皮轻－中度不典型增生；免疫组化CEA（－）、CA19-9（－）、P53散在（＋）。

（三）诊断分析

胆囊腺瘤（adenoma of gallbladder）是来自于胆囊黏膜上皮的良性肿瘤，但具有恶变倾向，男女均可发生，中老年女性多见。腺瘤可发生于胆囊的任何部位，约50%的发生在胆囊体部，35%在胆囊底部，其余在胆囊颈部。一般较小，大多数直径小于1.0cm，大于1.0cm的病灶恶变可能性增大，有研究表明腺瘤恶变概率的增加与肿瘤体积增大及肿瘤内乳头样结构数量增加有关。胆囊腺瘤质地较软，可单发或多发，单发多见，肿瘤有蒂或广基底。按其组织学特点，又分为管状腺瘤、乳头状腺瘤、管状头状腺瘤3类，其中以管状腺瘤最为常见。胆囊腺瘤在临床上可无症状体检偶然发现；合并胆囊炎、胆囊结石可引发上腹痛；腺瘤形态较大、多发或从胆囊壁脱落时可引起一系列临床症状；位于胆囊颈部的腺瘤可引发胆囊梗阻和胆囊炎。本病例患者于体检时偶然发现病灶，并于10年间不断增大，直径大于1.0cm，病理诊断为管状腺瘤。胆囊腺瘤由胆囊动脉发出的分支供血，典型CT表现为平扫呈较均匀软组织密度，增强扫描可见中度或明显均匀强化，无出血、钙化及囊变。CT增强扫描对胆囊腺瘤的诊断优于超声，但超声对腺瘤蒂的显示优于单纯的CT轴位扫描。对于恶变病例CT能更好地显示对周围组织的侵犯和转移情况。本例患者CT检查平扫呈较均匀稍高密度，增强扫描可见明显均匀强化，病灶局部与肝组织分界欠清，较符合胆囊腺瘤表现。

胆囊腺瘤主要与胆囊癌（腔内或结节型）相鉴别。

（金　斌　郭学军）

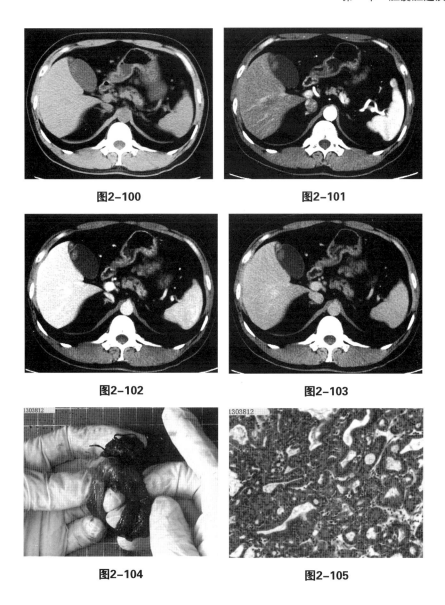

图2-100　　　　　　　　　　　　　　图2-101

图2-102　　　　　　　　　　　　　　图2-103

图2-104　　　　　　　　　　　　　　图2-105

图 2-100~ 图 2-105　CT 平扫显示胆囊底部两个结节样稍高密度影，其中一个突向腔外，较大者大小约为 17mm×11mm，密度较均匀，平扫 CT 值约为 30HU（图 2-100）；增强扫描各期明显强化，强化较均匀（图 2-101~ 图 2-103）。大体标本示胆囊 7.5cm×2cm×1.5cm，囊壁厚 0.2cm，手术缝线处黏膜增厚，0.5~0.8cm。胆囊底与肝组织相连，另见游离灰黄组织 2cm×0.5cm×1cm（图 2-104）。镜下见胆囊黏膜下慢性炎性细胞浸润，上皮立方或柱状，分泌黏液，有轻度异型增生（图 2-105）

参 考 文 献

1. Arévalo F，Arias Stella C，Monge E. Immunoexpression of p53 andcyclin D1 in adenomas of the gallbladder. Rev Esp Enferm Dig，2007，99（12）：694-697

2. 朱宗明，陈宏伟，丁国良，等 . 胆囊腺瘤及腺瘤样病变的 CT 表现与病理对照 . 实用放射学杂志，2012，28（8）：1218-1221

二、胆总管腺癌
(choledochal adenocarcinoma)

（一）临床及影像学表现

男性患者，68 岁，食欲缺乏、腹胀 2 个月，加重 3 天。全身皮肤及巩膜轻度黄染。CA199 106.89U/ml；TBIL 71.1 μmol/L。

肝脏彩超提示肝内、外胆管扩张，胆总管末端显示不清。CT 扫描显示胆囊增大，肝内外胆管明显扩张，胆总管下段管壁增厚，局部管腔狭窄，增强扫描管壁明显强化。MR 扫描显示胆囊明显增大，肝内外胆管明显扩张，以胆总管扩张较为明显，胆总管下段管壁增厚、局部管腔闭塞，增强扫描管壁明显强化，胰管明显扩张。

影像诊断：胰、胆管扩张；胆总管下段管壁增厚并强化，胆管癌可能（图 2-106~ 图 2-113）。

（二）最后诊断

病理报告：胆总管下段中 - 低分化腺癌。

（三）诊断分析

胆管癌是起源于胆管细胞的恶性肿瘤，大多数为腺癌，可起源于胆管上皮的任何部位。根据肿瘤的起源部位，胆管癌分为肝内型和肝外型两种，肝内型胆管癌又可进一步分为外周型和肝门周围型两种亚型，肝门周围型胆管癌又称为 Klastkin 肿瘤，是最常见的类型。肝外型胆管癌可分为上部、中部、下部三个亚型。根据肿瘤的生长方式，胆管癌分为肿块型、浸润型和管内型三种。本例病变位于肝外型胆总管下部，属于浸润型。

胆管癌多数发生在 60 岁以上的患者，主要症状为进行性黄疸、上腹胀痛和体重减轻，部分患者可有发热、寒战、恶心和呕吐等急性阻塞性胆管炎和胆管狭窄的症状。尽管胆管癌没有特异性肿瘤标志物，但 CA125、CA199 和 CEA 可有升高。

肝内外周型胆管癌 CT 表现为低密度病变，MR 表现稍长 T1 稍长 T2 信号特点，增强扫描动脉期、门静脉期出现不完整的环形强化特点，极少数病例可出现动脉期明显强化。胆管癌可出现延迟强化特点，这是由于胆管癌含有丰富的纤维基质结构，对比剂扩散至纤维基质间隙内所致。所以当出现延迟强化时，强烈提示胆管癌。肝内型胆管癌常有病变区域胆管扩张、肝组织萎缩、肝包膜回缩、淋巴结肿大。肝门型和肝外型胆管癌常常为浸润性生长，其特征性表现为胆管壁局限性增厚（超过 5mm）伴近端胆管梗阻扩张，增强扫描病变动脉期明显强化。

肝内外周型胆管癌主要与肝细胞癌鉴别。肝细胞癌与胆管癌在 CT 和 MRI 上均表现为低密度和稍长 T1 稍长 T2 信号特点，但增强扫描两者强化特点不同，肝细胞癌呈快进快出的强化特点，胆管癌表现为延迟强化的特点。肝门型胆管癌和肝外型胆管癌要与硬化性胆管炎、胆管结石和 Mirizzi 综合征等鉴别。

（江锦赵　郭学军）

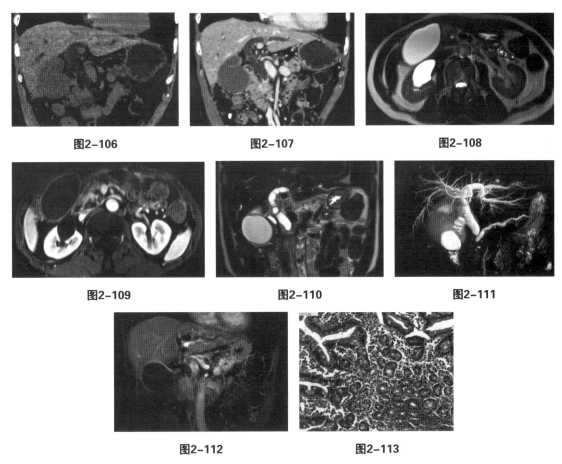

图2-106　　　　　　　　　　图2-107　　　　　　　　　　图2-108

图2-109　　　　　　　　　　图2-110　　　　　　　　　　图2-111

图2-112　　　　　　　　　　图2-113

图 2-106~ 图 2-113　CT 显示胆囊增大，肝内外胆管明显扩张，胆总管下段管壁增厚，局部管腔狭窄，增强扫描管壁明显强化（图 2-106、图 2-107）。MR 显示胆囊明显增大，肝内外胆管明显扩张，以胆总管扩张较为明显，胆总管下段管壁增厚、局部管腔闭塞，增强扫描管壁明显强化，胰管明显扩张（图 2-108~ 图 2-112）。镜检（HE×100）显示胆管明显扩张，囊状部分区域囊壁内见腺样癌组织浸润，累及周边胰腺组织，可见有部分胰管受累，神经侵犯及脉管内癌栓（图 2-113）

参 考 文 献

1. Christine O. Menias，Venkateswar R. Surabhi，Srinivasa R. Prasad，et al. Mimics of Cholangiocarcinoma：Spectrum of Disease .Radiographics，2008，28（4）：1115-1129

2. Yong Eun Chung，Myeong-Jin Kim，Young Nyun Park，et al.Varying Appearances of Cholangiocarcinoma：Radiologic-Pathologic Correlation. Radiographics，2009，29（3）：683-700

三、肝门区胆管癌
(hilar cholangiocarcinoma)

（一）临床及影像学表现

患者男，64 岁。半月前进食后出现腹胀不适，持续约半天，服用利胆药可稍缓解，偶有畏寒、乏力。近期体重减轻约 2kg。查体：T：36.6℃，P：80 次 / 分，BP：171/104mmHg。巩膜轻度黄染。腹平，无腹壁静脉曲张，肝、脾肋下未及，全腹无压痛、反跳痛及肌紧张，肝肾区无叩击痛。

MR 扫描示肝总管上段自左右肝管汇合处开始管壁不均匀增厚，形态僵硬，相应管腔狭窄，范围长约 2.7cm，横断面呈团片状实性软组织信号影，范围约 3.7cm × 3.0cm，增强扫描病灶呈渐进性强化，病灶包埋门脉左支，肝内胆管扩张，呈软藤状，部分肝内胆管分支管壁增厚，增强扫描呈线样强化。MRCP 显示肝门区胆管呈明显线样狭窄。病理切片显示病变切面灰黄，质软实性。镜下胆管壁见巢团状鳞状细胞癌组织浸润，表面被覆上皮分化良好（图 2-114~ 图 2-119）。

（二）最后诊断

肝门区胆管癌并肝内胆管扩张。

（三）诊断分析

肝门区胆管癌，也称 Klatskin 瘤，是指位于胆囊管开口与左右肝管二级分支开口之间的胆管癌，范围包括肝总管、汇管部胆管、左右肝管的一级分支以及尾叶肝管的开口。占胆管癌的 58%~75%，是各类胆管癌中最常见、处理最困难同时也是预后最差的肿瘤。大体病理上分为浸润型、管内结节乳头型和外生肿块型，其中以浸润型最为多见。目前大多采用 Bismuth-Corlette 分型法，按病变部位将其分为 4 型：Ⅰ型只累及胆总管上段，分叉部未累及；Ⅱ型累及分叉部；Ⅲa 型累及右侧肝管，Ⅲb 型累及左侧肝管；Ⅳ型累及双侧肝管二级分支。其中Ⅱ型、Ⅲ型居多。有作者认为Ⅰ型根治机会最大，Ⅱ型和Ⅲ型手术切除困难，Ⅳ型几乎没有手术机会。肝门区胆管癌转移途径包括局部浸润、腹膜种植、血管侵犯、淋巴转移和神经侵犯等 5 种形式。

浸润型胆管癌最为常见，主要表现为沿胆管壁不规则增厚、僵直，管腔呈鼠尾状狭窄或闭塞。肿块形成较少见。增强扫描动脉期多表现为受累管壁轻至中度强化，门脉期及延迟期强化更明显。外生肿块型则可形成局限性软组织肿块，较大肿块中心可有液化坏死区，平扫显示为混杂密度或信号灶，边界不规则，边缘欠清晰，增强扫描动脉期强化不明显，门脉期和延迟期则呈渐进性强化。管内结节乳头型较小，平扫常易漏诊，增强后亦呈缓慢进行性强化。

除上述直接征象外，肝门区胆管癌常有以下伴随征象：①不同程度肝内胆管扩张，多呈软藤状或柱状，至梗阻处突然截断；②门静脉受侵：表现为门静脉局部管壁被肿瘤组织替代，边缘毛糙，管腔缩窄或闭塞，增强扫描门脉期和延迟期可见强化；③受累肝叶萎缩：常与受累肝叶胆管扩张程度成正比；④肝门区和腹膜后淋巴结肿大。

（郭学军）

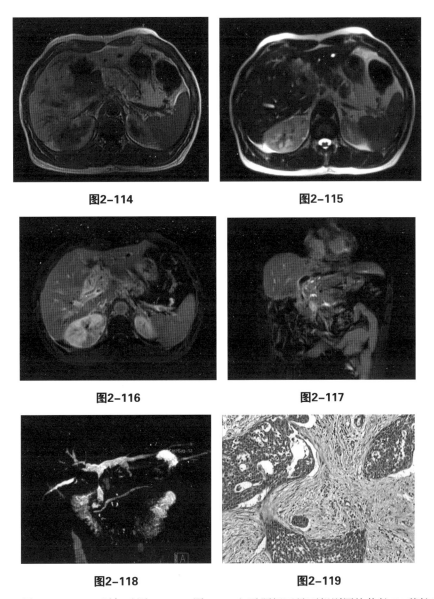

图2-114   图2-115

图2-116   图2-117

图2-118   图2-119

图 2-114~ 图 2-119　MRI 平扫（图 2-114、图 2-115）示肝门区见不规则团块状长 T1 稍长 T2 信号影，增强扫描（图 2-116、图 2-117）可见病灶较明显强化。MRCP（图 2-118）示肝门区胆管明显狭窄，肝内胆管明显扩张。病理切片镜下观（图 2-119）示胆管壁见巢团状鳞状细胞癌组织浸润

参 考 文 献

1. Choi BI，Lee JM，Han JK. Imaging of intrahepatie and hilar cholangiocareinoma. Abdom Imaging，2004，29（5）：548-557

2. Bismuth H，Corlette MB. Intrahepatic cholangioenteric anastomosis in carcinoma of the hilus of the liver. Surg Gynecol Obstet，1975，40（2）：170-178

四、壶腹周围癌
(peri-ampullar carcinoma)

（一）临床及影像学表现

患者男，71 岁，身目黄染 2 周，体检发现胰胆管扩张 10 余天，CT、MR 发现壶腹可疑占位并胰胆管扩张。患者无发热，无腹部不适和腹痛病史。既往无肝炎史。

CT 扫描显示胆总管全段、肝内胆管、胰管、胆囊均明显扩张，胆总管最粗内径约 2.1cm，壶腹处可见结节状影，向肠腔内突出，大小约为 1.4cm×1.1cm，增强扫描可见不均匀强化。

MR 扫描显示肝内胆管、左右肝管、胆总管扩张，胆总管直径约 20mm。胰管扩张，直径约 4mm。胆总管、胰管汇合区狭窄，局部可见结节状稍长 T2 信号影向肠腔内突出，胆总管腔内未见明显充盈缺损，胰头无明显增大，未见明显占位性病变。

CT 和 MRI 诊断：壶腹周围癌并以上肝内外胆管、胰管扩张。

大体标本示十二指肠乳头肥大，直径约 1.5cm；镜检显示瘤组织呈腺管状、条索状浸润性生长，细胞核大、深染，可见病理性核分裂象。淋巴结结构存在，淋巴滤泡增生，淋巴窦扩张，窦组织细胞增生（图 2-120~ 图 2-125）。

（二）最后诊断

病理报告：十二指肠乳头部中 - 低分化腺癌，累及十二指肠肠壁及胰胆管汇合部。

（三）诊断分析

Vater 壶腹是胆总管、胰管末端连接十二指肠乳头交汇区的一个特定解剖部位，由胆管、胰管共同通道和十二指肠主乳头组成，在解剖、生理及病理上有其特殊性。壶腹周围癌系指起源于 Vater 壶腹、胆总管下端、胰管开口处、十二指肠乳头及其附近 2cm 内的十二指肠黏膜等处的癌肿。根据组织来源不同，可分为胰头癌、壶腹癌、十二指肠乳头癌和胆总管下端癌。不同类型肿瘤的生物学特性不尽相同，预后也有较大差别，壶腹癌和十二指肠乳头癌 5 年生存率较高，胆管癌、胰头癌较低，因而应尽量将其区分开来。

壶腹周围癌有着类似的临床症状，早期出现黄疸是壶腹周围癌的主要症状。有的患者可伴有上腹部不适及疼痛，食欲缺乏等。壶腹及其周围部占位是壶腹及其周围癌的直接征象，肝内外胆管扩张为其间接征象。扩张形态多为"软藤状"，常提示胆总管梗阻时间较短，梗阻程度较重，梗阻原因往往是壶腹部恶性占位病变，其中"双管征"是壶腹周围癌的典型征象，所谓"双管征"是指扩张的胆总管与胰管共存的表现。本例十二指肠乳头扩大，向肠腔内突出，肝内外胆管扩张，存在"双管征"，表现极为典型，符合壶腹周围癌诊断。

壶腹周围癌的早期诊断以及准确定位，有助于临床治疗方案的制订，甚至影响预后。因此，对于壶腹及其周围的病变，一定要做仔细观察，认真分析，当怀疑存在病变时，有必要进行薄层扫描、冠状位重建及 MRCP，明确解剖关系，以免失误。

（单慧明　王成林）

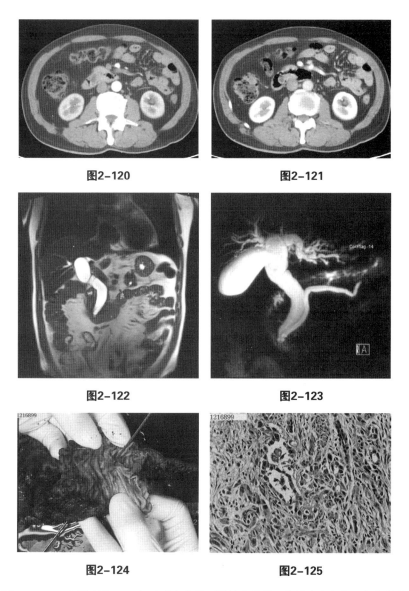

图2-120　　　　　　　　图2-121

图2-122　　　　　　　　图2-123

图2-124　　　　　　　　图2-125

图2-120~图2-125　CT扫描（图2-120）显示壶腹处可见结节状影，向肠腔内突出，大小约为1.4cm×1.1cm，增强扫描（图2-121）可见不均匀强化。MR T2WI冠状位（图2-122）显示胆总管、胰管汇合区狭窄，局部可见结节状稍长T2信号影向肠腔内突出，以上胆总管明显扩张；MRCP（图2-123）显示肝内胆管、左右肝管、胆总管扩张，胆总管直径约20mm。胰管扩张，直径约4mm；胆总管、胰管汇合区狭窄。大体标本（图2-124）示十二指肠乳头肥大，直径约1.5cm；镜检（图2-125）显示瘤组织呈腺管状、条索状浸润性生长，细胞核大、深染，可见病理性核分裂象。淋巴结结构存在，淋巴滤泡增生，淋巴窦扩张，窦组织细胞增生

参 考 文 献

1. Reiji Sugita，Akemi Furuta，Kei Ito，et al. Periampullary Tumors：High-Spatial-Resolution MR Imaging and Histopathologic Findings in Ampullary Region Specimens . Radiology，2004，231：3 767-774

2. Kim JH，Kim MJ，Chung JJ，et al. Differential diagnosis of periampulary carcinomas at MR imaging. RaidoGraphics，2002，22：1335-1353

五、十二指肠乳头神经内分泌癌
(neuroendocrine carcinoma of duodenal papilla)

（一）临床及影像学表现

患者男，49 岁。16 天前进食后出现右上腹持续性胀痛，不向腰背及肩部放射，伴畏寒发热，当地医院对症治疗后有所缓解，其后右上腹痛反复发作；5 天前无明显诱因出现尿黄，1 天前出现呕吐，近期体重下降 4kg。入院查体巩膜黄染，Murphy 征（＋）。

CT 平扫显示胆总管下端十二指肠乳头区可疑等密度软组织结节影，平扫 CT 值约为 40HU，边界不清，增强扫描病灶显示较平扫清晰，病灶直径约 10mm，可见较均匀中度强化，CT 值约为 60~65HU。胆道系统普遍扩张，肝内胆管扩张、肝管、胆囊管、胆总管全程扩张，胆囊体积增大，胰管轻度扩张。胰腺体积、形态、密度未见明显异常，胰周脂肪间隙清晰。

CT 诊断：胆总管下端十二指肠乳头区肿瘤可能（图 2-126~ 图 2-131）。

（二）最后诊断

病理诊断：十二指肠乳头恶性肿瘤，结合免疫组化，考虑为低分化神经内分泌癌。

（三）诊断分析

神经内分泌癌（neuroendocrine carcinoma）是一类能够将胺的前体摄取，通过脱羧作用，从而合成和分泌胺及多肽激素的恶性肿瘤，起源于神经内分泌细胞，可发生于肺、食管、胃、胰腺等部位，预后差。其在组织病理学方面表现为类器官样的生长模式，瘤细胞具有嗜银性；在免疫组化上有一组相关标志物，如神经元特异性烯醇化酶（NSE）、嗜铬素 A（CgA）、突触素（Syn）等，其中 CgA 对低分化神经内分泌肿瘤的诊断具有较好的灵敏度和特异度；在电镜下观察其超微结构，可见致密核颗粒。本例术后病理免疫组化 CK-L（＋）Syn（弱＋）、CD56（＋）、Ki-67（约 80%~90%＋）、CD34（血管内皮细胞＋）、D2-40（淋巴管内皮细胞＋），且镜下已可见脉管内癌栓，低分化神经内分泌癌诊断明确。十二指肠乳头神经内分泌癌在生物学行为上有转移趋势，临床症状与局部肿块坏死或引起胆道、胰管阻塞有关，如黄疸、胃肠道出血、皮肤瘙痒、贫血、胰腺炎等。本例胆道系统普遍扩张，临床上有梗阻性黄疸的表现。神经内分泌癌的 CT 表现缺乏特异性，平扫可见显示为稍低密度软组织占位，增强扫描可强化，胆道系统梗阻可引起肝内外胆管、胰管扩张，常可发现肿大的淋巴结。本例 CT 增强扫描表现为十二指肠乳头区等密度软组织结节，增强扫描均匀中度强化，胆道系统扩张、胰管扩张，CT 表现较符合。十二指肠原发恶性肿瘤以腺癌居多。有文献通过回顾性分析十二指肠恶性肿瘤的 CT 表现，总结鉴别诊断要点为：黄疸患者伴梗阻性肝内外胆管扩张、胰管扩张，十二指肠圈内有与十二指肠分界不清的肿块，则多为胰头癌或壶腹癌侵及十二指肠。其中胰头癌多有胰体尾部萎缩，增强扫描肿块不强化；壶腹癌常有部分肿块突入十二指肠内，形成十二指肠降段内的偏心性肿块，胰体尾部不萎缩，增强扫描肿块轻度至中度强化；十二指肠壁明显增厚，形成肿块，肠腔不规则变形、狭窄，则要考虑十二指肠腺癌或淋巴瘤，腺癌病变范围局限，梗阻症状明显；淋巴瘤病变范围广泛，梗阻症状不明显。

（金　斌　郭学军）

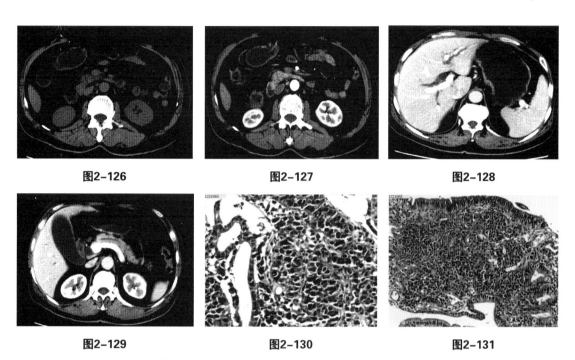

图2-126　　　　　　　　　图2-127　　　　　　　　　图2-128

图2-129　　　　　　　　　图2-130　　　　　　　　　图2-131

图2-126~图2-129　CT平扫显示胆总管下端十二指肠乳头区可疑结节状软组织密度影，平扫CT值约为40HU，边界不清（图2-126）；增强扫描显示较平扫清晰，病灶直径约10mm，可见较均匀中度强化（图2-127）；胆道系统普遍扩张，肝内胆管扩张（图2-128），胆囊体积增大，胆总管扩张，胰管轻度扩张（图2-129）。

图2-130~图2-131　病理标本镜下示十二指肠乳头处及胆总管组织中可见巢团状异型细胞，淋巴组织中可见巢团状异型细胞

参 考 文 献

1. Fukui H，Takada M，Chiba T，et al. Concurrent occurrence of gastric adenocarcinoma and duodenal neuroendocrine cell carcinoma：a composite tumor or collision tumors. Gut，2001，48（6）：853-856

2.夏瑞明，章士正，张汉良，等.十二指肠恶性肿瘤的CT诊断与鉴别诊断.实用放射学杂志，2005，21（1）：48-50

3. Chejfec G，Falkmer S，Askensten U，et al. Neuroendocrine tumors of the gastrointestinal tract. Pathol Res Pract，1988，183（2）：143

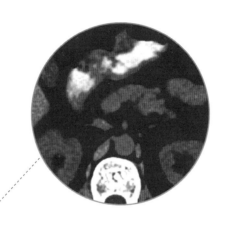

第三章　胰腺疾病

第一节　胰腺先天性异常

一、胰腺分裂
(*pancreatic divisum*)

（一）临床及影像学表现

患者男性，57岁。1个月前进食油腻食物后出现上腹痛，绞痛，无畏寒发热，无恶心呕吐，无皮肤巩膜黄染，无尿黄。肝胆胰脾B超示：①肝内脂质沉积，肝内血管瘤。②胆囊炎。MRCP示：胰腺分裂。实验室检查：血常规：WBC 5.6×10^9/L，RBC 4.84×10^{12}/L，HGB 15 g/dl，PLT 282×10^9/L，NE 47%，ALT 37 IU/L，AST 23 IU/L，CRP 4.4mg/L。

MRI示见胆囊大小、形态正常，胆囊及胆总管腔内未见明显异常信号；肝内胆管未见明显扩张及异常信号。胆总管走行正常，胆总管远端与主胰管共同开口于十二指肠乳头，胰腺轮廓光整，周围脂肪间隙未见明显异常信号。胰腺大小、形态及信号未见明显异常；胰腺副胰管走行稍迂曲，未与主胰管汇合，近端经由小乳头注入十二指肠；管腔未见明显扩张及异常信号；所见腹膜后未见明显增大淋巴结影。腹腔未见明显积液信号。临床诊断：胆囊炎，胰腺分裂（图3-1~图3-4）。

（二）最后诊断

胰腺分裂。

（三）诊断分析

胰腺分裂（pancreatic divisum, PD）又称副胰管，是胰腺最常见的先天畸形，是胚胎发育过程中腹侧胰管和背侧胰管融合异常——即腹侧胰管（the main pancreatic duct of Wirsung）和背侧胰管（the accessory pancreatic duct of Santorini）未融合，从而不能与胆总管汇合后开口于十二指肠内，致使胰液主要通过小乳头排出，但小乳头一般较小，在引流大量的胰液过程中，可因小乳头局部炎症等因素，而造成狭窄或梗阻，胰液排出不畅，引起部分及功能性梗阻，导致胰性腹痛和胰腺炎发作。亚洲人群发生率为1%~2%。胰腺分裂通常无临床表现，部分患者可出现上腹痛，有向背部放射和进食后加重的特点，常有急性或慢性胰腺炎病史胰腺分裂的诊断主要依靠MRCP和ERCP，MRCP可以方便地、敏感地显示两套完全不连续的胰管系统，ERCP的诊断更加可靠。

（邹立秋　言伟强）

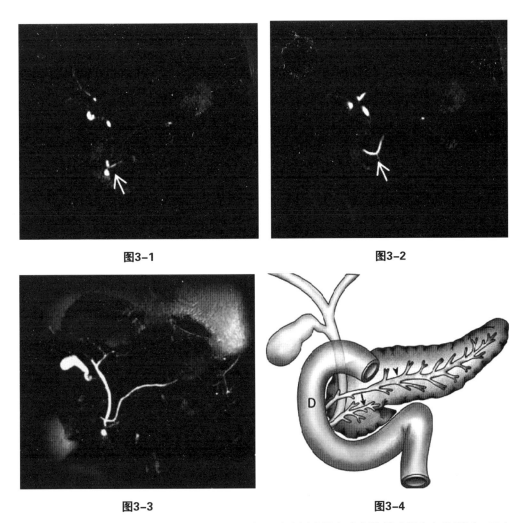

图3-1　　　　　　　　　　　　　　　　图3-2

图3-3　　　　　　　　　　　　　　　　图3-4

图 3-1~ 图 3-4　MRI 冠状位（图 3-1、图 3-2）显示腹侧胰管和背侧胰管（箭头）分别开口于十二指肠的乳头和副乳头，MRCP（图 3-3）示主胰管与副胰管走行完全分离，分别开口于十二指肠乳头和副乳头。胰腺大小、形态及信号未见明显异常；胰管未见明显扩张。图 3-4 为胰腺分裂的示意图

参 考 文 献

1. Mortele KJ，Rocha TC，Streeter JL，et al. Multimodality imaging of pancreatic and biliary congenital anomalies. Radiographics，2006，26（3）：715-731

2. Chalazonitis NA，Lachanis BS，Laspas F，et al. Pancreas divisum：magnetic resonance cholangiopancreatography findings. Singapore Med J，2008，49（11）：951-954

二、异位胰腺
(ectopic pancreas)

（一）临床及影像学表现

男性，43 岁，文职人员，因"左上腹疼痛半年"入院，性质为持续性胀痛，空腹、夜间明显，进食后可缓解，无恶心、呕吐、反酸、嗳气、黑便、便血等，肿瘤标志物无异常。查胃镜提示胃体隆起病变，性质待定；活检病理结果为"胃窦、胃窦体交界"黏膜慢性炎伴糜烂。

钡餐检查 EP 显示为黏膜下肿块的表现，表现为广基、表面光滑、边缘清楚。CT/MRI 平扫和增强扫描各期 EP 病灶密度和胰腺相仿。影像诊断：胃体窦交界部大弯侧占位病变，局部浆膜侵犯可能，考虑恶性肿瘤，以胃间质瘤可能性大。术后病灶大体呈灰黄色，质地较韧、硬，表面欠光滑（图 3-5~ 图 3-10）。

（二）最后诊断

术后病理诊断：异位胰腺（胃窦部）。

（三）诊断分析

异位胰腺（ectopic pancreas，EP）是位于正常胰腺位置之外的孤立胰腺组织，与正常胰腺之间无解剖学或血管联系。EP 可发生于任何年龄，以 40~50 岁多见，男女之比约 3∶1，主要发生于胃、十二指肠和空肠，其他少见部位如肠系膜、胆道系统、脾脏、小肠憩室、食管、肺、纵隔、脐孔、肾上腺、直肠、盆腔等都有分布。EP 的临床表现与其所在部位、自身体积、病理分型、黏膜受累情况以及异位胰腺组织发生的胰腺疾病有关。与正常胰腺同样具备分泌胰液功能的 EP，更容易早期出现临床症状。上消化道 EP 可出现非特异性胃肠症状，诸多症状与单纯性消化道对应部位的溃疡类似，如腹痛、反酸、嗳气、恶心、呕吐、呕血、黑便、食欲缺乏和消瘦，并发消化道炎症、溃疡、出血和梗阻，甚至癌变；肝胆系统及十二指肠位于十二指肠 Vater 壶腹部附近的异位胰腺阻塞胆总管而出现黄疸和发热。

鉴别诊断：①胃肠道肿瘤：钡餐检查 EP 显示为黏膜下肿块的表现，表现为广基、表面光滑、边缘清楚，有时可见病灶中心脐凹状钡剂充盈，即中央管道征，具有较高的特异性，而胃肠道肿瘤如胃肠道间质瘤和平滑肌瘤无此表现。如 EP 和肌层分界不清，易误为恶性肿瘤。胃肠道恶性肿瘤起源于黏膜层，首先破坏黏膜组织，造成黏膜皱襞的中断、破坏；EP 起源于黏膜下层或肌层，偶见浆膜层，病灶中心仍位于黏膜下层或肌层内。②外生性十二指肠或胰头肿瘤：常为多发肿块，在 CT/MRI 平扫时多为均匀的软组织肿块，增强后轻度强化，异位胰腺肿瘤为囊实混合性密度、增强后不强化或明显强化不同；且淋巴瘤或转移淋巴结，与病灶不同。经 CT 薄层扫描并行多平面重组，或 MRI 多方位扫描后，可进行鉴别。

异位胰腺比较罕见，解剖位置多变，大小不定，临床表现复杂多样，极易误诊，主要靠影像学、内镜发现，病理活检确诊。

（黄　嵘　言伟强）

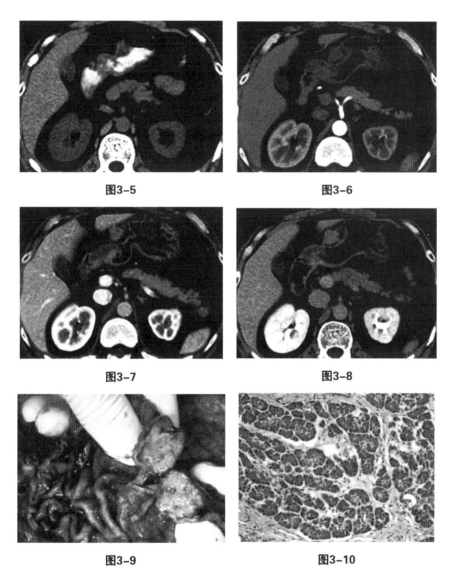

图3-5

图3-6

图3-7

图3-8

图3-9

图3-10

图 3-5~ 图 3-10　胃体和胃窦顺时针 180° 旋转，图 3-5：CT 平扫，胃体窦交界处大弯侧见一结节状软组织密度影，边界清晰，同时向腔内外生长，以向腔内生长为主；图 3-6~ 图 3-8：为次日增强扫描动脉期、门静脉期和延迟期，病灶位于黏膜下，黏膜未见明显中断破坏，各期强化程度接近胰腺，与周围正常胃壁分界清。图 3-9：为手术病理标本，病灶大体呈灰黄色，质地一般较韧、硬，表面欠光滑。图 3-10：镜下所见：病变与正常胰腺组织相似，有腺泡、腺管和胰岛，位于胃壁肌层及浆膜层，异位腺体周围皮滑肌增生

参 考 文 献

1. Kim JY, Lee JM, Kim KW, et al. Ectopic pancreas : CT findings with emphasis on differentiation from small gastrointestinal stromal tumor and leiomyoma. Radiology, 2009, 252（1）: 92-100

2. Cho JS, Shin KS, Kwon ST, et al. Heterotopic Pancreas in the Stomach: CT Findings. Radiology, 2000, 217（1）: 139-144

三、环状胰腺
(annular pancreas)

(一)临床及影像学表现

患者女性，45 岁，偶有上腹不适、餐后上腹胀痛、恶心数年。因右肾取石术后尿瘘行 CT 检查。查体：皮肤巩膜无黄染，腹部无压痛及反跳痛。胃镜检查无异常，肝功能正常，血、尿淀粉酶无异常。

CT 平扫示胰头增大，其内见类椭圆形低密度影，边缘欠清晰，十二指肠降段于胰头处狭窄，其上十二指肠降段及球部扩张，胰体、胰尾形态及密度未见异常改变，胰管及胆总管未见扩张。口服 2% 的泛影葡胺后再次扫描见十二指肠降段充满对比剂，其位于胰头处狭窄段亦见对比剂充填，并穿过胰头移位为十二指肠水平段，水平段未见狭窄，疑诊环状胰腺。行 CT 增强扫描示胰头完全包绕十二指肠降段且均匀强化，内见十二指肠降段肠壁环形强化，肠壁未见增厚，肠腔内无异常强化影。

MRI 平扫及增强扫描见胰头增大，十二指肠降段被环绕其中，增强扫描其强化程度与胰体、尾部同步。MRCP 示胰管自腹侧环绕十二指肠降段至其后内侧与主胰管汇合，主胰管缩短但未见扩张。影像学及临床诊断为环状胰腺（图 3-11~ 图 3-14）。

(二)最后诊断

完全型环状胰腺，致十二指肠降段狭窄。

(三)诊断分析

根据胰腺组织环绕十二指肠的程度，可分为完全型和不完全型。主要临床表现为腹痛和呕吐，个别患者可并发十二指肠溃疡、急性胰腺炎、胆结石等，也可并发十二指肠憩室、先天性胆总管扩张症、胰腺分裂症等先天畸形。CT 在诊断环状胰腺方面有明显优势，主要表现为胰腺组织完全或不完全包绕十二指肠降段，以及相应平面十二指肠降段肠梗阻及胰管扩张，部分患者能显示环状胰腺内副胰管。值得注意的是，胰腺组织在动脉期强化最明显，而静脉期和延迟期强化程度低，且此时十二指肠强化程度逐渐与胰腺接近，二者分界欠清，环状胰腺显示不佳。因此在诊断本病过程中应特别注意观察动脉期影像。MRI 也可较好地显示环状胰腺，评价十二指肠降段被包绕的程度，因此，MRI 在环状胰腺的诊断中能发挥重要的作用。十二指肠镜观察肠管内壁情况优势明显，但在没有狭窄时仅能提示外压性改变，不能明确压迫的原因。本例为成人完全型环状胰腺，梗阻症状较轻，且没有并发症，胃镜检查正常，血、尿淀粉酶无异常，因此容易漏诊。本例因右肾术后尿瘘行 CT 检查时偶然发现，之后又做了 MRI 检查，二者表现均较典型。环状胰腺的鉴别诊断主要有胰头癌、壶腹癌、胰腺炎、十二指肠肿瘤等。胰头癌多系乏血供肿瘤，增强后轻度不均匀强化，边界不清；壶腹癌呈逐渐强化，且发病部位与环状胰腺不同；急性胰腺炎胰头可增大，但不包绕十二指肠；十二指肠肿瘤常致胰头受压推挤变形。

环状胰腺少见，其 CT、MRI 具有典型表现，是诊断本病的准确可靠的方法，增强扫描动脉期是观察病变的最佳时相，MRCP 能较好地显示降结肠梗阻及胆管、胰管扩张情况。当临床出现十二指肠梗阻时，应想到环状胰腺的可能，应进一步作 CT 或 MRI 检查进行确诊。

（欧阳红　言伟强）

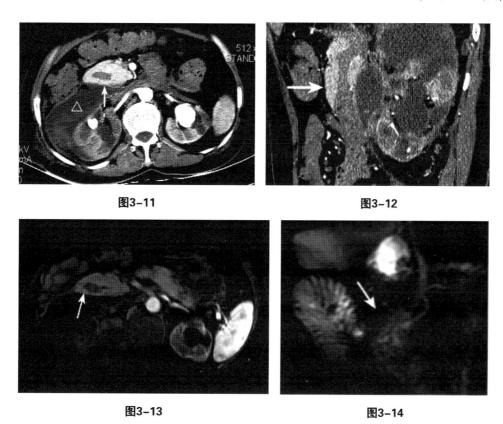

图3-11　　　　　　　　　　　　　　　　　图3-12

图3-13　　　　　　　　　　　　　　　　　图3-14

图 3-11～图 3-14　　CT 增强扫描示十二指肠降段环绕的胰腺组织均匀强化（箭），右肾外周尿瘘无强化（△）（图 3-11）；CT 增强扫描矢状面重组图示胰腺组织包绕十二指肠降段，致十二指肠降段狭窄（箭）（图 3-12）。MRI 增强扫描示十二指肠降段环绕的胰腺组织均匀强化（箭）（图 3-13）。MRCP 示环状胰腺之胰管（长箭）自腹侧环绕十二指肠降段至其后内侧与主胰管汇合，主胰管缩短但未见明显扩张（短箭）（图 3-14）

参 考 文 献

1. 唐永强，李蕊，李剑，等 . 环状胰腺的螺旋 CT 诊断 . 实用放射学杂志，2012，28（9）：1380-1383

2. Maker V，Gerzenshtein J，Lerner T. Annular pancreas in the adult：two case reports and review of more than a century of literature. Am Surg，2003，69（5）：404-410

3. Itoh Y，Hada T，Terano A，et al. Pancreatitis in the annulus of annular pancreas demonstrated by the combined use of computed tomography and endoscopic retrograde cholangiopancreatography. Am J Gastroenterol，1989，84（8）：961-964

4. 李盟，谢宝玖，陈剑秋 . 成人环状胰腺诊断疑难分析 . 肝胆外科杂志 . 2005，13（1）：51-53

5. Sandrasegaran K，Patel A，Fogel EL，et al. Annular pancreas in adults. AJR，2009，193（2）：455-460

四、先天性多囊胰腺
(congenital polycystic pancreas)

（一）临床及影像学表现

患者女，23 岁，外院体检超声发现肝后肾前一巨大包块，不伴腹胀腹痛，无发热、恶心等。既往体健，否认有家族遗传史。血糖、尿糖正常。

CT 平扫胰腺形态失常，轮廓明显不规则增大，其内见弥漫大小不等的囊状低密度影，最大者约 3.5cm×3.0cm，部分病灶边缘见弧形钙化影（图 3-15）；增强后各期囊性病变均无明显强化（图 3-16、图 3-17）。主胰管无扩张。腹膜后未见肿大淋巴结。

（二）最后诊断

多囊胰腺。

（三）诊断分析

多囊胰腺为先天性真性囊肿，主要是由于胰腺导管及腺泡发育异常所致，临床可见四型：胰腺多囊病无相关畸形；胰腺区囊肿伴囊性纤维症；胰腺多囊病伴小脑肿瘤及视网膜血管瘤（Von Hippel-Lindau 病）；胰腺囊肿伴多囊肾。患者多无症状，常为体检偶然发现，若病变较大，可有腹胀等不适。若病变继续增大，可出现胆总管梗阻等占位征象，晚期可致胰腺内外分泌功能减退。胰腺内出现多发囊性病变时，多囊胰腺需与胰腺多发囊肿鉴别。后者无家族史，胰腺内见多发囊肿，但胰腺无变形，且囊肿多为散在，与多囊胰腺内弥漫分布的囊肿不同。本例病例特点：年轻女性，无任何症状，体检偶然发现病变，CT 平扫胰腺体积增大，形态失常，其内见弥漫大小不等的囊状低密度影；增强后各期病变均无明显强化。影像学特点典型，诊断多囊胰腺较容易。本例病例扫描范围内未见合并多囊肾，因患者未行脑部影像检查及眼科检查，Von Hippel-Lindau 病尚不能排除。

（胡小红　全冠民）

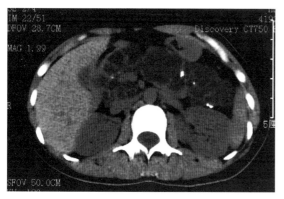
图3-15

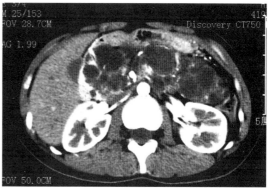
图3-16

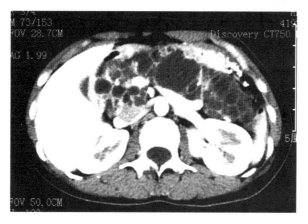
图3-17

图 3-15~ 图 3-17　CT 平扫胰腺形态失常，轮廓明显不规则增大，其内见弥漫大小不等的的囊状低密度影，边缘光滑，最大者约 3.5cm×3.0cm，部分病灶边缘见弧形钙化影（图 3-15）；增强后各期囊性病变均无明显强化（图 3-16、图 3-17）。主胰管无扩张

参 考 文 献

郭启勇 . 实用放射学 . 第 3 版 . 北京：人民卫生出版社，2011：874-875

第二节　胰腺损伤性疾病

一、胰 腺 损 伤
(injury of pancreas)

（一）临床及影像学表现

患者女，52 岁，晨练时摔倒后持续性上腹痛 1 天。体检上腹部压痛明显。实验室检查血、尿淀粉酶增高。上腹部 CT 检查时发现胰头部损伤合并胰腺炎。

CT 平扫显示胰头明显肿胀、增粗，实质密度不均匀降低，CT 值约 22~35HU；胰头边缘模糊不清，周边脂肪间隙密度增高；胰腺钩突较饱满，边缘较清晰。胰腺体、尾部形态、密度未见明显异常，胰周脂肪间隙清晰。主胰腺、胆管未见扩张。十二指肠降段肠壁轻度肿胀。右侧肾前间隙少量积液，右肾前筋膜增厚（图 3-18~ 图 3-20）。

（二）最后诊断

胰腺损伤。

（三）诊断分析

胰腺损伤在腹部创伤中相对少见，多为腹部闭合性损伤。因为胰腺脏器本身的特殊性，胰腺损伤易出现严重并发症，甚至死亡，因而及时发现，早期治疗非常重要。CT 检查是胰腺损伤的常规影像学检查方法。胰腺损伤的 CT 征象包括：①直接征象：胰腺缺口或低密度裂隙，胰腺局限性或弥漫性肿大，胰腺内高密度血肿影，胰腺完全断裂，胰腺实质严重挫伤、碎裂。②间接征象：胰腺周围积血、积液，小网膜囊积液，肾前间隙积液，肾前筋膜增厚等。本例为胰头部局限性挫伤，CT 表现为局限性肿大及胰周渗出性改变。本例为程度较轻的胰腺损伤，表现为胰头局限性肿胀及周围渗出征象。外伤后 CT 扫描间隔的时间把握很重要，立即检查可能无异常发现或变化轻微，根据病情发展及时复查非常重要。胰腺损伤一般有明显的外伤过程，CT 检查结合病史能够诊断胰腺损伤。胰腺挫伤的主要鉴别诊断为胰腺炎，仅由 CT 检查难以鉴别，有无外伤病史是鉴别诊断依据。胰腺断裂、胰腺出血等重度胰腺损伤直接征象明显，结合病史可明确诊断。

（向先俊　全冠民）

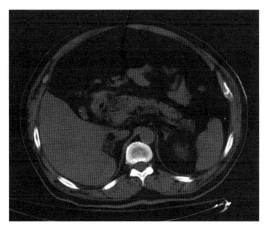

图3-18

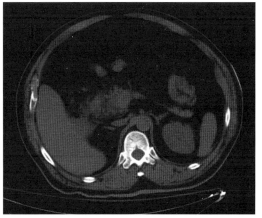

图3-19

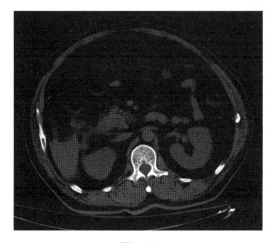

图3-20

图 3-18~ 图 3-20　CT 平扫显示胰头明显肿胀，密度不均匀降低，边缘模糊，周边脂肪间隙密度增高，胰头与十二指肠降段间隙不清晰（图 3-18，图 3-19）。右侧肾前筋膜增厚，肾前间隙少量积液（图 3-20）

二、胰腺炎性血肿
(pancreatitis hematoma)

（一）临床及影像学表现

患者男性，77岁。"上腹部胀痛1天"，向腰部放射，伴恶心、呕吐胃内容物三次、呕吐后腹痛无明显好转，无畏寒发热，无反酸、嗳气、腹泻。血淀粉酶891U/L；腹部B超提示胆囊体积增大、胆囊炎。按照"急性胰腺炎"对症治疗，3天后出现午后低热，体温37.5~37.8℃，胃肠减压见血性液体。血常规：WBC 9.8×10^9/L，NE 77.5%。凝血功能：PT 13.6 s，APTT 37.4 s。脂肪酶1297 U/L，淀粉酶：762 μg/L。肝功能：总蛋白53.5 g/L，白蛋白28.3 g/L。

CT平扫示胰腺尾部见一卵圆形稍高密度影，大小约8.6cm×6.3cm，中央密度均匀，CT值约55 HU，边缘密度稍低；增强后动脉期、门静脉期病灶无强化。胰腺头颈部、体部大小形态未见明显异常，边界毛糙；胰尾与病变分界不清；胰管未见明显扩张。腹腔少量积液（图3-21~图3-26）。

（二）最后诊断

急性胰腺炎血肿形成。

（三）诊断分析

急性胰腺炎是胰腺最常见的疾病之一，临床以持续隐痛或剧烈腹痛就诊。实验室检查提示血、尿淀粉酶升高。影像学检查不仅可以发现部分急性胰腺炎的病因（如胆道结石、胰腺分裂和胆道蛔虫等），而且可以对急性胰腺炎分型（水肿型、出血坏死型），甚至是对急性胰腺炎并发症进行客观地评价。急性胰腺炎并发血肿少见，原因尚不明，可能是炎症因子损伤小血管，在局部形成血性包块。

CT扫描是临床评价急性胰腺炎及其并发症的重要方法之一。急性胰腺炎包括两种类型，一种为急性水肿型胰腺炎，其影像学表现为胰腺体积局部或弥漫性增大，胰腺实质未见明显异常强化，胰腺周围可见少许或大量渗出性改变，渗出液吸收后可形成囊性包块；另一种为急性出血坏死型胰腺炎，其影像学主要表现为胰腺体积明显增大，局部密度减低或增高，增强后可见局部异常强化，胰腺周围渗出明显，局部可以形成高或低密度的囊性包块（假性囊肿）。ERCP甚至可见胰管局部连续性中断，对比剂外溢。

本例是急性胰腺炎伴发胰腺尾部血肿，具有"变化时间短"和"血肿的CT值"两个特征，结合临床病史及实验室检查即可明确诊断。但是急诊患者尚需与腹部的钝性伤致腹腔血肿鉴别诊断，后者有明确的外伤史，增强后可见造影剂外溢。若在急性胰腺炎对症治疗过程中，患者病情加重或反复，需要警惕并发症——腹膜后血肿，影像学检查是必不可少的评估手段。

（邹立秋 全冠民）

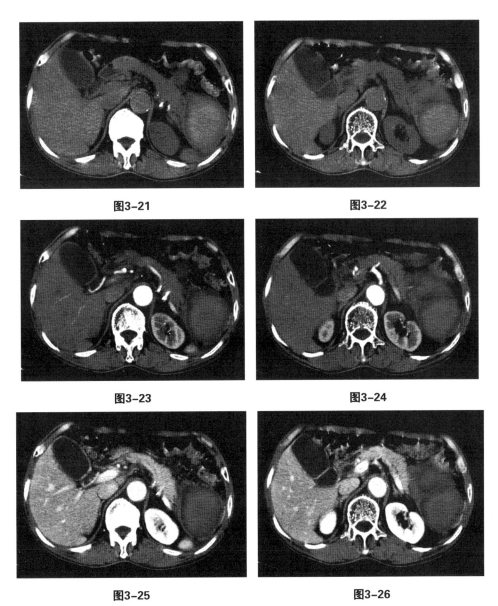

图3-21　　　　　　　　　　　　　　　图3-22

图3-23　　　　　　　　　　　　　　　图3-24

图3-25　　　　　　　　　　　　　　　图3-26

图 3-21~ 图 3-26　CT 平扫（图 3-21、图 3-22）示左上腹部胰腺尾部见一类圆形团块状稍高密度影，大小约 8.6cm×6.3cm，病变中心密度均匀，CT 值约 55 HU，周边密度略低，周围境界欠清；动脉期扫描（图 3-23、图 3-24）示病变未见强化，病变区周围组织未见强化；门静脉期（图 3-25、图 3-26）示病变区无强化。胰腺头颈部、体部大小形态尚可，边界略毛糙，胰管未见明显扩张。腹腔少量积液

参 考 文 献

1. Scialpi M, Scaglione M, Angelelli G, et al. Emergencies in the retroperitoneum：assessment of spread of disease by helical CT. Eur J Radiol, 2004, 50（1）：74-83

2. Mir MA, Bali BS, Mir RA , et al. Assessment of the severity of acute pancreatitis by contrast-enhanced computerized tomography in 350 patients. Ulus Travma Acil Cerrahi Derg, 2013, 19（2）：103-108

3. Sandrasegaran K, Tann M, Jennings SG, et al. Disconnection of the pancreatic duct：an important but overlooked complication of severe acute pancreatitis. Radiographics，2007，27（5）：1389-1400

第三节　胰腺炎症性疾病

一、急性重型胰腺炎
(acute severe pancreatitis)

（一）临床及影像学表现

患者女性，37 岁。因"腹部剧痛 10 小时"入院，疼痛呈持续性，阵发性加重，无法忍受，伴腹胀。体格检查：腹膨隆，剑突下轻压痛，无反跳痛，肠鸣音 1 次 / 分。辅助检查：血常规：WBC 22.12 × 10^9/L，NE 90.3%。血淀粉酶 1419U/L，血脂肪酶 4579U/L。

立位腹部平片未见明显异常。CT 平扫示胰腺明显肿大，轮廓不清，并见多处异常低密度影，胰周脂肪间隙模糊，肠系膜间、网膜囊内见多处包裹性积液，双侧肾前肾周肾后筋膜增厚积液，肝周、脾周见弧形液体密度影（图 3-27~ 图 3-30）。

（二）最后诊断

急性重症坏死性胰腺炎。

（三）诊断分析

青年女性，腹痛 10 小时，急性病程。体查：腹膨隆，剑突下轻压痛，无反跳痛。CT 扫描提示胰腺明显肿大，密度不均匀，多处低密度影，胰周脂肪间隙模糊，肠系膜间、网膜囊、双侧肾周筋膜增厚并邻近间隙积液等影像学表现，结合生化指标血淀粉酶、血脂肪酶明显增高，应明确诊断急性重症胰腺炎。急性重症胰腺炎是在急性胰腺炎的基础上广泛累及腹膜腔、腹膜后等间隙的病变。急性重症胰腺炎的鉴别诊断应包括肠梗阻、胃肠道穿孔、肾结石、急性阑尾炎等常见急腹症。肠梗阻临床症状典型，除腹痛、腹胀外，伴有恶心、呕吐，立位腹部平片可见肠管积气、积液、扩张，并见阶梯状气液平面影，本例临床症状及腹部平片表现均不支持肠梗阻，肠梗阻 CT 表现肠管积气、积液、扩张，并见大跨度气液平面，并且能显示肠梗阻的病因，如肠道肿瘤、粪石、肠粘连等，与本例鉴别不难；虽然本例临床症状与胃肠道穿孔相似，但胃肠道穿孔一般发生在溃疡病的基础上，触诊腹部有压痛及反跳痛，立位腹部平面常有膈下游离气体。本例胰腺形态和密度变化、胰腺周围脂肪间隙异常改变，同时伴腹腔积液及肾周筋膜增厚等表现，符合典型急性重症胰腺炎的 CT 表现。

（言伟强　全冠民）

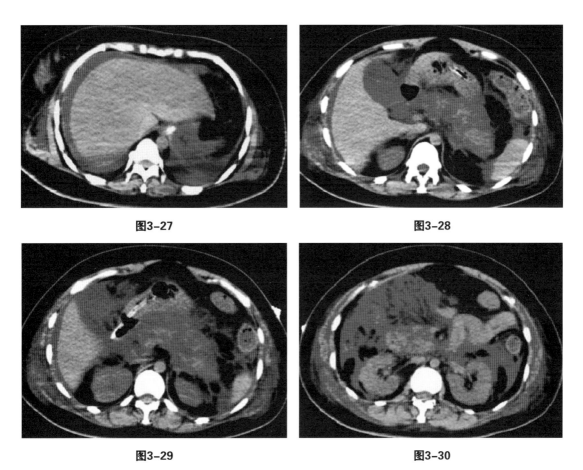

图3-27 图3-28

图3-29 图3-30

图 3-27~ 图 3-30 自肝至胰腺钩突区不同层面图像示：胰腺明显肿大，轮廓不清，密度不均匀，见片状模糊低密度影，胰周脂肪间隙模糊，肠系膜间、网膜囊内见多处片状液性密度影，双侧肾前肾周肾后筋膜增厚，相应间隙见弧形液体影。肝周、脾周见弧形液性密度影；肝脏形态、大小正常，表面光滑，肝叶比例正常，肝裂无增宽

参 考 文 献

1.唐明 .CT 评价急性重症胰腺炎预后的价值 . 放射学实践，2010, 25（7）：768-771

2. Beger HG，Rau BM. Severe acute pancreatitis ：clinical course and management. World J Gastroenterol，2007，13（38）：5043-5051

3. De Waele JJ，Delrue L. Severity prediction in acute pancreatitis ：the role of early CT scan. Abdom Imaging，2007，32（2）：265-266

二、间质性水肿性胰腺炎
(*interstitial edema pancreatitis*)

(一)临床及影像学表现

患者男,55岁,教师。反复上腹痛半月余,加重7小时。查体右下腹可见一长约5cm术后瘢痕,未见胃肠型及蠕动波,腹部柔软,上腹剑突下及压痛,无反跳痛,无肌紧张。墨菲征(±)。肝浊音界存在,肝上界位于右锁骨中线第5肋间,移动性浊音阴性,双肾区无叩痛,肠鸣音正常。血常规:WBC:8.55×10^9/L,NE:84.4%,肝功:ALT:416U/L,TBIL:58.5μmol/L,IBIL:28.5μmol/L,淀粉酶:2119U/L,脂肪酶:7888U/L。

影像学检查:在发病初期24~48小时,行超声检查可初步判断胰腺组织形态学变化,同时有助于判断有无胆道疾病。但AP时患者多有胃肠道积气,影响超声对胰腺及周围的观察,对疾病严重程度的判定会受到一定限制。推荐CT扫描作为标准影像学方法,在发病1周左右的CT增强扫描价值更高,可有效区分液体积聚和坏死范围。CT胰腺表现为胰腺局限或弥漫性肿大,胰腺实质密度轻度减低,增强扫描均匀强化,但胰周脂肪间隙模糊,也可伴有胰周积液。MRI不常规应用于IEP检查,但在显示胰腺局限或弥漫性水肿方面较CT更敏感。影像学诊断:①急性胰腺炎(间质水肿性);②胆囊结石,胆总管远端结石(图3-31~图3-38)。

(二)最后诊断

急性胰腺炎。

(三)诊断分析

急性胰腺炎(acute pancreatitis,AP)是指多种病因引起的胰酶激活,继以胰腺局部炎症反应为主要特征,伴或不伴有其他器官功能改变的疾病。临床上,大多数患者的病程呈自限性,20%~30%的患者临床经过凶险。总体病死率为5%~10%。根据AP的病理学表现,急性胰腺炎分为间质水肿性胰腺炎(interstitial edematous pancreatitis,IEP)和坏死性胰腺炎(necrotizing pancreatitis,NP),两种病理特点明显,但不能截然分开。IEP表现为胰腺局限或弥漫性水肿、肿大变硬、表面充血、包膜张力增高,镜下可见腺泡、间质水肿,炎细胞浸润,少量散在出血坏死灶,胰周血管变化不明显,渗液清亮。腹痛是IEP的主要症状,位于上腹部,常向背部放射,多为急性发作,呈持续性,少数无腹痛,可伴有恶心、呕吐。临床体征方面,轻症者仅表现为轻压痛,重症者可出现腹膜刺激征、腹水、Grey-Turner征和Cullen征,局部并发症包括急性液体聚集、胸腔积液等。局部并发症包括急性液体积聚、急性坏死物积聚、胰腺假囊肿、包裹性坏死和胰腺囊肿,其他局部并发症还包括胸腔积液、胃流出道梗阻、消化道瘘、腹腔出血、假囊肿出血等。局部并发症并非判断AP严重程度的依据。血清酶学检查异常:血清淀粉酶增高,尿淀粉酶变化仅作参考。血清标志物异常:CRP > 150mg/L提示胰腺组织坏死,IL-6水平增高提示预后不良,血清淀粉酶蛋白升高对AP诊断有一定价值。

(黄　嵘　全冠民)

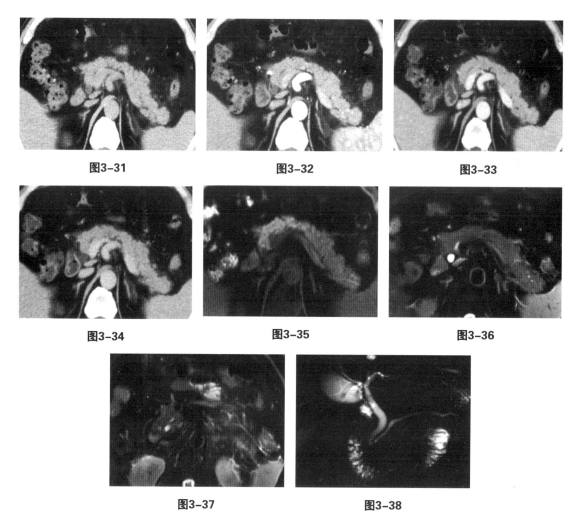

图3-31　　　　　　　　　图3-32　　　　　　　　　图3-33

图3-34　　　　　　　　　图3-35　　　　　　　　　图3-36

图3-37　　　　　　　　　图3-38

图 3-31~ 图 3-38　图 3-31：CT 平扫显示胰腺体尾部局限性肿大，实质密度尚均匀，胰周脂肪间隙模糊，见絮状稍高密度影；图 3-32~ 图 3-34：分别为增强 CT 扫描动脉期、静脉期和延迟期，胰腺强化尚均匀。图 3-35~ 图 3-36：为同时期 MRI 平扫 T1WI、脂肪抑制 T2WI，显示胰腺体尾部局限性肿大，T1 信号略减低，T2 信号轻度增高，信号欠均匀，内见点状更高信号影，显示胰腺水肿方面较 CT 更敏感；图 3-37：相邻下方层面显示胰腺下方脂肪间隙见絮状稍高 T2 信号影，左侧肾前筋膜稍增厚。图 3-38：MRCP 显示胆囊和胆总管远端见小圆形充盈缺损，提示胆系结石。肝外胆管轻度扩张，肝内胆管和胰管无明显扩张

参 考 文 献

1. 中华医学会消化病学分会胰腺疾病学组 . 中国急性胰腺炎诊治指南（2013 年，上海）. 中华消化杂志，2013，33（4）：217-222

2. Classification of acute pancreatitis-2012：revision of the Atlanta classification and definitions by international consensus. Gut, 2013, 62：102-111

3. ThoeniRF.The revised Atlanta classification of acute pancreatitis：its importance for the radiologist and its effect on treatment. Radiology, 2012, 262（3）：751-764

三、自身免疫性胰腺炎
(*autoimmune pancreatitis*)

（一）临床资料及影像学表现

患者男，67岁。反复上腹部隐痛1年余。体检上腹部轻压痛，无反跳痛。实验室检查 IgG、IgG4增高。上腹部CT检查时发现胰腺体尾部肿胀伴胰尾假囊肿形成。既往无急性胰腺炎病史。临床激素治疗有效。

CT平扫显示胰腺体、尾部弥漫性肿胀，呈"腊肠样"表现，外缘平直，出现"被膜样"边缘，胰腺实质密度较均匀，平扫CT值约39HU，增强扫描均匀强化，强化程度与肝脏接近，低于脾脏，胰腺"被膜"延迟强化。胰尾部见一不规则形囊样影，边界较清晰，平扫CT值约12HU，增强扫描未见强化。主胰管、胆管未见明显扩张。胰尾周边脂肪间隙稍模糊。左侧肾前筋膜轻度增厚。胰周血管影边缘光整，无明显受侵犯表现。腹膜后左肾旁间隙见一肿大淋巴结，增强扫描中度强化。胰头部实质萎缩。影像诊断：①自身免疫性胰腺炎，伴胰尾假性囊肿形成；②腹膜后淋巴结肿大（图3-39~图3-44）。

（二）最后诊断

自身免疫性胰腺炎伴胰尾假性囊肿及腹膜后淋巴结肿大。

（三）诊断分析

自身免疫性胰腺炎（autoimmune pancreatitis，AIP）是一种与自身免疫相关的特殊类型慢性胰腺炎，好发于老年人，临床表现缺乏特异性，常表现为上腹部隐痛不适。2006年日本胰腺病学会制定的AIP诊断标准为：①影像学检查提示，主胰管弥漫性或局限性狭窄伴管壁不规则，胰腺弥漫性或局限性肿大；②实验室检查提示，血清γ-球蛋白、IgG或IgG4升高，或自身抗体如抗核抗体、类风湿因子等阳性；③组织学检查异常，胰腺淋巴细胞、浆细胞浸润以及小叶间纤维化。其中，第1条诊断标准为必备条件，加上第2条或第3条诊断标准，自身免疫性胰腺炎的诊断即可成立。本例符合第1条及第2条诊断标准，其有助于诊断的影像学特点包括：①胰腺形态、密度改变：胰腺弥漫性或局限性肿大，外缘平直，失去正常胰腺的"羽毛状"轮廓，呈"腊肠样"外观。胰腺密度一般较均匀，增强扫描强化程度较正常胰腺减低，呈渐进性延迟强化。②胰周"被膜样"结构：AIP非常重要的影像特征，是由于病变胰腺周围的纤维化所致，增强扫描表现为延迟强化。③胰、胆管改变：胰管呈弥漫性或局限性狭窄，无明显扩张。胆总管胰腺段管壁均匀性增厚，管腔狭窄，无截断征象，MRCP可显示胆总管呈"鸟嘴样"狭窄，狭窄段以下肝内外胆管不同程度扩张。AIP需与浸润性胰腺癌、胰淋巴瘤鉴别。浸润性胰腺癌也表现为胰腺弥漫性肿大，但密度多不均匀，轮廓不规则，缺乏"被膜样"结构，胰管可呈"截断样"表现，远侧胰管扩张，胰周血管受累。恶性淋巴瘤胰腺浸润较少见，常表现为大的低密度肿块，胰周有分叶状肿块包绕胰腺，同时可出现肝脾增大或灶性浸润，全身广泛淋巴结肿大等表现。当影像学鉴别诊断困难时，可结合类固醇激素实验性治疗或血清学IgG4水平做出鉴别诊断。

（向先俊 言伟强）

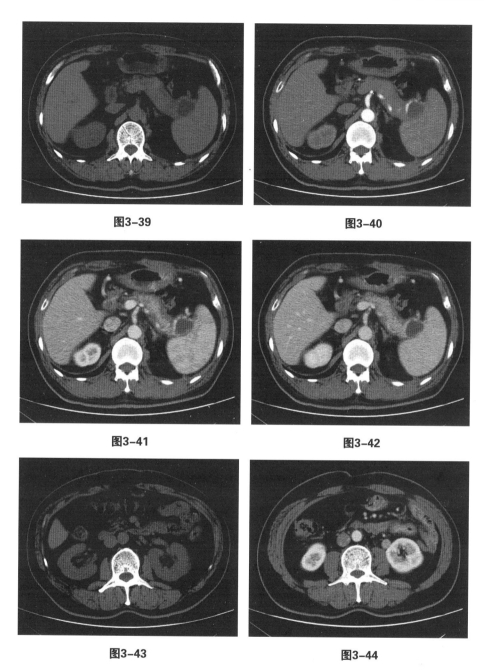

图3-39

图3-40

图3-41

图3-42

图3-43

图3-44

图 3-39~ 图 3-44　CT 平扫胰腺体、尾部弥漫性肿胀，呈"腊肠样"表现，边缘呈"被膜状"改变，胰腺实质密度较均匀，增强扫描强化程度与肝脏接近。胰尾部见一不规则形囊样影，边界较清晰，增强扫描未见强化。主胰管未见扩张（图 3-39~ 图 3-42）。左侧肾前筋膜增厚（图 3-43）。腹膜后见肿大淋巴结（图 3-44）

四、慢性胰腺炎
(chronic pancreatitis)

（一）临床及影像学表现

患者男性，32 岁。两年前行"胆总管结石取石术"，6 个月前复查发现主胰管部结石，直径不详，自述无腹痛。查体：全腹部无压痛、反跳痛；双肾区无叩击痛。餐后随机血糖 12.8 mmol/L。

CT 平扫示胰腺体积明显萎缩，实质变薄，见沿胰管走行分布的多发钙化密度灶。MRI 示胰管中度扩张，腔内见点状短 T2 信号影；胆总管及肝内胆管未见明显扩张。MRCP 示主胰管扩张，管腔内见多发低密度灶；胆总管未见明显扩张，胆囊体积未见明显增大。CT 及 MR 诊断：慢性胰腺炎；双肾结石（左侧脱落到输尿管上段）、双肾盂积水。临床诊断：慢性胰腺炎；右肾结石，左输尿管结石伴肾积水；糖尿病（图 3-45~ 图 3-52）。

（二）最后诊断

慢性胰腺炎。

（三）诊断分析

慢性胰腺炎是指胰腺腺泡和胰管慢性进行性炎症、破坏和纤维化的病理过程，常伴有钙化、假性囊肿及胰岛细胞减少或萎缩。慢性胰腺炎的病因多种多样。在全世界范围内，最常见的病因是急性胰腺炎的转归和酒精性慢性胰腺炎，前者导致的胰腺炎常表现胰腺实质的萎缩，胰管狭窄伴有扩张，胰管内多发结石，后者不仅有长期饮酒的嗜好，而且 CT 平扫可发现明显散在、细小的点状钙化灶。饮酒是胰腺钙化的形成的风险因素，而且吸烟会加速酒精导致的胰腺损伤。在我国，胆道结石或炎症是慢性胰腺炎的主要病因。主要的临床表现为反复发作性或持续性腹痛、胰腺功能不全（消瘦、腹泻或脂肪泻），后期约 10% 的患者同时表现为胰腺内分泌功能减退（如糖尿病）。

慢性萎缩型胰腺炎是一种炎性病理改变，累及全胰腺，本型的病因多为自发性或遗传性，约占我国胰腺炎患者中的 40%~50%，其典型的影像学改变为弥漫性的胰腺体积缩小，轮廓毛糙不整。常合并胰腺实质的钙化，呈"铺路石"样。慢性萎缩型胰腺炎还需与热带慢性胰腺炎鉴别诊断，后者又称"特发性胰腺炎"，主要见于热带贫困地区的青少年，与营养不良密切相关，表现为胰腺实质萎缩、胰管内多发的大结石。

（邹立秋　言伟强）

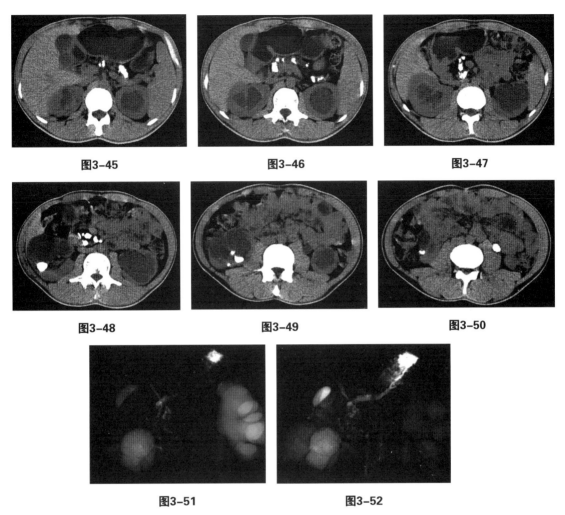

图3-45　　　　　　　　图3-46　　　　　　　　图3-47

图3-48　　　　　　　　图3-49　　　　　　　　图3-50

图3-51　　　　　　　　图3-52

图 3-45~ 图 3-52　CT 平扫（图 3-45~ 图 3-50）示胰腺实质明显萎缩，胰腺实质及胰管内多发高密度影，呈"铺路石"样。双肾盂扩张、积液；右肾盂、肾盏内见多发高密度结石影；左侧输尿管上段结石（图3-50）。MRCP 示（图 3-51、图 3-52）主胰管中度扩张，管腔内见多发充盈缺损的低信号灶；胆总管未见明显扩张；双侧肾盂肾盏扩张、积液；左侧输尿管上段截断

参 考 文 献

1. Nair RJ, Lawler L, Miller MR. Chronic pancreatitis. Am Fam Physician, 2007, 76：1679-1688

2. Cavallini G, Talamini G, Vaona B, et al. Effect of alcohol and smoking on pancreatic lithogenesis in the course of chronic pancreatitis. Pancreas, 1994, 9（1）：42-46

3. Etemad B, Whitcomb DC. Chronic pancreatitis：diagnosis, classification, and new genetic developments. Gastroenterology, 2001, 120（3）：682-707

4. Shanbhogue AK, Fasih N, Surabhi VR, et al. A clinical and radiologic review of uncommon types and causes of pancreatitis. Radiographics, 2009, 29（4）：1003-1026

五、胰头结核
(tuberculosis of pancreatic head)

（一）临床及影像学表现

患者男性，24岁。因反复右上腹不适20余天入院，呈阵发性发作，无皮肤巩膜黄染。查体：腹部平软，右上腹部压痛，无反跳痛，肝区叩痛，未触及明显包块。实验室资料：血常规及肝功能正常，肿瘤标志五项（CA125、CA153、CA199、AFP、CEA）均正常。

患者胸部平片无明显异常；CT示胰头偏右侧见类圆形肿块影，与邻近十二指肠分界不清，平扫病变呈不均匀低密度影，增强扫描病灶呈分房囊状改变，囊壁及分隔强化明显，胰管无明显扩张。MRI示病灶呈类圆形不均匀长T1、等/长T2信号影，与邻近十二指肠分界不清，增强扫描病变呈明显环状及分隔强化。胰体、尾部形态信号未见明显异常。胆总管及胰管无明显扩张（图3-53~图3-58）。

（二）最后诊断

病理诊断：胰头结核及胰周淋巴结结核，并累及相邻十二指肠壁。

（三）诊断分析

本例患者系男性24岁患者，因右上腹不适入院，无黄疸及体重减轻症状，肿瘤标志五项正常。影像学表现为胰头偏右侧类圆形肿块影，与二指肠分界不清，CT、MRI增强扫描病灶呈分房囊状改变，边缘呈环状强化，中央见分隔状强化，病灶中心大部分无强化。胰头及周围肿块性病变首先应想到胰头来源占位性病变。常见的占位病变有胰头癌、胰腺假性囊肿，偶可发生胰头结核。本例肿瘤标志五项均为阴性，无黄疸体征，体重无下降，肝功能正常，这些临床资料均不支持胰头癌诊断。患者因右上腹不适20天就诊，症状呈阵发性，无急性胰腺炎的症状，胰腺体尾部形态、密度未见异常，其周围脂肪间隙清晰，因此慢性胰腺炎所致的胰腺假囊肿可能性也不大，且病灶边缘有明显环状强化及分隔状强化，相邻的胰头及钩突密度均匀，均匀强化，这些影像特点也不支持胰腺假囊肿的诊断。增强扫描病变呈环状及分隔状强化，符合肿大淋巴结表现，而胰头周围肿大淋巴结最多见的为恶性肿瘤转移，但本患者临床症状、体征及实验室资料均无恶性肿瘤的证据。因此，胰头周围淋巴结结核的可能性比较大。

胰腺结核累及途径有3种：①全身播散性（粟粒）结核，同时合并肺部、腹部实质脏器、消化道结核。②隐匿（肺内结核灶）的血源播散或从后腹膜淋巴结播散是最常见途径。③原发局灶性胰腺结核，这种类型罕见。

胰腺结核的主要鉴别诊断包括：①胰腺癌：胰腺局部肿大，肿块形成，平扫多呈等密度，肿块较大时可见不规则的低密度区，增强肿块不强化或轻度强化。肿瘤远端的主胰管扩张，甚至在阻塞远端形成潴留性囊肿。胰头癌侵犯胆总管下端可引起胆总管梗阻，可见"双管征"。②胰腺囊腺瘤：平扫呈低密度肿块，可呈分叶状，有时可见钙化点及星芒状的钙化。增强扫描可见蜂巢样或放射相互交织的间隔强化影。③胰腺导管内乳头状黏液肿瘤：主胰管中度至明显扩张，十二指肠乳头可增大并突入肠腔内，胰管壁上的乳头突起由于较小且扁平不易显示。分支胰管型好发于胰腺钩突，也可位于体尾部，CT和MRI主要表现为分叶状或葡萄串样囊性病变，由较小囊性病变聚合而成，且有交通。

（成先义　言伟强）

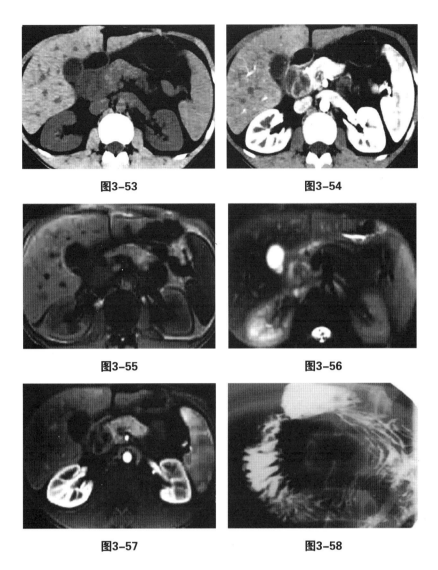

图3-53

图3-54

图3-55

图3-56

图3-57

图3-58

图 3-53~ 图 3-58　CT 平扫示胰头右侧密度不均匀类圆形肿块（图 3-53）；CT 增强扫描病灶呈分房囊状改变，囊壁及分隔强化明显（图 3-54）。MRI 平扫胰头右侧类圆形不均匀长 T1、等 / 长 T2 信号病灶（图 3-55、图 3-56）；MRI 增强扫描病灶呈分房囊状改变，囊壁及分隔强化明显（图 3-57）。上消化道钡餐示十二指肠球后段局部黏膜破坏及不规则充盈缺损（图 3-58）

参 考 文 献

1. Sanabe N，Ikematsu Y，Nishiwaki Y，et al. Pancreatic tuberculosis. J Hepatobiliary Surg，2002，9（4）：515-518

2. Eyal AS，Karusseit VO.Tuberculosis of the pancreas mimicking pancreatic neoplasia. J Gastrointest Surg，2005，9（10）：254-262

3. 黄学全，巫北海 .CT 在胰腺结核诊断中的价值 . 临床放射学杂志，2002，21（9）：708-711

第四节　胰腺肿瘤样病变

一、胰腺囊肿
(pancreatic cyst)

（一）临床及影像学表现

患者女，31岁，体检发现胰腺囊性占位4年，不伴腹胀腹痛，无发热、恶心等。患者近期进餐后饱胀不适，无恶心呕吐，无反酸嗳气及腹痛。既往体健。血糖正常，CA19-9正常。

CT平扫胰腺尾部见一巨大类圆形低密度影，直径约9cm，密度均匀，CT值约16HU，边缘光滑清晰（图3-59）；增强后各期病变均无强化（图3-60~图3-62）。邻近肠管受压移位。胰腺头颈部未见异常密度。胰周未见明显渗出，肾前筋膜未见增厚。

（二）最后诊断

术后病理诊断：胰腺囊肿。

（三）诊断分析

胰腺单纯性囊肿内衬有完整内皮，常见的有潴留性囊肿和先天性囊肿。前者多因为胰管外压迫、胰管结石、炎性狭窄等，致使胰管梗阻高压，使远端胰管或腺泡扩张，胰液潴留而形成；后者为先天性胰腺导管发育异常所致。胰腺单纯性囊肿有以下特征：胰腺类圆形低密度影，密度均匀，接近水样密度，其内无条状分隔或壁结节，边缘光滑、清晰，增强后无强化。病变合并出血或感染时，密度不均匀增高；合并感染时囊壁可不均匀增厚，增强后囊壁强化。应注意与假性囊肿、囊腺瘤等鉴别。假性囊肿发生于胰腺外伤或炎症后，积液被包裹后形成，内无上皮细胞内衬，常见于胰腺周围，形态可不规则，密度欠均匀，壁不光整。囊腺瘤多见于中老年女性，浆液性囊腺瘤（癌）为多囊，病变中央出现日光放射状钙化是其特点。黏液性囊腺瘤多为大的单房性或多房性囊肿，囊壁厚薄不均，可有粗细不均分隔，囊壁或囊内分隔可见壳状钙化。本例患者为年轻女性，体检发现胰腺囊性占位4年，长时间无不适，仅近期出现餐后饱胀不适感，可能与病变缓慢生长、体积增大有关。该病变发病时间长，缓慢生长，无合并其他病变，临床上倾向于良性占位。CT平扫胰腺类圆形低密度影，接近水样密度，边缘光滑、清晰，增强后无强化。本例病例CT征象比较典型，诊断较容易。但病变较大，读片时应仔细分析病变有无其他征象，以免误诊。

（胡小红　言伟强　全冠民）

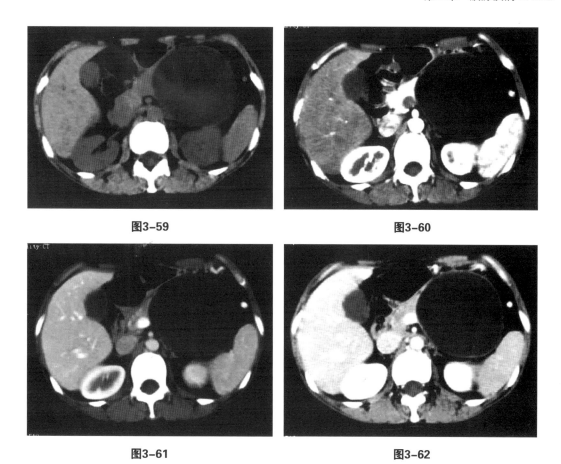

图3-59　　　　　　　　　　　　图3-60

图3-61　　　　　　　　　　　　图3-62

　　图 3-59~ 图 3-62　平扫胰腺尾部见一巨大类圆形低密度影，直径约 9cm，密度均匀，CT 值约 16HU，边缘光滑清晰（图 3-59）；增强后各期病变均无强化（图 3-60~ 图 3-62）

参 考 文 献

郭启勇，实用放射学 . 第 3 版 . 北京：人民卫生出版社，2011：876-877

二、胰腺假性囊肿
(pancreatic pseudocyst)

（一）临床及影像学表现

患者男，45岁，反复上腹痛2个月，再发13小时入院。体检上腹部压痛明显，有反跳痛。实验室检查血、尿淀粉酶升高。CT检查诊断胰腺炎，伴胰尾假性囊肿形成。

胰腺肿大，密度不均匀，边缘欠清晰，胰周脂肪间隙模糊，见条片状密度增高影。胰尾部见一类圆形低密度影，边界清楚，大小约2.0cm×1.7cm，平扫CT值约4HU，增强扫描未见明显强化。主胰管未见明显扩张。左侧肾前筋膜轻度增厚。影像诊断：胰腺炎，伴胰尾假性囊肿形成（图3-63~图3-68）。

（二）最后诊断

慢性胰腺炎急性发作并胰尾假性囊肿形成。

（三）诊断分析

胰腺假性囊肿临床上常见，约占全部胰腺囊肿的80%，是急性胰腺炎或胰腺损伤引起的一种并发症，其中多由急性胰腺炎引起。当胰管破裂后胰液流出，聚集于胰腺坏死区、胰周或网膜囊内未被吸收，周围被增生的纤维包裹便形成假性囊肿。胰腺假性囊肿含有胰液和丰富的胰酶，囊壁缺乏上皮细胞层，因而不是真正的囊肿。囊肿形成后可并发感染，胰液腐蚀血管或囊肿破裂，严重的可危及生命。胰腺假性囊肿的临床表现缺乏特异性，可表现为上腹饱胀、隐痛、恶心、呕吐，囊肿较大时可出现周围器官压迫症状，破裂时出现腹膜炎表现。手术治疗效果好，治愈率高，是唯一的治疗选择。本例临床表现、实验室检查及CT表现均支持胰腺炎的诊断，在此基础上出现囊性病变，应首先考虑为假性囊肿。胰腺假性囊肿的CT表现为：胰腺或胰周局限性圆形或卵圆形低密度区，边界清晰，囊内密度均匀，增强扫描无强化。如囊内出现气液平面，提示有感染性脓肿形成。并发于胰腺炎的假性囊肿，常可见急、慢性胰腺炎的相关CT表现，如胰腺肿胀或萎缩，钙化灶、胰管扩张，胰周渗出性、肾筋膜增厚等。CT检查是诊断胰腺假性囊肿最准确的方法，诊断率超过90%，可以准确定位并了解囊肿与周围的解剖关系。胰腺假性囊肿主要与真性囊肿、囊腺瘤、淋巴管囊肿等鉴别，后三者均发生于胰腺实质内，因囊内无丰富的蛋白物质，囊内密度较假性囊肿偏低，没有急、慢性胰腺炎的相关表现。病史是重要的鉴别点。

（向先俊 全冠民 王成林）

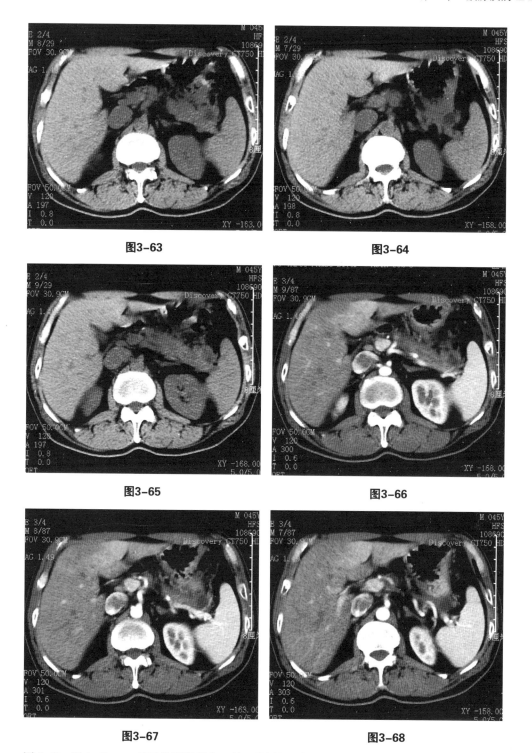

图3-63   图3-64

图3-65   图3-66

图3-67   图3-68

图 3-63~ 图 3-68   CT 显示胰尾部增大，见一类椭圆形低密度灶，边界较清晰（图 3-63~ 图 3-65），增强扫描无强化（图 3-66~ 图 3-68）。胰尾周边脂肪间隙模糊

第五节 胰腺良性肿瘤

一、胰腺黏液性囊腺瘤
(pancreatic mucinous cystadenoma)

（一）临床及影像学表现

患者女性，42岁。患者3年前发现胰腺占位，无腹痛腹胀，无乏力食欲缺乏，无恶心呕吐，无腰痛。随访3年复查CT提示"囊性肿块"。查体：腹平，软，无压痛及反跳痛，未触及腹部包块，肝肾区无叩击痛，移动性浊音阴性。实验室检查：血清肿瘤标记物（CEA、CA19-9、CA 125）阴性。

CT平扫示胰腺体部见一类圆形囊性包块，直径约4.5cm，境界清晰。囊壁光整，未见明显壁结节；包块中心CT值约8.7 HU，未见明显分隔。增强后动脉期及门静脉期示囊壁轻度强化。胰头部实质未见明显异常密度；胰腺尾部未见明显腺体实质萎缩，胰管未见明显扩张。胆总管未见明显扩张（图3-69~图3-74）。

（二）最后诊断

术后病理诊断：胰腺体部囊腺瘤。

（三）诊断分析

胰腺黏液性囊腺瘤约占胰腺囊性肿瘤的10%，好发于老年女性，大多数（95%）位于胰腺体尾部。囊腺瘤的临床表现取决于肿瘤大小。较小肿瘤（<3cm），多为偶然发现，较大的肿瘤压迫周围器官出现继发性症状（如胆道梗阻），腹部可触及包块。

影像学主要表现为单个或多个大囊，囊腔最大径>2cm。10%~25%可见囊壁或分隔的蛋壳样钙，增强后囊壁可有轻中度强化；囊内液体密度可不均，与胰管无关联，可出现壁结节或软组织肿块。

根据上皮异型性的程度，黏液性囊性肿瘤分为囊腺瘤、交界性肿瘤和囊腺癌，而且囊腺癌多由囊腺瘤恶变而来。因此，黏液性囊腺瘤与囊腺癌的鉴别非常困难。如果肿瘤大于8cm并出现囊内实性肿块，囊壁及间隔不规则增厚，伴囊壁或间隔钙化，腹膜后淋巴结肿大及相邻血管受侵，邻近脏器转移，或血清CEA、CA19-9升高可提示为囊腺癌。虽然黏液性囊腺瘤与囊腺癌的鉴别诊断非常困难，但是由于胰腺黏液性囊腺瘤具有潜在的恶变特性，所以两者的鉴别诊断不是临床关注的重点，治疗的方案都是手术切除。

（邹立秋　全冠民）

参 考 文 献

1. Kalb B, Sarmiento JM, Kooby DA, et al. MR imaging of cystic lesions of the pancreas. Radiographics, 2009, 29（6）:

1749-1765

2. Kim YH, Saini S, Sahani D, et al. Imaging diagnosis of cystic pancreatic lesions：pseudocyst versus nonpseudocyst. Radiographics，2005，25（3）：671-685

3. Ju Z, Lu H, Zhu H, et al. Multi-slice computed tomography for diagnosis of mucinous cystic neoplasms and serous cystadenomas of the pancreas. Nan Fang Yi Ke Da Xue Xue Bao，2012，32（1）：19-22

4. Maurea S, Fusari M, Imbriaco M, et al. Pitfalls in diagnostic imaging of cystic pancreatic masses：a case of true cystic lesion mimicking a mucinous cystadenoma. JOP，2012，13（1）：83-86

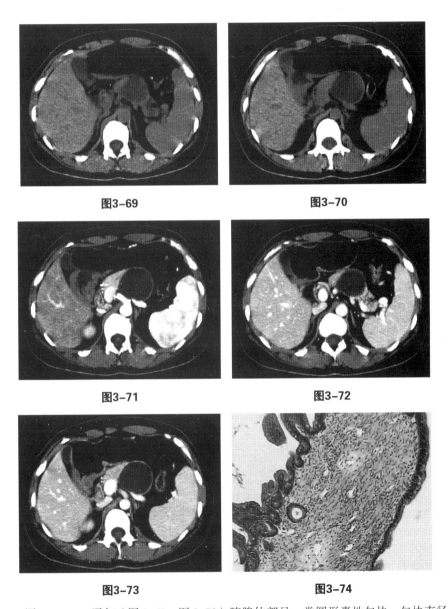

图3-69　　　　　　　　　　　　　图3-70

图3-71　　　　　　　　　　　　　图3-72

图3-73　　　　　　　　　　　　　图3-74

　　图 3-69~ 图 3-74　CT 平扫（图 3-69、图 3-70）胰腺体部见一类圆形囊性包块。包块直径约 4.5cm，境界清晰，囊壁光整；包块中心 CT 值约 8.7 HU，未见明显分隔。动脉期（图 3-71）示包块中心均未见强化；门静脉期（图 3-72、图 3-73）囊壁轻度强化，未见明显壁结节，囊内未见明显分隔。病理（图 3-74，HE 染色 ×100）肿瘤可见大小不等、管腔不规则囊腔，囊腔内衬高柱状上皮，呈中度不典型增生，局部形成乳头状结构，囊腔内见黏液分泌。上皮下可见巢样间质

二、胰腺浆液性囊腺瘤
(pancreatic serous cystadenoma)

（一）临床及影像学表现

患者女，40 岁，医务人员。体检 B 超发现上腹部占位。CT 平扫胰头部见一分叶状液性密度肿块影，边缘清楚，内见星芒状分隔，增强扫描动脉期、门脉期和延迟扫描均见病灶边缘及内部分隔轻 - 中度强化，邻近下腔静脉、右肾静脉及门静脉受压变扁。主胰管全程无扩张。MRI 平扫胰头部见一分叶状多房液性长 T1 长 T2 信号病灶，边缘清楚，内见星芒状病灶位于主胰管上方，两者间未见明显相通，主胰管全程无扩张。增强扫描病灶边缘及内部分隔强化。影像诊断：胰头囊实性占位病变。手术后病理镜下可见囊壁组织，内衬单层立方上皮细胞，周围胰腺组织局部见导管上皮乳头状增生，细胞有轻度不典型性（图 3-75~ 图 3-82）。

（二）最后诊断

病理诊断："胰腺"浆液性囊腺瘤。

（三）诊断分析

SCA 中老年女性好发，女性发病率是男性 2 倍多。半数左右患者无症状，体检或手术偶尔发现；可出现非特异性症状，如腹痛、恶心、呕吐及腹部肿块等，严重者可出现继发性压迫和侵蚀周围血管征象。SCA 是由富于糖原的，超声类似浆液的水样液体的、导管型上皮所构成的囊性上皮性肿瘤，根据病理形态可分为：微囊型、大囊（少囊）型、实质型、伴 von Hipprel-Lindau 病（VHL）的 SCA、不伴 VHL 的多发 SCA、浆液性囊腺癌。

影像表现随病理分类不同表现不同。微囊型 CT 平扫多呈边界清楚的、分叶状、多房、水样密度病灶，内见纤细分隔向病灶中央集中，部分可钙化，增强扫描可强化，延迟期星芒状强化有特异性。MRI 特征和 CT 类似，病灶内分隔 T1 和 T2 信号均呈低信号，钙化显示不如 CT 敏感。当 T2 权重加重，病灶 T2 信号增加，提示病灶为囊性病灶。大囊型 CT 平扫病灶边缘清楚，单房或多房，包膜和分隔可出现钙化，增强扫描包膜和分隔较厚时可强化。VHL 伴发胰腺 SCA 多数为多发性。浆液性囊腺癌非常少见，和微囊型和多囊型 SCA 表现非常相似，当发现肿瘤边缘不清等瘤周浸润征象和周围器官转移时，提示浆液性囊腺癌可能。

鉴别诊断：①胰岛细胞瘤：和实质型 SCA 鉴别，CT 表现相似，平扫为等密度或略低密度实质性病灶，增强扫描动脉期病灶强化高于胰腺组织，随后密度逐步下降与胰腺相仿。MRI 病灶呈 T1 低信号 T2 高信号，并且 T2 权重加重，病灶 T2 信号增加，增强扫描为富血供病灶表现。②黏液囊性肿瘤：和大囊型 SCA 鉴别困难，囊内出现增强实性结节有助于黏液囊性肿瘤诊断。

（黄　嵘　全冠民）

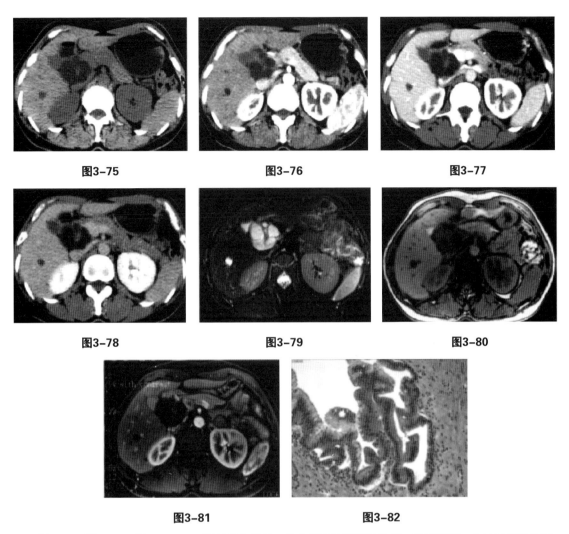

图3-75　　　　　　　　图3-76　　　　　　　　图3-77

图3-78　　　　　　　　图3-79　　　　　　　　图3-80

图3-81　　　　　　　　图3-82

图 3-75~ 图 3-82　图 3-75：CT 平扫胰头部见一分叶状液性密度肿块影，边缘清楚，内见星芒状分隔，CT 值 6~8HU；图 3-76~ 图 3-78：为增强扫描动脉期、门脉期和延迟扫描均见病灶边缘及内部分隔轻 - 中度强化，邻近下腔静脉、右肾静脉及门静脉受压变扁。图 3-79~ 图 3-80：MRI 平扫胰头部见一分叶状多房液性长 T1 长 T2 信号病灶，边缘清楚，内见星芒状低信号影，病灶位于主胰管上方，两者间未见明显相通，主胰管全程无扩张。图 3-81：增强扫描病灶边缘及内部分隔强化。图 3-82：镜下可见囊壁组织，内衬单层立方上皮细胞，周围胰腺组织局部见导管上皮乳头状增生，细胞有轻度不典型性

参 考 文 献

1. Bosman FT，Carneiro F，Hruban RH，et al. World Health Organization classfication of tumors. Pathology and genetics of tumors of the digestive system. Lyon：IARC Press，2010：296-299

2. Yu PF，Hu ZH，Wang XB，et al. Solid pseudopapillary tumor of the pancreas：a review of 553 cases in Chinese literature. World J Gastroenterol，2010，16（10）：1209-1214

3. KimYH，SainiS，Sahani D，et al. Continuing Medical Education：Imaging Diagnosis of Cystic Pancreatic Lesions：Pseudocyst versus Nonpseudocyst. Radiographics，2005，25（3）：671-685

三、胰岛细胞瘤
(islet cell tumor)

(一) 临床及影像学表现

患者男性，33 岁，反复发作性头晕、昏迷 4 年余。4 年前无明显诱因出现头晕、心悸，继而出现意识模糊，神志不清，进食后可自行缓解，但症状反复。空腹血糖：1.8mmol/L，空腹胰岛素：14.87mIU/L。CT 显示胰尾前部实质内见一类圆形小结节影，边缘欠清，直径约 0.9cm，平扫 CT 值约 47HU，增强后动脉期强化明显约 128HU，胰管未见明显扩张。MRI 于胰尾前部包膜下区见一类圆形结节状异常信号，边缘清楚。平扫呈长 T1、略长 T2 信号，增强扫描动脉期病变明显强化，门静脉期病变强化程度与周围胰腺组织基本一致。手术切除病灶（图 3-83~ 图 3-90）。

(二) 最后诊断

病理诊断：胰腺内分泌性肿瘤。

(三) 诊断分析

本例患者无明显诱因出现头晕、心悸，继而出现意识模糊，神志不清，进食后可自行缓解，近 4 年症状反复，且发作时口服糖水症状可缓解，抽血检查提示空腹血糖低。以上为典型 Whipple 三联征（即：在剧烈运动或饥饿后发生低血糖症状；发作时血糖低于 2.8mmol/L；口服或注射葡萄糖后，症状立即缓解）。依据以上所述，诊断明确。

胰岛细胞瘤是一种少见肿瘤，按有无分泌激素功能分为功能性和无功能性胰岛细胞瘤，两者各占胰岛细胞瘤的 85% 和 15%。功能性胰岛细胞瘤根据分泌激素的不同可分为：胰岛素瘤、胰高血糖素瘤、生长抑素瘤和胰多肽瘤等。因而其出现临床症状较早就诊，而无功能性胰岛细胞瘤无分泌症状，多是偶然发现或病灶较大时出现压迫症状而就诊。

胰岛细胞瘤主要鉴别诊断是胰腺癌。胰岛细胞瘤的主要表现为富血供肿瘤，动脉期强化明显，高于胰腺实质；胰腺癌为少血供肿瘤，动脉期病灶强化不明显，明显低于胰腺密度或信号。次要的表现为胰管的改变、病灶边缘及生长方式。胰岛细胞瘤很少引起主胰管的阻塞。胰岛素瘤向腹侧生长，胰腺癌具有嗜神经生长而向背侧生长；且胰腺癌病灶一般较大，而胰岛细胞瘤则较小。胰腺癌无低血糖相关临床症状与体征，其肿瘤标志物常增高，以 CA199 增高较明显，而胰岛细胞瘤无明显肿瘤标物增高。

功能性胰岛细胞瘤具有典型的临床表现，其诊断主要依据临床表现和生化检查，而影像学检查可对病变进行准确定位，从而指导外科手术治疗。

（言伟强　王成林）

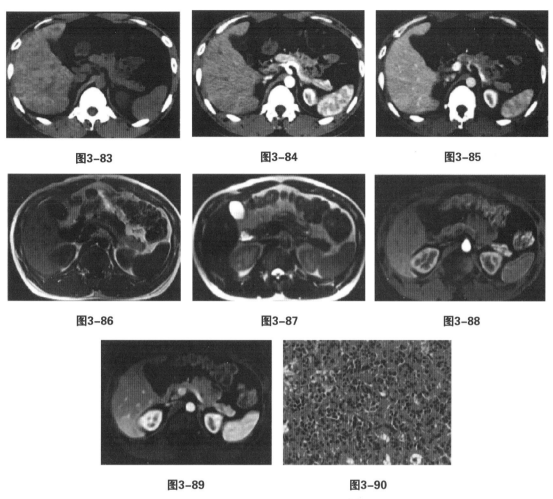

图3-83　　　　　　　图3-84　　　　　　　图3-85

图3-86　　　　　　　图3-87　　　　　　　图3-88

图3-89　　　　　　　　图3-90

图 3-83~ 图 3-90　图 3-83~ 图 3-85：CT 平扫、增强扫描动脉期、门静脉期扫描。图 3-86~ 图 3-87：MRI T1WI 和 T2WI，图 3-88~ 图 3-89：MRI 增强扫描动脉期和门静脉期。胰尾前部实质内见一类圆形结节影，边缘欠清，直径约 0.9cm，CT 平扫呈稍低密度影，MRI 表现为稍长 T1 等 T2 信号。增强扫描动脉期病灶呈结节状强化，门静脉期病灶与周围胰腺呈等密度 / 信号。手术后大体标本见胰尾部肿物，切面呈灰褐色结节，大小约 1cm×1.4cm×0.6cm，镜下所见（图 3-90）：肿物由多量密集排列的小腺样结构构成，间质内见丰富的血窦样结构，瘤细胞较小且一致

参 考 文 献

1. Gualdi GF，Casiani E，Polettini E. Imaging oI neuroendocrine tumors. Clin Ter，2001，152（2）：107-121

2. 邵成伟，王培军，马天顺，等 . 无功能性胰岛细胞瘤的影像学与临床对照研究 . 临床放射学杂志，2001，20（7）：517-519

3. 林珊，李坤成，许卫 . 胰岛细胞瘤的 CT 和 MRI 表现 . 医学影像学杂志，2007，17（6）：620-622

第六节　胰腺恶性肿瘤

一、胰腺黏液性囊腺癌
(pancreatic mucous cystadenocarcinoma)

（一）临床及影像学表现

患者女性，55岁。"左上腹部隐痛1个月余"入院。上腹部隐痛与进食无关，无明显腹胀、呕吐，左侧肩部无明显放射痛。查体示自主体位，左侧上腹部有压痛，无反跳痛；结膜无黄染。血淀粉酶及尿淀粉酶在正常范围内；CEA和CA19-9位于正常范围内。

CT平扫示胰腺体尾部一囊性包块，大小约6cm×5cm，中心呈液性密度，囊壁见多发钙化灶，腹侧囊壁清晰、光整，未见明显壁结节，背侧囊壁局部见轻度强化软组织密度影突出胰腺轮廓，密度不均，边界模糊，局部包绕脾动脉。胰腺头颈部实质未见明显萎缩，近端胰管未见明显扩张，管腔内未见明显异常密度影（图3-91~图3-94）。

（二）最后诊断

术后病理诊断：胰腺体尾部囊腺癌。

（三）诊断分析

胰腺黏液性囊腺癌常由囊腺瘤恶变而来，即使是原发性囊腺癌，其病程也比胰腺癌的病程长。胰腺黏液性囊腺癌无特征性临床症状，有周围器官侵犯时可有肿瘤标记物的升高。主要的临床表现为上腹痛和上腹部肿块，其次为各种胃肠道症状。腹痛是早期出现的症状，可为隐痛、胀痛或闷胀不适。若肿瘤增大压迫胃肠道，可出现消化道不全梗阻的症状（如恶心、呕吐、消化不良和体重下降等），常表现为腹痛或腹胀。若肿瘤累及胆道可出现黄疸的症状和特征。

影像学主要表现为低、稍低密度的囊性包块（偶尔囊内出血为高密度），以大囊为主，可见分隔及壁结节，部分囊壁可见钙化灶。在较大的囊壁上可见沿囊壁生长的子囊，增强扫描时，可见囊壁、赘生物及囊内间隔均有增强。超声内镜和磁共振成像在显示分隔及壁结节的优势更明显。如果出现肿瘤突破包膜，侵犯邻近的脏器，则提示囊腺癌的诊断；如果囊壁不规则、分隔强化明显或钙化明显者恶性的可能更大；如果出现周围脏器侵犯和远处脏器的转移可以明确诊断为囊腺癌，否则两者的鉴别诊断困难。其次，需要与浆液性囊腺瘤鉴别诊断。典型的浆液性囊腺瘤可见中心瘢痕样的延迟强化或钙化。

（邹立秋　全冠民）

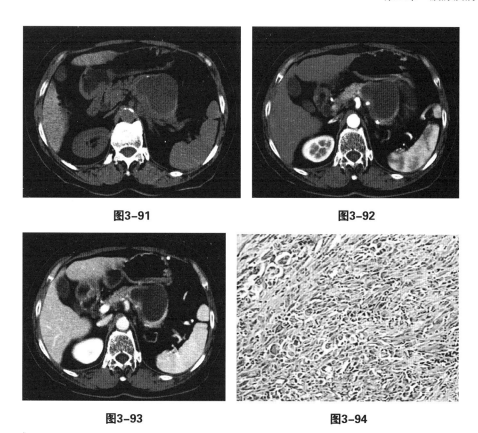

图3-91　　　　　　　　　　　**图3-92**

图3-93　　　　　　　　　　　**图3-94**

　　图3-91~图3-94　CT平扫（图3-91）示胰腺体尾部一囊性包块，大小约6cm×5cm，中心密度均匀，呈液性密度，囊壁局部见钙化灶，局部边缘略模糊。动脉期（图3-92）示病变中心未见强化，未见分隔，腹侧囊壁清晰、光整，未见明显壁结节；背侧囊壁局部见轻度强化的软组织密度影突出于囊性包块及胰腺轮廓，呈不均匀强化，边界不清，局部包绕脾动脉。实质期（图3-93）示肿块实质成分中度强化，局部病变组织突破胰腺包膜，边界毛糙。病理（图3-94，HE染色×100）示核大深染的黏液柱状上皮细胞，可见核分裂象，肿瘤细胞间质内见大量的黏液

参 考 文 献

1. Kalb B，Sarmiento JM，Kooby DA，et al. MR imaging of cystic lesions of the pancreas. Radiographics，2009，29（6）：1749-1765

2. Kim YH，Saini S，Sahani D，et al. Imaging diagnosis of cystic pancreatic lesions：pseudocyst versus nonpseudocyst. Radiographics，2005，25（3）：671-685

3. Jani N，Bani Hani M，Schulick RD，et al. Diagnosis and management of cystic lesions of the pancreas. Diagn Ther Endosc，2011，2011：478913

二、胰 头 癌
(carcinoma of head of pancreas)

（一）临床及影像学表现

患者男，72 岁，皮肤黄染半月余就诊。CT、MRI 检查发现胰头区占位病变，考虑胰头癌可能性大，伴胰、胆管梗阻。患者身目黄染，上腹部轻压痛。既往无肝炎病史。肝功能多项指标异常，黄疸指数明显升高，肝功受损，CA199（＋）。

CT 平扫胰头增大，呈一稍低密度肿块影，边界欠清晰，最大横断面大小约 3.9cm×3.6cm，病变密度欠均匀，平扫 CT 值约 25~44HU，增强扫描不均匀强化，CT 值约 49~102HU；MRI 平扫显示病灶呈较长 T1、较长 T2 信号，信号不均匀。胰腺体尾部明显萎缩，周边脂肪间隙清晰。胆总管、主胰管在胰头呈"截断样"改变，远侧胰管及胆总管明显扩张，呈"双管征"表现；肝内胆管明显扩张，呈"软藤征"表现。影像诊断：胰头占位病变，考虑胰头癌可能性大（图 3-95~ 图 3-100）。

（二）最后诊断

术后病理诊断：胰头癌。

（三）诊断分析

胰头癌是一种较为常见的胰腺恶性肿瘤，在胰腺癌中约占 75%。胰头癌多为腺癌，起源于胰腺导管上皮。胰头癌主要临床表现为上腹部不适、疼痛、伴有乏力、消瘦以及无痛性的黄疸。血清肿瘤标志物 CA199、CA125 可升高。临床诊断多依靠影像学检查手段。本例支持胰头癌诊断的影像学表现包括：①形态、密度异常：胰头区类圆形、分叶状或不规则形结节或肿块，边缘模糊，增强扫描时病灶边缘相对较清晰，边缘不规则，增强扫描强化较明显，但低于胰腺实质。②继发征象：胰头癌围绕胰管、胆总管呈浸润性生长，即围管性生长，是胰腺癌重要的生物学特征，因而早期便可导致胰、胆管管壁僵硬，管腔狭窄或呈"截断样"改变，远侧胰管、胆总管扩张，呈"双管征"表现，肝内胆管普遍扩张但管壁柔软，呈"软藤征"表现。胰头癌常伴有胰腺体、尾部萎缩。本例的继发征象为胰头癌的典型表现。胰头癌主要与胰头部炎性肿块、转移瘤、胰腺实性假乳头状瘤等鉴别。炎性肿块病理改变为胰腺广泛纤维化或钙化，轮廓较光整，无分叶，有包膜，钙化多见，而胰头癌无包膜，钙化极少见；炎性肿块强化程度高于胰头癌，呈渐进性均匀强化；炎性肿块对胰、胆管侵犯不明显，病变区胰、胆管呈"鸟嘴样"狭窄，无"截断样"表现，肝内胆管一般不扩张，胰管多呈"串珠样"扩张，胰体、尾部无萎缩表现；炎性肿块可伴发胰周渗出性征象，出现肾前筋膜增厚。胰腺实性假乳头状瘤是一种良性或低度恶性肿瘤，边界清晰，多有完整包膜，增强扫描表现为自周围向中心的渐进性强化，对胰、胆管无侵犯，不引起胰胆管扩张。转移瘤鉴别见胰腺转移瘤篇。

（向先俊　王成林）

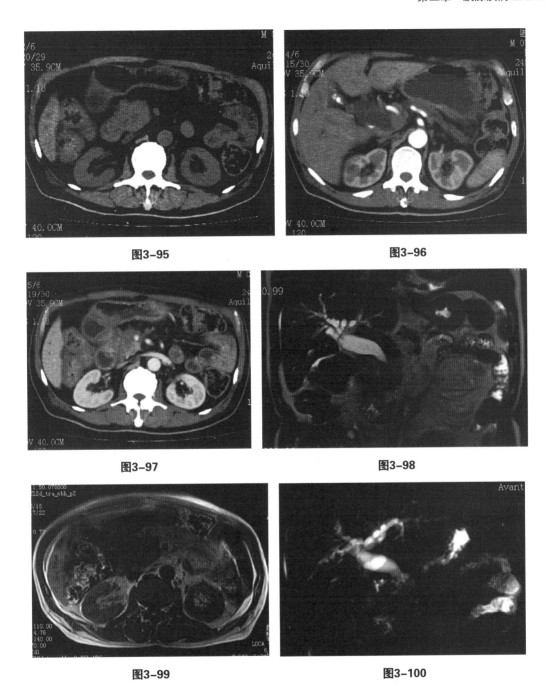

图3-95

图3-96

图3-97

图3-98

图3-99

图3-100

图 3-95~ 图 3-100　胰头见一等密度肿块（图 3-95），MRI 平扫呈较长 T1、较长 T2 信号（图 3-98、图 3-99），病变边缘模糊，增强扫描强化较明显（图 3-96、图 3-97）。胰腺体、尾部萎缩（图 3-97）。胰、胆管于胰头部呈截断样改变，远侧胰胆管明显扩张，肝内胆管呈"软藤征"表现（图 3-100）

三、胰腺体尾部癌
(carcinoma of body and tail of the pancreas)

（一）临床及影像学表现

患者 男性，72 岁。"上腹部隐痛不适 1 个月"，卧位及夜间加重，无恶心、呕吐，无反酸、嗳气，无呕血、黑便。CEA 1.6 μg/l，CA199 233 U/ml。B 超提示胰腺体尾部占位。

CT 平扫示胰腺体部见一低密度灶，大小约 3.2cm×2.2cm，境界不清。病变的 CT 值约为 17.9 HU，增强后动脉期的 CT 值为 26.5 HU，门静脉期为 36.8 HU。病变区胰腺包膜欠光整，邻近脂肪密度欠清晰。胰腺尾部腺体实质明显萎缩，胰管扩张。胆总管未见明显扩张。肝实质未见明显异常低密度灶及异常强化灶。腹膜后多发小淋巴结。CT 诊断：胰腺体部胰腺癌（图 3-101~ 图 3-104 ）。

（二）最后诊断

术后病理报告：胰腺体部胰腺癌。

（三）诊断分析

胰腺癌全称为胰腺导管细胞癌，占胰腺恶性肿瘤的 95%。胰腺癌预后差，5 年生存率仅为 5%。发病年龄多位于 40~80 岁，男女比例约 1.5 : 1，约 60%~70% 位于胰头部，5%~15% 位于体部。胰腺癌的临床症状与肿瘤的部位及大小有关。早期多无明显症状，部分患者可因背痛、无法解释的消瘦、黄疸和瘙痒而就诊；晚期的症状和体征与肝转移或其他周围器官（胃、结肠等）受侵有关。

CT 是检查胰腺最好的影像学手段之一。70%~80% 的胰腺癌的病灶在 CT 平扫中为低密度灶，20%~30% 为等或略高密度肿块，增强后呈相对延迟的轻中度强化，病变境界模糊。胰腺头部、颈部及体部胰腺癌常伴有胰尾部实质萎缩及胰管扩张。胰头癌常压迫或直接侵犯胆总管和胰管壁，可致胆总管和胰管同时扩张，呈典型的"双管征"。但是早期胰腺癌可仅仅表现扩张的胆总管在胰头或钩突部突然中断或变细。胰腺癌易向外侵犯周围结构，导致胰腺轮廓、形态改变。胰腺癌可直接侵犯或突破胰腺包膜，侵犯邻近血管；通过血性转移到肝、骨等其他脏器；通过淋巴道转移到腹膜后淋巴结。

胰头癌需要与壶腹部癌鉴别。壶腹部癌的梗阻位置更低，扩张的胆总管与胰管并行形成双管征，但是不同于胰头癌的"双管征"，后者的双管呈分离状态。有息肉样肿物突入十二指肠腔内则有助于诊断为壶腹部癌。其次，需要与假瘤性胰腺炎鉴别诊断，也称局灶性胰腺炎，占慢性胰腺炎的 10%~36%，约 93% 发生于胰头部。虽然两者的对比剂强化特点相似，但是假瘤性胰腺炎不侵犯周围结构，也不伴淋巴结增大、肝内转移灶等征象，同时约 85% 的假瘤性胰腺炎患者有慢性胰腺炎急性发作的病史。

虽然 CT 扫描可以诊断大部分的胰腺癌，但是对小胰腺癌的检出依然存在缺陷，因此对临床怀疑恶性肿瘤的患者需要提高警惕。

（邹立秋　全冠民）

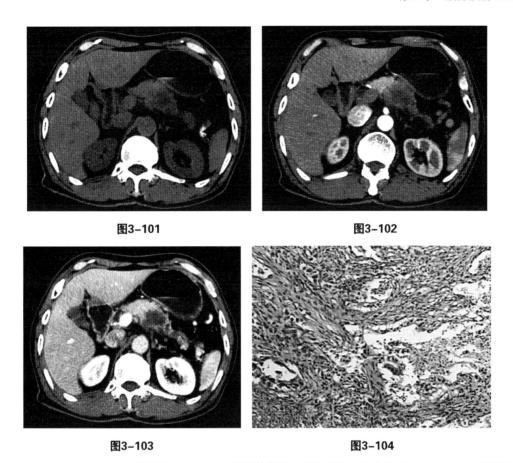

图3-101 图3-102

图3-103 图3-104

图 3-101~ 图 3-104　CT 平扫（图 3-101）示胰腺体部见一低密度灶，大小约 3.2cm×2.2 cm，境界不清；病变平扫约 17.9 HU，胰腺尾部腺体实质明显萎缩，胰管扩张。动脉期（图 3-102）病变的 CT 值约 26.5 HU，门静脉期（图 3-103）病灶的 CT 值约为 36.8 HU。病变区胰腺包膜欠光整，邻近脂肪密度欠清晰，可见多发小结节。病理（图 3-104，HE 染色 ×100）示增生的纤维组织中见异形腺体浸润，主要呈大小不等的导管样，可见黏液分泌。肿瘤细胞多形性明显，细胞核深染，核浆比高

参 考 文 献

1. Cho HW, Choi JY, Kim MJ, et al. Pancreatic tumors : emphasis on CT findings and pathologic classification. Korean J Radiol, 2011, 12 : 731-739

2. Poves I, Alonso S, Jimeno M, et al. Retroperitoneal inflammatory pseudotumor presenting as a pancreatic mass. JOP, 2012, 13 : 308-311

四、胰腺实性假乳头状瘤
(solid pseudopapillary tumor of the pancreas)

(一)临床及影像学表现

患者女，31岁，半月前体检发现左上腹巨大占位病变，无疼痛不适。查体左上腹部可触及一大小约16cm×12cm大小的肿物，质地较韧，活动度差，轻度压痛，表面尚光滑。

CT平扫脾脏 – 胃间见一巨大囊实性肿块影，包膜完整，与周围组织分界清楚，内密度不均，并见条状分隔，边缘及沿分隔走行区见多发条片状钙化，增强扫描动脉期实性部分呈云絮状强化，实质期及延迟期渐进性强化；囊性区域未强化。病变内缘与胰腺正常组织分界欠清。脾动脉受推上移被包裹入病灶内，胃左动脉、胃底受压移位。主胰管未见明显扩张。

MRI平扫病变边缘清楚，包膜完整，与胰腺体部交界处可见"杯口征"，病灶内信号混杂，实性部分呈T1中等T2稍高信号，呈明显不均匀性强化，强化程度更明显；囊性部分呈T1低信号T2高信号，增强扫描始终未见强化；病灶内有出血，呈团片状T1高信号T2低信号表现。胰管未见明显扩张。影像诊断：胰腺实性假乳头状瘤可能性大（图3-105~图3-112）。

(二)最后诊断

术后病理诊断：胰腺实性假乳头状瘤。

(三)诊断分析

SPTP由单形性细胞构成的实质性和假乳头结构所组成的肿瘤，经常出血、囊变，占所有胰腺肿瘤的1%~2%，好发于20~40岁女性，女性发病率是男性的8倍多。50%左右的患者无临床症状，主要表现为血嗜酸性细胞增加，多关节疼痛，也可表现为腹痛、恶心、呕吐及腹部肿块。SPTP是良性或低度恶性肿瘤，好发于胰体尾部，其潜在恶性程度与肿瘤的大小有关，与患者的性别、年龄、临床症状及生长部位无关，恶性程度与肿瘤直径是否>5cm密切相关，远处转移或局部浸润的发生率为9.2%。

在超声、CT、MRI等影像检查中，SPTP的影像学表现，主要取决于肿瘤实性结构和囊性结构的比例和分布，SPTP发生囊性变的比例很高，甚至可表现为以囊性为主，肿瘤周边和其内分隔钙化也是本病特征性影像学表现之一。MRI在临床诊断SPTP时并不常规使用。与CT相比，MRI在显示肿瘤内部不同组织结构方面具有一定的优势，如肿瘤内部的出血、囊性变、肿瘤包膜。无论肿瘤的部位及大小，均不伴有胆总管和胰管的扩张。

诊断要点：①发生于胰腺的囊实性肿瘤，可见钙化，和周围胰腺组织分界清，以胰体尾部好发；②病变少血供，增强扫描动脉期云絮状强化，静脉期和延迟期仍继续强化，但仍低于胰腺；③无胰管扩张和胰腺萎缩等继发征象；④无胰腺周围脂肪浸润和远处转移。

鉴别诊断：①浆液性囊腺瘤：好发于中老年妇女，典型表现为多发的微小囊或者中央星芒状瘢痕或钙化为特征性表现。②黏液性囊腺瘤/癌：好发于中老年妇女，发病平均年龄远高于SPTP，典型表现为多房囊性病变，边缘光滑无分叶，增强扫描囊壁和囊结节轻度强化；③神经内分泌肿瘤：发病年龄较大，可发生囊变，实性部分富血供，增强扫描动脉期即明显强化，增强模式和 SPTP 不同。④胰腺癌：病灶和周围胰腺分界不清，伴有胰管扩张或胰腺萎缩等继发征象，胰周脂肪可受累。

（黄　嵘　言伟强）

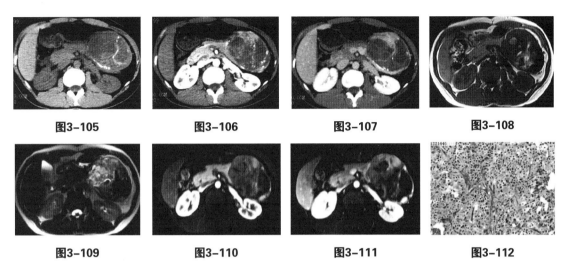

图3-105　　　　图3-106　　　　图3-107　　　　图3-108

图3-109　　　　图3-110　　　　图3-111　　　　图3-112

　　图 3-105~ 图 3-112　　图 3-105：CT 平扫脾脏 – 胃间见一巨大囊实性肿块影，包膜完整，与周围组织分界清楚，病灶内密度不均，并见条状分隔，病变边缘及沿分隔走行区见多发条片状钙化；图 3-106 增强扫描动脉期实性部分呈云絮状强化，图 3-107：实质期：及延迟期呈渐进性强化；囊性区域未强化。病变内缘与胰腺正常组织分界欠清。脾动脉受推上移被包裹入病灶内，胃左动脉、胃底受压移位。主胰管未见明显扩张。图 3-108~ 图 3-109：MRI 平扫病变边缘清楚，包膜完整，与胰腺体部交界处可见"杯口征"，病灶内信号混杂，实性部分呈 T1 中等 T2 稍高信号，图 3-110：增强扫描动脉期和减影图像，呈明显不均匀性强化；图 3-111：增强扫描实质期减影图像，病变强化程度更明显；囊性部分增强扫描始终未见强化。病灶内有出血，呈团片状 T1 高信号 T2 低信号表现（图 3-108~ 图 3-109）

<h2 align="center">参 考 文 献</h2>

1. Yu PF，Hu ZH，Wang XB，et al. Solid pseudopapillary tumor ofthe pancreas：a review of 553 cases in Chinese literature. World J Gastroenterol，2010，16（10）：1209-1214

2. Baek JH，JM Lee，Kim SH，et al. Small（≤ 3cm）Solid Pseudopapillary Tumors of the Pancreas at Multiphasic Multidetector CT.Radiology，2010，257（1）：97-106

五、胰腺导管内乳头状黏液瘤
(*intraductal papillary mucinous neoplasm*)

(一)临床及影像学表现

女，70岁，15天前因"呕吐、腹泻"行B超发现主胰管扩张，外院对症处理有好转。外院B超提示十二指肠壶腹部低回声团性质待定。

CT和MRI表现：胰腺体尾部稍饱满，周围脂肪间隙尚清晰，未见明显渗出，肾前筋膜未见增厚。主胰管扩张并迂曲，于十二指肠壶腹部梗阻，相应部位未见明确实性肿块。影像诊断：十二指肠壶腹部小占位病变可能，并胰管扩张（图3-113~图3-118）。

(二)最后诊断

术后病理诊断：胰头导管内乳头状黏液肿瘤（肠型）。

(三)诊断分析

胰腺导管内乳头状黏液瘤（intraductal papillary mucinous neoplasm，IPMN）是一种少见的胰腺囊性肿瘤，多见于老年男性。MSCT和MRI均可用于其诊断。其病理及影像学特点为：①胰管导管上皮乳头状增生及大量稠厚黏液的产生，使主胰管局限性或弥漫性扩张，或使胰管分支囊状扩张，依病变可分为主胰管型、侧支胰管型及混合型。在CT和MRI上可见与胰管相通的囊性病灶；②Vater壶腹肿大，开口扩张，导管内的黏液溢出，在CT和MRI上可见十二指肠乳头突出；③肿瘤主要在胰腺导管内播散，CT和MRI可见多发病灶、壁结节或肿块等；④生物学行为低度恶性，生长缓慢，侵略性低。手术切除率高，预后良好。本例患者为老年女性，属少见情况。病变位于壶腹部，MSCT和MRI主要表现为胰管扩张迂曲，实性肿块不明显，这与上述病理基础及影像表现相吻合。

IPMN应注意与下列疾病进行鉴别：①慢性胰腺炎：常见于年轻患者，主胰管扩张一般伴局限性狭窄，典型者呈串珠样扩张，且常伴有钙化和假性囊肿的形成，主胰管内无乳头状肿瘤或壁结节。②胰腺导管癌：可导致主胰管远端扩张和胰腺实质萎缩，同时胰周主要血管有受侵，易与IPMN鉴别。③胰腺黏液性囊腺瘤：与IPMN影像学表现相近，二者均可见壁结节和分隔，但前者以中年女性多见，好发于胰腺体尾部，囊较大，单房或多房，囊性病变不与胰管相通，主胰管一般不扩张。

（言伟强　王成林）

参 考 文 献

1. 顾浩. MSCT和MRI诊断胰腺导管内乳头状黏液瘤的比较. 中国临床医学影像杂志，2011，22（1）：40-42

2. Chiu SS, Lim JH, Lee WJ, et al. Intraductal papillary mucinous tumor of pancreas：differentiation of malignancy and henignancy by CT. Clin Radiol，2006，61（9）：776-783

3. Satomi K，Karen MH，Leo P. Intraductal papillary mucinous neoplasm of pancreas：can benign lesions be differentiated from malignant lesions with multidetector CT. Radio Graphics，2005，25（5）：1451-1468

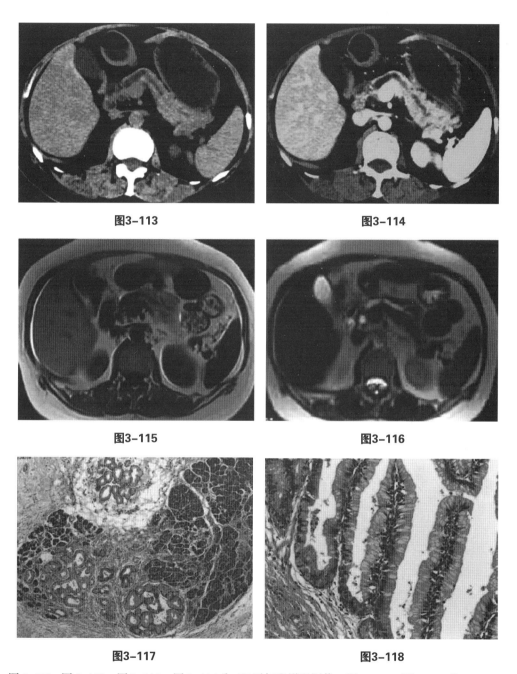

图3-113　　　　　　　　　　　　　　　　　图3-114

图3-115　　　　　　　　　　　　　　　　　图3-116

图3-117　　　　　　　　　　　　　　　　　图3-118

　　图 3-113~ 图 3-118　图 3-113、图 3-114 为 CT 平扫和增强图像，图 3-115、图 3-116 为 MRI T1WI 和 T2WI 图像。十二指肠壶腹部梗阻，主胰管扩张并迂曲，相应部位未见明确实性肿块。图 3-117、图 3-118 病理图像见导管上黏液性乳头状生长，部分呈多级分支乳头状生长，局灶细胞呈簇状生长，大部分细胞无明显异型性，局灶上皮轻度异型，局灶导管内肿瘤细胞有向间质生长趋势

六、胰腺转移瘤
(pancreatic metastasis)

（一）临床及影像学表现

患者男，38 岁。胃癌切除术后，上腹部不适，消瘦、乏力、食欲缺乏。体检腹壁见手术瘢痕，上腹部压痛，无反跳痛，移动度浊音（－）。术后 1 个月复查 CT 发现胰腺稍低密度低强化病灶，诊断为胃癌术后胰腺转移，之后多次复查 CT 发现病灶逐渐增大。

CT 平扫胰尾部局部增大，见一稍低密度肿块影，大小约 3.4cm×2.5cm，密度较均匀，平扫 CT 值约 24HU，增强扫描轻度强化，CT 值约 32HU，增强扫描显示病灶边界较清晰。胰腺边缘光整，胰周脂肪间隙清晰，胰周血管无明显异常表现。胃癌术后（图 3-119~ 图 3-121）。

（二）最后诊断

胃癌胰腺转移。

（三）诊断分析

胰腺转移性肿瘤少见，Willis 报道 500 例胰腺以外原发性肿瘤尸解报告，胰腺转移性肿瘤仅占所有转移性肿瘤的 3%。胰腺转移瘤原发肿瘤的发病率由高到低依次为肾癌、肺癌、乳腺癌、消化道肿瘤等。胰腺转移性肿瘤的临床表现相对较轻，可表现为上腹部疼痛，消瘦、乏力、食欲差等，缺乏特异性。部分胰腺转移瘤有明确的原发肿瘤病史，检出及诊断相对容易，部分胰腺转移瘤作为首先发现的病变则诊断较为困难。影像学检查是检出及诊断胰腺转移瘤的重要手段。胰腺转移瘤分为单发结节型、多发型、弥漫型，发生部位无特异性。结节型病灶的形态表现为类圆形或分叶形，边界清晰或模糊。胰腺转移瘤的密度及强化程度与原性肿瘤的性质有关，一般表现为低或稍低密度，出血坏死可导致密度不均匀，增强扫描表现为环形强化、无强化或轻度强化，但肾透明细胞癌胰腺转移灶增强早期即表现为明显强化。本例为单发结节型，表现为低密度、低强化的胰腺结节。胰腺转移瘤的鉴别诊断与其表现形式有关。单发结节型转移瘤应与胰腺癌鉴别，转移瘤与胰腺癌相比，通常边缘较清晰，无周围血管侵犯表现，胰、胆管扩张不如胰腺癌明显，无远侧胰腺萎缩表现，CA19-9、CA125 等肿瘤标志物基本正常。多发结节型或弥漫型则需与急性胰腺炎，胰腺淋巴瘤等鉴别；急性胰腺炎胰腺周围通常有渗出性表现，实验室检查血、尿淀粉酶升高；恶性淋巴瘤胰腺浸润较少见，同时可出现肝脾肿大，脾脏浸润，以及全身多发淋巴结肿大等表现。最后，原发肿瘤病史对于胰腺转移瘤的鉴别诊断非常重要。胰腺转移瘤的表现形式多样化，但有一定的影像学特征，诊断需要紧密结合病史。

（向先俊　王成林）

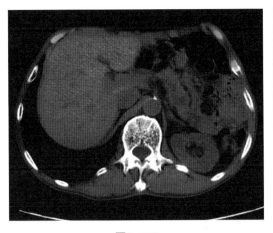

图3-119

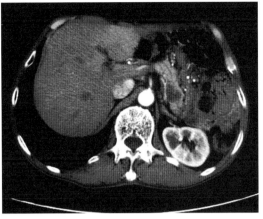

图3-120

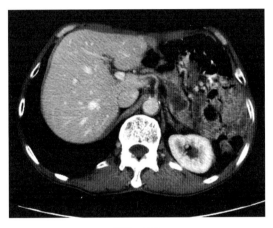

图3-121

图 3-119~ 图 3-121　CT 平扫胰腺体尾部交界区见一稍低密度占位病变，平扫边界欠清晰（图 3-119），增强扫描病灶边界较清晰，呈分叶状，轻度均匀性强化。（图 3-120、图 3-121）

七、胰腺腺泡细胞癌
(pancreatic acinar cell carcinoma)

(一)临床及影像学表现

患者女性，36岁。1周前无明显诱因突发上腹部不适，隐痛，放射至腰背部疼痛，伴头痛，呼吸困难，寒战。查体：左侧中上腹部压痛，可及一肿物，大小约6cm，质硬，固定。外院B超检查：胰尾部增宽，回声不均匀。胰腺CT平扫见胰尾紧贴脾门处一巨大软组织密度团块，呈外生性生长，并见包膜样改变，增强扫描呈渐进性强化，内部见部分片状强化程度较低区，脾静脉内见充盈缺损影，增强扫描后无明显强化。胰管未见明显扩张。MRI T2WI显示肿块内局限型囊状改变，增强扫描后肿块强化特点同CT，但更清晰地显示肿块内囊样部分强化程度较低（图3-122~图3-128）。影像诊断：胰尾部巨大占位性病变，胰腺实性假乳头状瘤与腺泡细胞癌相鉴别。术中所见：胰腺尾部紧贴脾门处见一大小10cm×9cm肿物，质硬，包膜完整，与胃结肠韧带、脾门粘连，脾脏血管与肿瘤分界不清，遂决定切除脾脏，肿瘤与脾脏静脉可见静脉癌栓。探查肿瘤向胰体浸润，达胰颈左侧1cm处胰腺质地硬，行胰体尾切除。

(二)最后诊断

术后病理诊断：胰体尾部腺泡细胞癌伴脾静脉癌栓。

(三)诊断分析

胰腺腺泡细胞癌，占成人所有胰腺外分泌肿瘤的1%~2%。发病年龄较大。40岁以下成人中罕见，儿童中确有发生，患者年龄多在8~15岁。多见于男性，男女之比为2∶1。大多数腺泡细胞癌患者临床表现为非特异性症状，包括腹痛、消瘦、恶心或腹泻。肿瘤细胞大小相对一致，排列成实性或腺泡状并分泌胰酶。肿瘤常挤压而非侵及邻近组织，因此胆道梗阻及黄疸不常见。10%~15%患者可出现脂酶过分泌综合征。合并脂酶过分泌综合征者血清脂酶增高；其余无特异的实验室指标异常，少数患者有血清AFP升高。

胰腺腺泡细胞癌可发生于胰腺的任何部位，胰头部最为常见。为实性或以实性为主伴不同比例低密度成分的肿瘤，体积较大，具有包膜，偶见出血及钙化；CT多期增强扫描肿瘤实性成分强化程度均低于同期的周围正常胰腺组织，包膜强化。可见脾静脉、门静脉癌栓。MRI T1WI脂肪抑制肿物呈低信号，T2WI及T2WI脂肪抑制则表现为略高信号，信号可均匀或不均匀，MRI增强扫描动脉期实性成分呈轻度不均匀强化，门脉期强化程度与动脉期相仿或略低于动脉期，强化程度始终低于周围正常胰腺组织。锰福地吡三钠（Mn-DPDP）增强扫描呈明显强化。鉴别诊断包括：①导管腺癌：肿瘤不具有包膜，边界模糊呈浸润性生长，围管浸润多见，早期即可伴有胰胆管扩张，局部淋巴结转移、远处转移较其他胰腺肿瘤常见；②内分泌肿瘤：混合型腺泡-内分泌癌临床上可表现为顽固性腹泻，难以与功能性胰腺内分泌肿瘤鉴别，但后者是富血供肿瘤，CT或MRI增强扫描动脉期实性成分明显强化可资鉴别；③实性假乳头状瘤：具有包膜，明显坏死囊变且伴有出血的腺泡细胞癌难以与实性假乳头状瘤鉴别，但前者好发于中老年男性，后者好发于中青年女性，且肿瘤实性成分呈渐进性延迟强化；④囊腺瘤：分为浆液性和黏液性，多发于女性，边界较清，实性成分较少，可见分隔及壁结节，且增强扫描分隔和壁结节可强化。

（石　桥　谢婷婷）

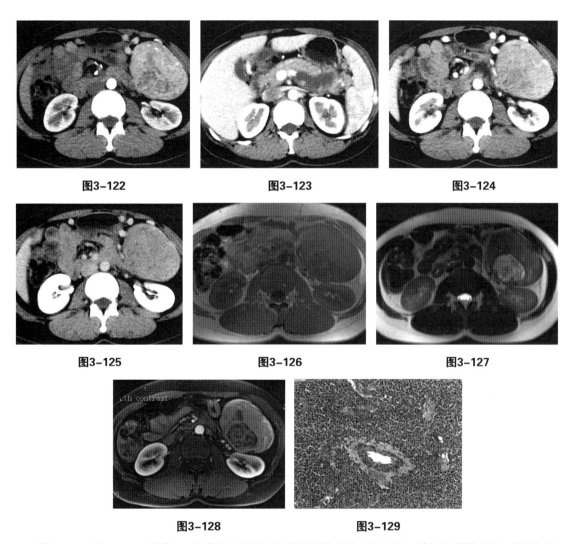

图3-122　　　　　　　　　　图3-123　　　　　　　　　　图3-124

图3-125　　　　　　　　　　图3-126　　　　　　　　　　图3-127

图3-128　　　　　　　　　　图3-129

图3-122~图3-129　　胰腺CT见胰尾巨大软组织密度团块呈外生性生长，并见包膜样改变，增强扫描各期为渐进性强化，内部见部分片状强化程度较低区，脾静脉内见充盈缺损影。胰管未见明显扩张（图3-122~图3-125）。MRI T2WI显示肿块呈稍长T1稍长T2信号，内见局限型囊状改变，增强扫描后肿块强化特点同CT，但更清晰地显示肿块内囊样部分且其强化程度较低（图3-126~图3-128）。镜下所见：较多核分裂。脾静脉内癌栓。免疫组化：CK、AACT、CgA、Syn+

参 考 文 献

1. 胡敏霞，赵心明，周纯武. 胰腺腺泡细胞癌的影像学表现与病理对照. 放射学实践，2011，26（4）:430-433

2. Sahani D, Prasad SR, Maher M,et al. Functioning acinar cell pancreatic carcinoma: diagnosis on mangafodipirtrisodium (Mn-DPDP)-enhanced MRI. J Comput Assist Tomogr, 2002,26（1）:126-128